Fuja da Farmácia

Fuja da Farmácia

Alimentos para você não precisar de medicamentos

Inclua em sua dieta aqueles que reforçam sua imunidade, combatem doenças e ainda são deliciosos.

Dr. Mehmet C. Oz

COM TED SPIKER E OS EDITORES DE *DR. OZ THE GOOD LIFE*

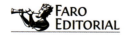

COPYRIGHT © 2017 BY HEARST COMMUNICATIONS, INC.
DR. OZ THE GOOD LIFE IS A TRADEMARK OF HEARST COMMUNICATIONS, INC. ALL RIGHTS RESERVED, INCLUDING THE RIGHT TO REPRODUCE THIS BOOK OR PORTIONS THEREOF IN ANY FORM WHATSOEVER. FOR INFORMATION, ADDRESS SCRIBNER SUBSIDIARY RIGHTS DEPARTMENT, 1230 AVENUE OF THE AMERICAS, NEW YORK, NY 10020. FIRST SCRIBNER HARDCOVER EDITION SEPTEMBER 2017.
PUBLISHED BY ARRANGEMENT WITH THE ORIGINAL PUBLISHER, SCRIBNER, A DIVISION OF SIMON & SCHUSTER, INC.

COPYRIGHT © FARO EDITORIAL, 2019

Todos os direitos reservados. Nenhuma parte deste livro pode ser reproduzida sob quaisquer meios existentes sem autorização por escrito dos editores
Título original FOOD CAN FIX IT

Diretor editorial PEDRO ALMEIDA
Preparação LUIZA DEL MONACO
Revisão GABRIELA DE AVILA, VIVIANE ZEPPELINI, FERNANDA CAMPOS, NINA RAMOS, DÉBORA SAUAF, DIOGO DA COSTA RUFATTO E LUCIANA PAPALE
Capa JAYA MICELI
Projeto gráfico KRIS TOBIASSEN
Digramação e adaptação de projeto OSMANE GARCIA FILHO

Este livro reproduz as opiniões e ideias de seu autor. Seu objetivo é fornecer material útil e informativo a respeito dos assuntos abordados na presente publicação. O autor e a editora não têm o propósito de oferecer neste livro serviços profissionais da área médica nem da saúde, nem de nenhuma outra área. É recomendável que o leitor consulte um médico ou profissional de saúde qualificado antes de adotar alguma sugestão contida neste livro ou de tirar conclusões com base nele.
O autor e a editora se eximem de toda responsabilidade por qualquer tipo de dano, perda ou risco provocados direta ou indiretamente pela utilização e pela aplicação dos dados publicados nesta obra.

Dados Internacionais de Catalogação na Publicação (CIP)
Angélica Ilacqua CRB-8/7057

Oz, Mehmet
Fuja da farmácia / Mehmet Oz ; tradução de Fábio Alberti.
— São Paulo : Faro Editorial, 2019.
368 p. : il.

ISBN 978-85-9581-070-9
Título original: Food can fix it

1. Nutrição 2. Dietas 3. Culinária 4. Bem-estar 5. Hábitos alimentares I. Título II.

19-0480   CDD 613.2

Índice para catálogo sistemático:
1. Alimentação saudável : Culinária 613.2

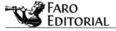

1ª edição brasileira: 2019
Direitos de edição em língua portuguesa, para o Brasil, adquiridos por FARO EDITORIAL

Avenida Andrômeda, 885 – Sala 310
Alphaville – Barueri – SP – Brasil
CEP: 06473-000 – Tel.: +55 11 4208-0868
www.faroeditorial.com.br

*Às mães, que sempre souberam
que comida pode ser um santo remédio.*

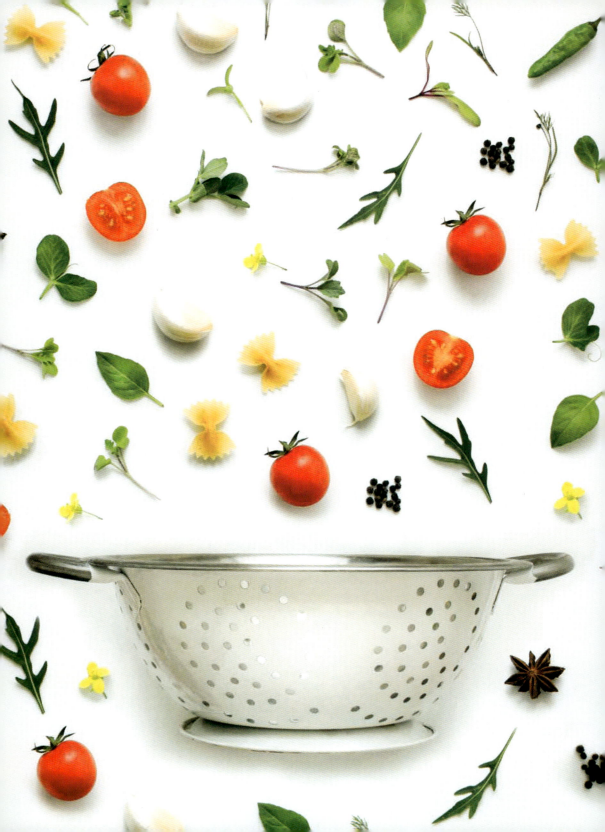

sumário

Introdução: O poder do seu prato..1

PARTE 1: OS ALICERCES DA ALIMENTAÇÃO

1. De que modo a comida soluciona os seus problemas..........................13
Refeições podem atuar como remédios ou causar danos ao seu corpo.
Entenda como isso acontece (e talvez você nunca mais coma besteiras de novo).

2. A chave para os segredos da comida nutritiva...................................25
Fácil de memorizar, a minha proposta de alimentação é o seu código secreto para
uma vida mais longa e intensa.

3. O poder da estratégia..57
Essas táticas ajudarão você a colocar seu conhecimento em prática para
resistir aos desejos e às tentações.

4. Alimento para a alma...69
Fazendo parte de milhares de momentos especiais da sua vida, as refeições
representam muito mais do que apenas poder de nutrição.

PARTE 2: ALIMENTOS-CHAVES

5. Alimentos-chave para perder peso 83
Os três princípios fundamentais para estabilizar seu peso para sempre.

6. Alimentos-chave para o coração 93
A maneira natural de manter suas artérias desobstruídas e o seu coração forte.

7. Alimentos-chave para a fadiga 105
Siga o método CHAVE para ter mais vigor e menos preguiça.

8. Alimentos-chave para a dor 115
A dor é um dos desafios mais complicados da medicina, mas a comida certa pode ajudar você a se sentir melhor.

9. Alimentos-chave para fortalecer o cérebro 123
A comida pode aprimorar a sua memória, aguçar a sua mente e manter o seu cérebro tinindo.

10. Alimentos-chave para o mau humor 131
Anda se sentindo meio irritado, temperamental e desligado? Opte pelos alimentos que vão reativar sua sensação de bem-estar.

11. Alimentos-chave para a imunidade 139
Para se defender de resfriados, gripes e ataques mais sérios de invasores do corpo, você precisa alimentar as tropas que carrega aí dentro.

12. Alimentos-chave para a pele e o cabelo 147
A beleza exterior começa pelo lado de dentro.

13. Alimentos-chave para intestinos saudáveis 157
O sistema digestivo é um dos centros de comando do seu corpo. Mantê-lo feliz fará mais do que acalmar o estômago – melhorará a sua saúde como um todo.

PARTE 3: PARA COMER REZANDO

14. O Plano de 21 Dias 167

15. Receitas para corrigir hábitos não saudáveis 183

16. O bem-estar não pode parar! Do 22º dia em diante 243

17. 3 dias de desintoxicação alimentar 277

18. Liquidificador a todo vapor:
mais uma série de dicas, truques e táticas! 295

Agradecimentos 331
Índice remissivo 333
Créditos das imagens 351

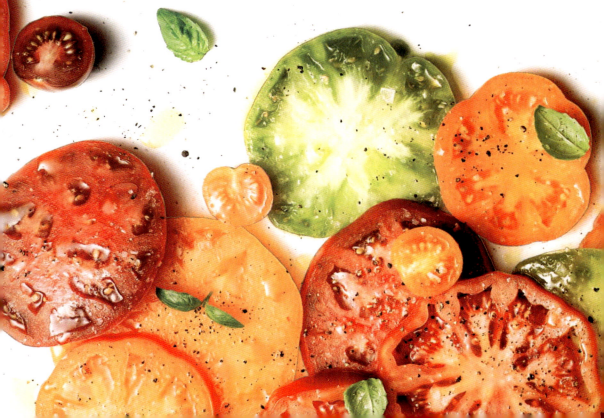

Fuja da Farmácia

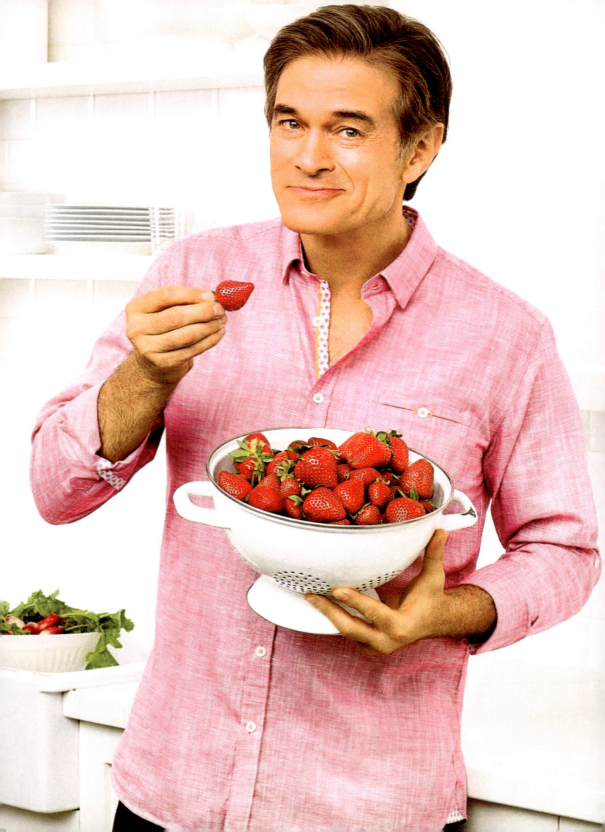

INTRODUÇÃO

O poder do seu prato

Como os alimentos curam o seu corpo e energizam sua vida

Quero lhe pedir para que, neste exato momento, você pare o que está fazendo e pense na última coisa que comeu. Não importa se foi algo saudável ou não, se foi feito em casa ou se saiu de dentro de uma máquina. Não importa se foi algo simples ou se estava coberto de queijo. Você se lembra da aparência e do gosto desse alimento?

Agora pense nisso: você sabe o que aconteceu depois que comeu?

Claro que você deve saber a ideia geral do processo: parte dessa comida foi expelida do seu corpo, parte foi parar na sua barriga, no seu quadril ou nas suas coxas. Mas, além disso, você entende como o alimento interage com o seu universo biológico em todo o seu mistério e sua glória?

Cada ingrediente de cada pedaço de cada refeição que você ingere é passageiro em uma viagem pelo reino mágico formado por seus órgãos, células, tecidos e vasos sanguíneos variados. E eles não são passageiros passivos, que apenas se divertem e observam as atrações ("Ei, olha só as curvas desse intestino! Que legal!"). Esses passageiros atuam no funcionamento do seu corpo – tornam-se parte do seu modo de agir, de sentir e de viver.

Dentre todas as escolhas pessoais que podem ser feitas a respeito da sua saúde, nenhuma causa mais impacto do que a escolha da comida que você consome. Sim, a comida pode prejudicar você, mas também tem o poder de colocar seu corpo em ordem, de prevenir algumas doenças e até mesmo fazê-las regredir. Escrevi este livro para ajudar você a utilizar esse poder a seu favor e para compartilhar algumas das lições que aprendi sobre os alimentos, o ato de comer e a vida. Vou começar com as cinco que considero mais importantes:

A comida é um remédio. A palavra "fazenda" é traduzida por *farm* em inglês, e a semelhança dessa palavra com farmácia pode ser vista como mais do que uma mera coincidência, dependendo do olhar que lançamos sobre elas. Alguns dos melhores medicamentos do mundo são produzidos em nossas fazendas e vendidos em nossos supermercados, e estão prontos para entrar em ação no seu corpo se você souber o que escolher e como preparar. A comida certa pode até substituir aquele comprimido de suplemento diário (e todos os desagradáveis efeitos colaterais que ele causa).

A comida é uma borracha que pode apagar lapsos cometidos no passado em relação ao estilo de vida e aos hábitos nocivos à saúde.

A comida é uma bateria que energiza e prolonga a sua vida. Somente agora a ciência está avançada o suficiente para provar o que os nossos ancestrais podem ter descoberto por tentativa e erro, e uma quantidade enorme de novos estudos surge todo ano para confirmar o impacto que a comida exerce na longevidade.

A comida é sagrada e historicamente congrega as pessoas de uma maneira única. Quando você consegue combinar boa comida com bons sentimentos, você obtém uma fabulosa recompensa biológica, espiritual e emocional.

Comida pode colocar o seu corpo nos eixos, e eu vou lhe mostrar como.

Neste livro você encontrará um mapa: o caminho a ser trilhado para permitir que a comida torne a sua jornada melhor. Essa jornada começa com o meu Plano de 21 Dias (com 33 receitas, além de refeições rápidas), que lhe dará a oportunidade de reeducar seu corpo e suas papilas gustativas para que você possa iniciar um compromisso vitalício com o ato de comer bem – deliciando-se com cada mordida que mudará seu corpo e sua vida. Eu vou lhe dar o conhecimento, as ferramentas e as estratégias que o ajudarão a curar ou prevenir os problemas que mais lhe afligem, porque a comida pode ser a solução para muitos problemas de saúde, grandes e pequenos, que podem ir desde o seu peso ou coração até a sua capacidade de combater um resfriado difícil, entre outros.

O nome que eu dou a essa abordagem é "opção pelo superalimento". As pessoas têm usado com frequência o termo "superalimento", muitas vezes erroneamente, insinuando a existência de um tipo de comida com propriedades mágicas, que possa restaurar completamente a sua saúde. Esse tipo de comida não existe. Eu não ofereceria a você uma lista com os "20 principais superalimentos", porque uma dieta nutritiva não pode ser simplificada desse modo. Em vez disso, eu vou lhe propor uma filosofia alimentar que apresenta uma gama completa de alimentos que curam, incluindo centenas de vegetais, frutas, fontes de gordura e proteínas, temperos, ervas, chás e outros. *Todos* eles são superalimentos que trabalham duro em prol do seu corpo e, ao adotá-los, você não apenas desfrutará dos benefícios que trazem, como também tirará depressa as coisas ruins do seu prato. Não se trata de uma lista do que se pode ou não comer, mas de um estilo de vida proporcionado pelo superalimento.

Ao longo da minha caminhada pessoal e profissional, eu vi a comida modificar as pessoas. Na verdade, eu também mudei por causa da comida. Para explicar como isso aconteceu, vou recordar rapidamente alguns eventos da minha infância.

Em muitas cozinhas é possível encontrar o que podemos chamar de gaveta curinga. Você sabe do que eu estou falando – aquela gaveta cheia de elásticos, tubos de creme hidratante pela metade, pilhas, uma página de receita arrancada de uma revista e todo tipo de tranqueiras como essas.

Quando eu era criança, a minha mãe mantinha uma gaveta curinga. E o que guardávamos nela? Apenas doces. Nada além disso.

Até hoje consigo me lembrar perfeitamente dela, do lado direito da pia da cozinha. Aquela gaveta nunca se esvaziava por completo: minha mãe a mantinha cheia como se fosse o tanque de gasolina do carro. Os doces que sobravam do Halloween? A gente punha na gaveta. Balas de menta esquecidas no bolso? Direto pra gaveta. Chocolate comprado por impulso na fila do supermercado? Pirulito ganho na barbearia? Chiclete achado no fundo da bolsa? Gaveta, gaveta, gaveta.

Essa arca do tesouro ficava cheia, e o meu trabalho era esvaziá-la.

Não é de se surpreender que eu tivesse tantas cáries quando era criança. Todos os dias, quando chegava da escola, eu comia algum doce. Relembrando agora, eu era realmente o exemplo perfeito do reflexo condicionado de Pavlov: via a gaveta, salivava, pegava a guloseima.

Eu gostaria de poder dizer que esse foi o pior dos meus hábitos alimentares, mas não foi. Eu estava na quinta série do ensino fundamental quando tomei conhecimento, pela primeira vez, dos efeitos de uma alimentação inconsequente. Eu me apaixonei, e o objeto do meu amor eram os sanduíches de marshmallow.

Para ser mais exato: pão branco, pasta de amendoim e creme de marshmallow.

Eu devorava sem hesitar duas unidades dessa mistura doce e grudenta todo santo dia durante o almoço. Até que certa tarde, quando eu estava na sexta série, um professor me abordou na cantina da escola e disse "Nossa, você está ficando corpulento, rapaz." Ainda que eu não entendesse nada de nutrição e que

tivesse que procurar no dicionário a definição de *corpulento*, algo me dizia que os sanduíches provavelmente tinham alguma coisa a ver com aquilo.

Depois desse incidente, eu comecei aos poucos a prestar atenção às mudanças que os alimentos podiam acarretar. No entanto, a minha ficha só caiu de verdade quando eu comecei a jogar futebol na faculdade. Lá, o que nós aprendíamos sobre nutrição estava relacionado ao desempenho – o que devíamos comer para adquirir musculatura, o que precisávamos fazer em dia de jogo, como nos manter hidratados e coisas do tipo.

Os técnicos nos advertiam de que todo o treinamento duro (e muitas vezes doloroso) que realizávamos no campo ia por água abaixo se nós fizéssemos escolhas equivocadas na mesa de refeições. O modo que eles expunham a situação fazia tudo parecer muito simples: não era o suficiente apenas malhar e levantar pesos na academia; além desse esforço, eu também deveria ficar longe dos doces para que todo o progresso obtido no meu treinamento não fosse desperdiçado.

Essa foi a primeira vez que me lembro de ter visto as pessoas falando de comida pelo ponto de vista medicinal, com ênfase nos benefícios que ela pode proporcionar ao nosso corpo. A mensagem era a seguinte: futebol americano não se resume simplesmente a disputar jogos e levantar pesos. Nós tínhamos de nos alimentar bem para obtermos o melhor desempenho possível. Além dos estádios de futebol, eu acredito que essa verdade possa também ser aplicada a todos nós no estádio da vida: nós devemos comer para nos sustentar, para viver e para realizar nossas atividades do melhor modo que pudermos.

Eu presumia que os cursos na Faculdade de Medicina me ensinariam tudo o que eu precisava saber para diagnosticar as pessoas e conseguir curá-las. (Quando eu era criança, via os médicos como se fos-

INTRODUÇÃO • 3

sem Sherlock Holmes. O meu pediatra não apenas sabia tudo como também tinha o dom da adivinhação. Certa vez ele percebeu que eu era destro porque o meu ombro esquerdo ficava mais alto que o direito quando eu caminhava. Fiquei assombrado. Quem é que notava uma coisa dessas?) Eu estudei farmacologia, histologia, fisiologia, patologia... enfim, todas as "logias" que você possa imaginar.

Contudo, não existia curso de "comidologia".

Não nos ofereciam nenhum curso nem material a respeito de nutrição. Como presidente do corpo estudantil, eu escutava os pedidos e sugestões dos outros estudantes e nós concluímos que precisávamos de um trabalho educativo que abordasse os efeitos da comida sobre a saúde. No início, a faculdade desenvolveu aulas sobre populações malnutridas ao redor do mundo, mas nós queríamos mais, queríamos saber como as vitaminas e os nutrientes trabalhavam junto com os sistemas do corpo. Naquele tempo não havia muitos dados disponíveis, então eu comecei a me envolver mais com pesquisas relacionadas à comida, trabalhando em ensaios que investigavam como os nutrientes agiam no corpo (nós fizemos isso injetando vitaminas diretamente nas veias das pessoas).

Mais tarde, como cardiologista e professor de cardiologia na Universidade de Columbia, eu pude constatar como a nutrição estava diretamente relacionada à saúde e à recuperação. Sim, nós podemos resolver muitos problemas com os nossos bisturis e as nossas técnicas. Nós fomos treinados para curar com o aço. Mas, além dessa abordagem, nós precisávamos de algo mais para obter sucesso. Por exemplo, ao fazer pesquisas com pacientes que haviam recebido corações artificiais, pudemos constatar que uma das melhores maneiras que tínhamos para prever os efeitos do procedimento na saúde deles era verificar a qualidade da sua nutrição antes e depois da operação. Nós ficamos surpresos ao descobrir que, comparada a fatores de risco significativos tais como a complexidade da operação ou o tipo de equipamentos que usamos, a nutrição pode também ser um indicador importante das condições de saúde do paciente.

A verdade me chegou num estalo: os esforços que fazíamos durante a cirurgia seriam praticamente inúteis se depois as pessoas voltassem a devorar comidas gordurosas e sonhos recheados com creme. Eu me recordo de uma jovem mulher que precisava de uma cirurgia de ponte de safena porque suas artérias estavam bloqueadas. Depois da operação, e assim que a mulher pôde voltar a comer, seu marido levou para ela lanches, batatas fritas e refrigerante, ainda na cama do hospital. Essa cena me desnorteou. Sem querer, o marido a ajudou a invalidar todo o trabalho que havíamos feito. Mas eu também vi o contrário acontecer. Muitos pacientes conseguiram mudar más condições de saúde completamente – evitando cirurgias e outros tratamentos – apenas modificando sua dieta.

Como apresentador do programa *The Dr. Oz Show* e criador da revista *Dr. Oz The Good Life*, tenho tido inúmeras e preciosas oportunidades para acumular e compartilhar conhecimento. Nossa equipe publicou mais de mil artigos e produziu cerca de 1500 programas, sendo que um grande número deles teve como foco o universo da nutrição, que está sempre em constante transformação. Eu entrevistei algumas das figuras mais influentes em ciência alimentar e nutrição de universidades como Harvard, Universidade da Pensilvânia e Universidade de Stanford, e de hospitais de ponta dos Estados Unidos, como Cleveland Clinic, Mayo Clinic e o Hospital Presbiteriano de Nova York, onde trabalho. A minha função é apresentar de forma compreensível e consistente as minhas ideias e opiniões de outras pessoas para os meus espectadores e leitores. Cabe a mim juntar algumas das melhores ideias e estratégias, mesmo que elas venham de fontes diferentes.

As minhas fontes, aliás, não são sempre os cientistas; eu também converso com atletas, celebridades e pessoas comuns que experimentaram e descobriram estratégias alimentares que as ajudaram a melhorar o desempenho esportivo, combater uma doença ou perder peso. Nós os escutamos tanto no meu programa quanto na minha revista e aprendemos com seus esforços e seus êxitos no mundo real, onde filhos, cônjuges e chefes exigem a nossa atenção e onde a tentação nos espreita por trás de cada anúncio em letreiros luminosos.

No entanto, nenhuma influência que recebi no terreno da nutrição foi tão importante quanto a da minha esposa, Lisa, e da família dela. Quando conheci Lisa, aos 23 anos de idade, eu passei por um aprendizado que mudou a minha vida e me fez enxergar o que de fato era a comida. Lá estava eu, comendo bife com batata todas as noites, e eis que me aparece essa mulher com sua família, todos adeptos de um plano nutricional totalmente diferente do que eu conhecia. O pai de Lisa, o diretor médico Gerald Lemole, também era cardiologista, e uma pessoa muito famosa. Os pais de Lisa não eram fazendeiros, mas compartilhavam alguns dos princípios de gente ligada à terra. Os Lemoles cultivavam grande parte das suas próprias frutas, vegetais e ervas, ou compravam de fornecedores locais. Eles faziam chás medicinais. Só comiam grãos integrais e pão integral. Eu sempre optava por pão branco e grãos processados, mas eles usavam grãos dos quais eu nunca tinha ouvido falar. Foi maravilhoso aprender sobre um tipo de alimentação inteiramente novo. Comecei a compartilhar refeições com eles e adorei não apenas a comida, mas também o modo diferente como se comportavam à mesa. Todos se reuniam e até partilhavam "leituras" durante o jantar – era recompensador para mim ouvir as notícias em nossas refeições familiares.

Os Lemoles eram, sem dúvidas, pessoas à frente do seu tempo, pois associavam nutrição e saúde instintivamente. Era fascinante vê-los usar a comida como fonte de juventude e vitalidade. Parecia que seus seis filhos nunca adoeciam, e até mesmo os seus bichos de estimação pareciam ser mais saudáveis que o normal.

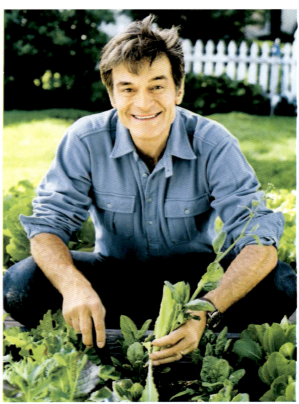

Produtos frescos, como essas verduras da horta dos pais de Lisa, são grandes dádivas do verão. Coma bastante alimentos assim, sempre que puder.

INTRODUÇÃO • 5

Essa foi a base sobre a qual Lisa e eu construímos a nossa própria família. Ao longo dessas páginas eu vou colocar você dentro da cozinha da nossa família, não apenas para compartilhar nossas receitas favoritas, mas também porque a cozinha é o ponto mais importante da nossa casa. É na nossa cozinha que são celebrados grandes e pequenos momentos, questões são discutidas (e resolvidas) e energia é gerada. Eu quero o mesmo para você. Quero que a sua cozinha seja um lugar de felicidade e satisfação.

Minhas experiências tanto na vida quanto na ciência moldaram os princípios que me orientam com relação à comida e ao que a comida pode (e não pode) resolver. Os sete princípios a seguir servem como base para grande parte do que você vai ler neste livro.

A comida pode ser uma resposta, mas não é a única. É indiscutível que a comida desempenha um papel importante no bom funcionamento do nosso corpo. A comida pode ajudá-lo a superar problemas envolvendo peso, doenças do coração, fadiga e muitos outros males (você lerá sobre os maiores males na próxima parte do livro). Mas eu também quero deixar uma coisa bem clara: a comida não pode resolver tudo.

Existem determinadas situações em que nós não sabemos com certeza que tipo de impacto a comida pode ter. Além disso, acredito que não seja preciso dizer que embora os alimentos proporcionem um benefício enorme, existem muitos males, doenças e distúrbios que exigem intervenções modernas, como cirurgia, medicação ou outros tratamentos. Cuidar de si mesmo muitas vezes significa buscar os recursos mais recentes disponibilizados pela área da saúde. Afinal de contas, um sanduíche de salmão não vai poder reparar um quadril danificado, mas uma cirurgia de prótese do quadril quase certamente poderá. Feita essa ressalva, você pode e deve usar a comida para evitar e reparar muitos males — e é muito provável que, ao fazer isso, você precise de menos intervenções tradicionais no futuro. Você pode realmente curar a si mesmo com suas refeições. Quer ter esse poder? Ótimo!

Diversos fatores exercem influência sobre a sua saúde, mas muitas vezes a comida é o mais importante deles. Diversos elementos tais como genética, exercícios, nível de estresse e hábitos (tais como fumar e outros vícios) determinam um importante papel em determinar quão saudável você é. As decisões relacionadas à comida

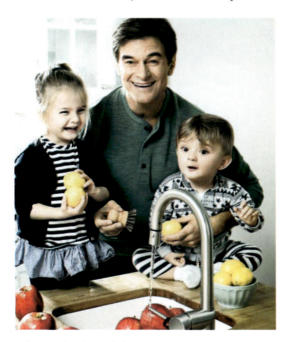

A bancada da cozinha é onde nos reunimos para rir, interagir e preparar refeições. E até mesmo Philomena e John, nossos netinhos, dão uma mão.

se mesclam a todos esses fatores, intensificando alguns e contrabalanceando outros, e todos operam conjuntamente para determinar seu bem-estar geral. Esses outros fatores não serão muito comentados aqui, porque eu quero me concentrar principalmente no poder da comida. Mas uma dieta não se sustenta isoladamente.

A meta não é o resultado imediato, e sim o hábito. Esse livro trata de curas para o corpo, não de soluções milagrosas. Não é como se você pudesse comer uma tigela cheia de nozes e fazer com que seu mau humor desapareça ou como se passar três dias tomando suco de repolho faça com que seu coração se torne mais forte do que um Boeing 747. Mas quando você troca suas dietas por deliciosos alimentos que se tornam habituais e o fazem feliz, você reverte os danos de maneira lenta, mas certa, restaurando a configuração original do seu corpo e dando a si mesmo a melhor chance de viver uma vida vigorosa e cheia de energia. Dito isso, os efeitos mais profundos no interior do corpo podem entrar em ação bem rapidamente (em nível biológico, as coisas começam a mudar dentro de duas semanas). E a mudança de hábitos alimentares pode fazer com que você se sinta diferente imediatamente.

Você deve usar o seu corpo como um laboratório. Dados da mais alta qualidade, oriundos de estudos científicos bem elaborados e avaliados por especialistas, compõem algumas das evidências que irei apresentar. Contudo, os mais importantes estudos sobre nutrição tendem a ser baseados demograficamente – ou seja, você não pode dizer que X causa Y, mas sim que existe uma relação entre X e Y. Isso significa que, embora uma grande quantidade de evidências nutricionais seja revelada, você terá de recorrer ao teste individual para saber como funciona no seu corpo. Não existe uma dieta perfeita que

possa ser adotada por todos, mas existem princípios essenciais que se mostraram valiosos para muitos.

Nós também podemos obter sugestões observando comunidades que fazem seus próprios experimentos simplesmente pela maneira como levam a vida. Por exemplo, eu vou falar sobre lugares do mundo onde a longevidade é maior entre as pessoas. Os conhecimentos dessas populações podem nos fornecer dicas sobre comida que ainda não foram verificadas a fundo pela pesquisa científica tradicional.

A minha abordagem principal é reunir as evidências mais significativas que estejam à disposição e traduzi-las para a minha família e para os meus amigos, tendo sempre em mente que tudo isso nos reconduz ao ponto que frisei pouco antes: você tem de usar o seu próprio corpo como uma espécie de laboratório. Faça tentativas, experiências e ajustes, e busque encontrar o que funciona para você.

O meu objetivo é fornecer um guia prático e abrangente para dar a você orientações básicas sobre o que comer e como comer, além de mostrar qual é a importância disso. Embora tenhamos todos a mesma estrutura, não funcionamos da mesma maneira. Quando você assume o controle, pode focar no que o ajuda a se sentir melhor, a viver de modo saudável e a obter cura quando necessário.

Você não tem como aprender se não estiver disposto a sair da sua zona de conforto. O grande músico e filósofo (bom, mais ou menos) Frank Zappa disse certa vez: "A mente é como um paraquedas. Não funciona se não estiver aberta". Por isso, eu peço que você abra a sua mente a novos alimentos, que tente comer novamente alimentos que você acha que não gosta e que experimente novas maneiras de comer.

Na faculdade, eu dividi um apartamento com um talentoso jogador de basquete de quase dois metros de altura. Certa noite ele estava vasculhando a nossa geladeira (que para ele também servia como descanso de braço) e, ao encontrar uma banana na prateleira de cima, me perguntou que gosto ela tinha. Eu não acreditei no que havia acabado de ouvir: aquele cara já era um homem feito e nunca tinha comido uma banana? Ele me contou que se lembrava de ter experimentado a fruta quando era uma criança pequena e de não ter gostado; depois ele não voltou a comer banana, mesmo sabendo que o potássio seria útil após longos treinos. Eu tentei convencê-lo a provar a banana e acabei conseguindo depois de muito esforço e alguma luta. Ele gostou e passou a comer bananas todos os dias, durante todo o tempo que ficamos juntos na faculdade. Eu conto essa história porque muitas pessoas fazem o que o meu colega de quarto fez: elas dizem "nunca mais" a alimentos que experimentaram apenas uma vez. Eu espero que você siga em frente numa jornada gastronômica na qual escolherá novas rotas, verá novas paisagens, e talvez expandirá as suas possibilidades, levando em conta alternativas que jamais havia considerado.

Comida boa não tem que ser sem graça. Hoje em dia, as pessoas associam alimentação gostosa com porções de comida do tamanho de uma montanha e bons momentos com guloseimas açucaradas. A parte triste é que uma alimentação saudável é geralmente associada ao tédio – como ouvir um violino triste ao fundo enquanto você rói quatro ou cinco amêndoas e uma cenourinha. Ao longo dos anos eu venho tentando mudar esse discurso negativo a respeito da alimentação saudável e esse desafio é um dos mais frustrantes. Você consegue acreditar que comer pode ser bom para você e ser gostoso ao mesmo tempo? Quando você conseguir acreditar que essas duas coisas são possíveis, a verdadeira receita para o sucesso estará nas suas mãos.

Alimentos saudáveis ajudam a restaurar o planeta. Se o seu corpo pudesse falar, ele lhe diria para comer seguindo as sugestões deste livro, abastecendo-se com alimentos que proporcionam energia duradoura e mantêm o seu equilíbrio biológico. E quer saber? Se o planeta tivesse uma voz, ele daria gritos de alegria se você seguisse essas sugestões. Isso porque você estaria diminuindo um pouco o consumo de carne vermelha e, com todas as suculentas iguarias à base de vegetais enchendo o seu prato, você nem mesmo chegaria a sentir falta dela. Sempre que substituímos proteína animal por algo que vem da terra, nós fazemos um imenso favor ao meio ambiente. O meu amigo David Katz, diretor do Centro de Pesquisa em Prevenção da Universidade de Yale, destaca um estudo recente que sugere que nós poderíamos cumprir grande parte da meta das reduções dos gases de efeito estufa, combinadas no Acordo de Paris, apenas trocando carne por feijão regularmente. Algo tão simples ajudaria a restaurar o meio ambiente e ao mesmo tempo rejuvenescer o seu corpo.

O ingrediente principal no maior número de refeições possível: alegria. Este é um dos pontos cruciais deste livro: você não deve apenas amar os alimentos que come, mas também amar as pessoas com quem come. Dessa maneira, as refeições se transformam em lembranças. Sempre que puder, faça das refeições um momento para construir relacionamentos, fortalecer laços com antigos e novos amigos e aprender sobre a vida. Acima de tudo, se as refeições saudáveis lhe soam como uma obrigação, o deixam triste ou se você não sente ondas de felicidade quando elas tocam sua língua e descem pela sua garganta, então alguma coisa vai mal, e eu quero ajudar a consertar isso – para que a comida seja sua aliada na prevenção de doenças.

Esse não é um livro de receitas, embora esteja repleto de sugestões deliciosas. E também não é um livro sobre dieta, embora meu plano possa ajudar você a perder peso, caso necessário. E, por fim, também não é um manual, embora eu deseje que você aprenda muito com ele. De certo modo, *Fuja da Farmácia* é uma espécie de miscelânea que inclui todas essas coisas.

Eis o que você irá encontrar neste livro:

Parte 1: Os alicerces da alimentação. Logo no início, eu vou explicar basicamente de que maneira a comida interage com o seu corpo, para o bem ou para o mal. Os princípios biológicos que abordaremos explicarão por que comer o que está no meu Plano de 21 Dias. Também vou incluir truques e técnicas para o dia a dia que vão ajudar você a cozinhar bem, porque eu acredito que conhecer o material não é o mesmo que conviver com ele. Por fim, vou falar um pouco sobre os aspectos mais espirituais e sagrados do ato de comer e comentarei por que esses elementos são importantes e vão ajudá-lo no seu processo de cura. A fim de tirar o melhor proveito de suas refeições, é preciso que você realmente pense nos elementos biológicos, práticos e emocionais da comida. O quadro global dos três elementos irá lhe ajudar a compreender a biologia do seu corpo, tomar decisões inteligentes com relação à comida e assimilar seus novos e excelentes hábitos.

Parte 2: Alimentos-chave. Essa parte é o feijão com arroz do livro (com o perdão do trocadilho). Ela abrange alguns dos problemas de saúde mais comuns e temidos e lhe proporciona a abordagem alimentar essencial para saná-los ou preveni-los. Você pode se concentrar apenas nesta ou naquela doença isoladamente, de acordo com o seu interesse, mas eu recomendo que você leia sobre todas elas para saber, por meio de uma visão abrangente, de que maneira a comida age como medicamento.

Parte 3: Para comer rezando. Essa seção explica como colocar em prática os seus conhecimentos sobre nutrição. Meu programa inclui o Plano de 21 dias com 33 receitas e lanches, uma desintoxicação opcional de três dias e estratégias para comer bem por toda a vida. Aqui você vai encontrar mais de cem receitas, além de ideias para colocar esse plano em prática todos os dias, até mesmo quando você estiver jantando fora. Você dará início ao processo de cura do seu corpo, fortalecendo-se contra uma multidão de ameaças à saúde e se divertirá fazendo isso, o que talvez seja o fator mais importante de todos.

Ao longo deste livro, vou tornar a sua leitura mais estimulante com curiosidades sobre comida. Algumas delas podem fazer você sorrir ou se surpreender. Não é a minha intenção preparar você para participar de um programa de perguntas e respostas ou fornecer material para entreter os convidados em uma festa; eu simplesmente adoro aprender sobre os diferentes modos de cultivar e preparar a comida e saber como suas propriedades nutritivas operam em nosso corpo. Quero compartilhar alguns dos fatos interessantes que descobri sobre café, frango, vinho, frutas e mais, porque é mais fácil compreender a importância das suas escolhas quando você tem informações a respeito da origem e da preparação da comida. E, além disso, o ato de comer se torna mais interessante.

Antes de começarmos, é importante que você se pergunte:

Qual é a sua versão da gaveta de guardar doces?

Eu lhe peço que a esvazie, não importa de que tipo seja. Porque nós iremos criar uma nova gaveta cheia de ingredientes nutritivos e refeições fáceis e deliciosas, e aprender a ver com outros olhos a mais poderosa – e saborosa – força medicinal da natureza.

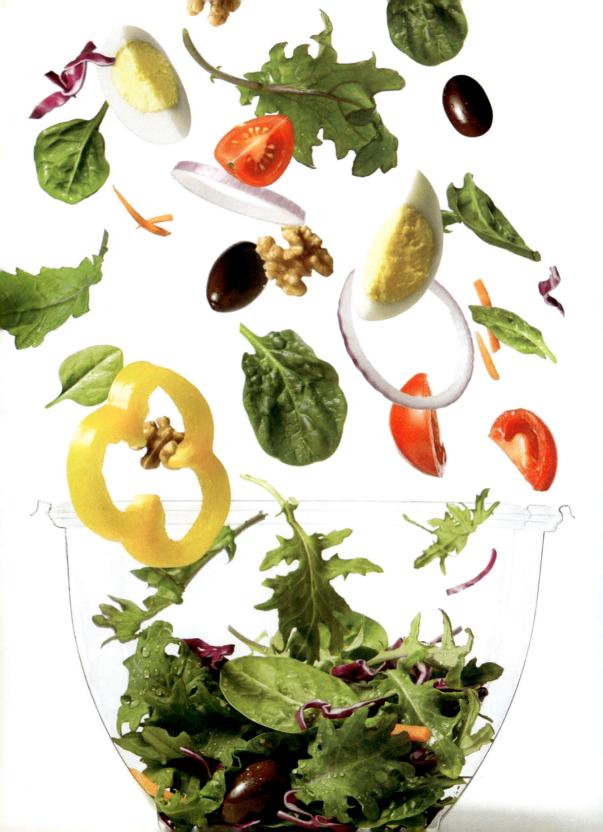

PARTE 1

OS ALICERCES DA ALIMENTAÇÃO

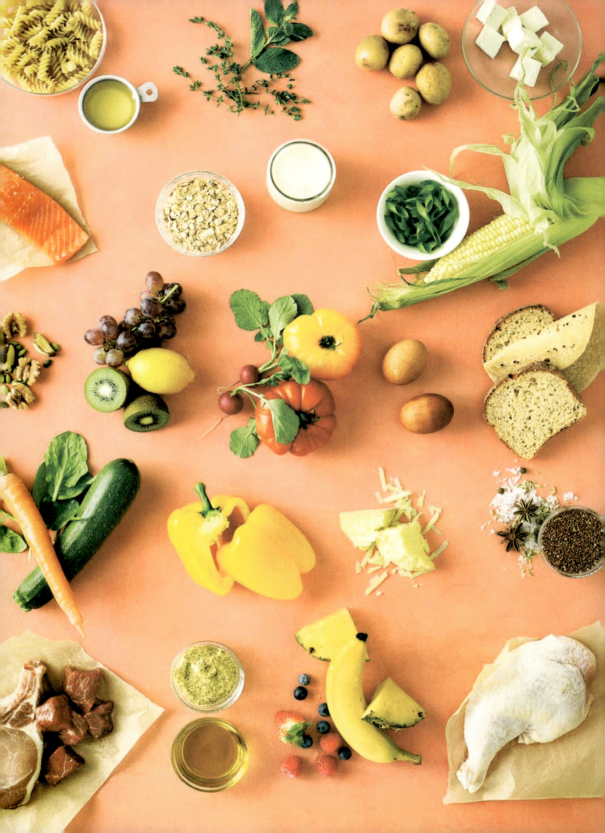

1.

DE QUE MODO A COMIDA SOLUCIONA OS SEUS PROBLEMAS

Refeições podem atuar como remédios ou causar danos ao seu corpo. Entenda como isso acontece (e talvez você nunca mais coma besteiras de novo).

Hoje em dia, as maletas dos médicos estão recheadas de truques. Nós contamos com a ajuda de robôs para realizar cirurgias. Podemos realizar transplantes de corações e substituir articulações. Nós aplicamos laser em córneas para restaurar a visão, removemos manchas suspeitas da pele e projetamos próteses de membros que são a própria imagem da perfeição. Juntas, a comunidade médica e a científica trabalham para aumentar a duração e a qualidade das nossas vidas. Eu estou orgulhoso por ter desempenhado um pequeno papel nesses esforços, mas, ao mesmo tempo, sou um adepto fiel de soluções que envolvem tecnologias simples e o empoderamento do paciente. Quando o assunto é comida, eu quero que você tenha a sua própria "licença médica", por assim dizer – uma licença para fortalecer o seu corpo por meio da ferramenta mais eficiente que você controla.

Como você já sabe, a minha dieta na infância era basicamente composta por doces, carne, batatas e sorvete. Eu percorri um longo caminho desde então. Quando os meus hábitos alimentares mudaram, *eu* mudei. Ganhei mais energia, mais vigor, o meu humor melhorou; eu já não sofria mais com resfriados e longos períodos de abatimento. Eu encontrei prazer não ao comer coisas processadas recheadas de marshmallow, e sim vivendo uma vida saudável e vibrante.

Essa é a *minha* história. Existem milhares de outros exemplos em que nem sempre se fazem necessárias grandes intervenções. Você pode comandar o seu próprio bem-estar, em grande parte pela maneira como você se alimenta. Dos muitos convidados que compareceram ao meu programa para falar de suas transformações, alguns se destacaram. Cito como exemplo uma mulher chamada Jenny, que me disse que certa vez chegou a pesar mais de 220 quilos. Às vezes ela comia seis pratos de macarrão num só dia. Havia muitas coisas que Jenny não podia fazer com seus filhos e ela ficava furiosa quando sua família tentava ajudar. Mas Jenny realmente abriu os olhos para seu problema ao ver uma fotografia sua junto com a filha. Ela começou a chorar. Ela contou que foi nesse momento que se deu conta de que era "uma mulher enorme vivendo uma vida pequena".

Foi então que ela embarcou em uma nova jornada alimentar – mudando o que e o quanto ela comia – com o apoio do marido e da sogra. Ela tinha duas metas: perder 110 quilos e voltar a andar de bicicleta, algo que havia muito, muito tempo que ela não era capaz de fazer.

É claro que ela diminuiu as porções do que comia, mas, além disso, ela também fez sua opção pelos superalimentos. Jenny trocou alimentos que causavam danos por alimentos que curavam. Ela descobriu que alimentos saudáveis podiam ser gostosos, fornecedores de energia e uma ajuda para reduzir o tamanho do seu corpo e tranquilizar a sua alma. Foram necessários muitos anos, mas finalmente Jenny foi capaz de andar de bicicleta. E ela perdeu mais de 140 quilos. Uau!

Embora seja extrema, a mensagem que a história de Jenny passa serve para todos: mude a comida que você come e você vai mudar o seu corpo. Isso pode levar algum tempo, mas ao longo do caminho você vai sentir diferenças no seu nível de energia e de felicidade – e os resultados serão vistos em uma vida mais intensa, satisfatória e saudável.

Eu sei que isso não é fácil. Tentações, estresse e vários outros obstáculos vão atrapalhar as suas boas intenções alimentares. Mas tudo vai se tornar mais simples e mais claro se você levar em conta que o seu corpo merece que você coma de maneira respeitosa, o que pode ser feito sem abrir mão de saborear refeições deliciosas. Mas o primeiro passo é aprender como os alimentos agem no seu corpo, para que você possa entender de que modo eles *colocam em ordem* o seu corpo. Compreender esse ponto estimulará a sua mudança.

De modo geral, pode-se dizer que tudo o que comemos e bebemos é medido em calorias, que é a unidade que representa a quantidade de energia que determinado alimento nos fornece para abastecermos nossos órgãos e sistemas. Essas calorias são processadas e distribuídas por todo o corpo. Calorias de menos? Isso é como rodar com o tan-

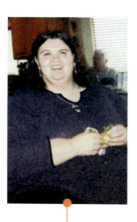

Jenny no seu peso máximo, 230 quilos...

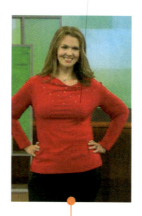

... e depois de ter perdido 141 quilos.

que de gasolina vazio: simplesmente não funciona. Calorias de mais? Bem, você já sabe que isso resulta em ganho de peso na forma de acúmulo de gordura. Mas eu não quero que você conte cada caloria nem que fique obcecado por elas. É muito melhor que você se concentre nos *tipos* de alimentos que consome – e que se pergunte do que eles são feitos.

Isso porque as calorias não são todas iguais. Todas elas interagem no seu corpo de uma maneira que pode ser considerada prejudicial ou medicinal. Considere uma pequena porção de comida – por exemplo 100 calorias de feijões-pretos cozidos (cerca de ½ xícara) *versus* 100 calorias de jujubas (cerca de 25 jujubas). Os feijões-pretos contêm nutrientes, como fibras e proteínas, que fazem muito bem à saúde. Durante a digestão, o seu corpo quebra esse alimento, absorve seus nutrientes e tira bom proveito deles. A jujuba, no entanto, é feita de puro açúcar, e por isso não há muito valor nutricional nela para o seu corpo. O seu cérebro está em busca de nutrientes, não de calorias. Dê ao seu cérebro calorias vazias e ele fará você vasculhar a geladeira à procura de mais nutrientes. Mas se você fornecer esses nutrientes, as calorias se tornarão um acréscimo.

A nossa comida é composta por três macronutrientes: proteína, carboidratos e gordura. A maioria dos alimentos é constituída não apenas de um ou outro, mas sim de uma combinação dos três. Alguns alimentos são considerados "carboidratos" ou "proteína" ou "gordura" porque são predominantemente compostos de um desses macronutrientes, e é assim que você irá pensar neles.

No próximo capítulo eu vou abordar em detalhes cada um desses macronutrientes, para que você possa ver como são compostas tanto a comida de baixa qualidade quanto a de alta qualidade – do tipo que lhe permitirá viver uma vida mais longa e vigorosa. Enquanto você aprende sobre eles, é importante ter em mente a seguinte regra de ouro:

Quanto mais próximo o alimento estiver da forma que ele é encontrado na natureza, mais benefícios ele trará para você.

Em vez de iscas de peixe fritas, coma peixe grelhado. Em vez de refrigerante de laranja, consuma fatias de laranja.

Pense nisso desta maneira: quanto mais processada for a comida fora do seu corpo, maiores as chances de prejudicar os processos dentro do seu corpo.

Depois que você decide o que vai do seu garfo para a sua boca, essa comida terá um grande obstáculo pela frente. Durante a digestão, o seu corpo deve decidir entre três opções: usá-la, eliminá-la ou armazená-la.

Quando a comida é usada: O seu corpo transforma as calorias que você consome em glicose – o açúcar que circula no seu sangue. Essa glicose é transportada através de uma série de caminhos. O hormônio insulina transporta glicose para as suas células a fim de fornecer a energia que manterá tudo funcionando. Uma parte da glicose irá para seus músculos, enquanto outra parte manterá o seu cérebro em atividade e assim por diante.

Quando a comida é eliminada: Basicamente indo ao banheiro. O seu corpo sabe que precisa eliminar parte do que não vai necessitar imediatamente, o que é feito através do sistema excretor. Depois que os alimentos e as bebidas são digeridos pelo estômago e pelos intestinos, uma parte do excedente desce e é expulsa.

Quando a comida é armazenada: Por ser inteligente, o seu corpo conta com um sistema próprio para armazenar uma parcela da sua glicose.

OS ALICERCES DA ALIMENTAÇÃO • 15

Ele sabe que você nem sempre terá comida disponível para lhe fornecer energia (isso foi uma necessidade de muito tempo atrás, quando nós enfrentávamos períodos de fome), e por isso ele mantém uma reserva. O seu corpo armazena essas calorias extras na forma de uma substância chamada glicogênio. Esse tanque de reserva de combustível não é muito grande (há apenas cerca de 300 calorias nele), mas é bastante útil; o glicogênio permite que o seu corpo continue trabalhando mesmo que tenham se passado horas da sua última refeição. O problema surge quando você come mais do que o seu tanque de glicogênio consegue armazenar. O que acontece com esse transbordamento? Ele fica armazenado na forma de células de gordura. Um excesso de ingestão de cerca de 3.500 calorias resulta em aproximadamente meio quilo de gordura. Então, se você estiver com onze quilos de sobrepeso (a média nos Estados Unidos), você pode estar armazenando cerca de 87.500 calorias em gordura.

Porém, para realmente entender o efeito da comida, você precisa deixar de lado o quadro geral e se concentrar nas sutilezas de todas as interações químicas que acontecem no seu corpo dia após dia. Vamos começar com dois cenários científicos mais detalhados – um em que a comida atua como vilã e outro em que a comida vem em nossa salvação.

Quando a comida causa danos

Nesta parte da nossa jornada, nós precisamos superar um arqui-inimigo, uma comida perigosa que tem a missão de sabotar o seu corpo. São vários os culpados que vêm desempenhando esse papel (basta correr os olhos pela praça de alimentação de um shopping para ter ideia do que estou falando), mas eu vou escolher o inimigo número 1 das pessoas jovens: a combinação de hambúrgueres, batatas fritas, refrigerante e sorvete.

Mesmo que você ache que não entende absolutamente nada sobre nutrição, você provavelmente sabe que este combo é frequentemente associado a ganho de peso, artérias entupidas e colapso geral do corpo. Na verdade, alguns estabelecimentos de fast-food vão direto ao ponto, dando aos seus hambúrgueres os mais loucos nomes como "1-9-3" ou

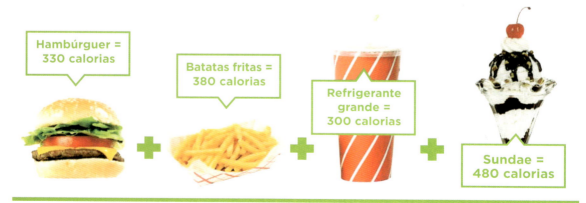

A **GORDURA VISCERAL** é aquela que se acumula abaixo da superfície da barriga e envolve os órgãos internos. Também se acumula no omento, o tecido adiposo que reveste e protege os intestinos e outros órgãos no abdome inferior. Excesso de gordura armazenado nesse ponto está associado a diversos problemas de saúde.

A **GORDURA SUBCUTÂNEA**, aquela que você pode pegar, é menos perigosa.

"Morte Súbita". Você está prestes a constatar que esses nomes são muito *verdadeiros*.

Essas porções generosas de itens tóxicos reúnem todo tipo de coisas abomináveis que trabalham contra nós – desde gordura ruim até açúcar refinado e substâncias químicas estranhas. Então vamos dar ao infame o nome que ele merece: Sabotador Sorridente.

O que torna o Sabotador Sorridente o maior dos vilões? Ele atrai a pessoa e a seduz, e então a ataca.

Isso acontece porque ele tem um gosto bom. A gordura tem um efeito agradável na boca e o açúcar deleita a língua e a mente (agindo literalmente como *crack* nos nossos cérebros). Você sente satisfação imediata ao comê-lo. Mas enquanto o Sabotador Sorridente o seduz com sabor e textura, por dentro ele destrói você. Vamos conferir tudo o que acontece enquanto esse tipo de comida se movimenta através do seu sistema biológico.

Acumula-se na forma de gordura. Uma refeição do tipo Sabotador Sorridente pode ultrapassar a marca de 1.500 calorias, o que é mais combustível do que a maioria das pessoas precisa durante um dia inteiro. O seu corpo converte essas calorias em glicose sanguínea e as dispara como uma metralhadora na sua corrente sanguínea. Como há glicose demais para você usar, o seu corpo decide que parte dela será economizada. Essa glicose acabará sendo convertida em gordura por meio de um processo químico complexo. O seu corpo – de acordo com a sua programação genética – decidirá se essa gordura vai ser armazenada na sua barriga, no quadril, nas coxas ou nas nádegas (em geral todas essas quatro regiões recebem uma parte). A gordura extra sobrecarrega os sistemas do seu corpo, o que pode favorecer o aparecimento de problemas arteriais e do coração. O tipo mais perigoso de gordura é armazenado bem abaixo da barriga – é a chamada gordura visceral. Por que ela é tão prejudicial? A gordura libera toxinas e hormônios do estresse – adrenalina e cortisol. Essas toxinas podem causar danos aos seus órgãos vitais por estarem na região abdominal, ou seja, muito próxima a eles.

Coloca você em risco de desenvolver diabetes. O seu pâncreas produz insulina, que é como se fosse o motorista do Uber do seu corpo, uma vez que ele leva a glicose aonde ela precisa ir. Mas quando você sobrecarrega o seu sistema com glicose (ao ingerir muita comida e muitos açúcares simples que não podem ser usados imediatamente), o seu corpo não consegue produzir insulina em quantidade suficiente para dar conta desse ritmo de trabalho. O resultado é uma condição denominada resistência à insulina, o que significa que não há veículo para transportar a glicose pelo corpo. A glicose extra vai se acumulando, e essas moléculas de açúcar abandonadas flutuam através do seu sistema em busca de algo para fazer. O diabetes aparece quando você tem açúcar demais circulando no sangue (oficialmente, 126 miligramas por decilitro) e afeta cerca de 10% de nós. O pré-diabetes (de 100 a 125 mg/dL, segundo os parâmetros) atinge um terço dos norte-americanos. O excesso de glicose acaba danificando vasos sanguíneos e órgãos, o que também contribui para o problema que vem a seguir.

Agride e entope as suas artérias. De todos os crimes que o Sabotador Sorridente comete, o mais assustador pode ser ferir as suas artérias. Esse é o dano associado a doenças crônicas tais quais hipertensão e outros distúrbios arteriais e do coração, além de condições potencialmente fatais, como os infartos. Funciona da seguinte maneira: as suas artérias são compostas por várias camadas, sendo que a camada externa protege as internas. O Sabotador Sorridente, ao enviar todo esse excesso de glicose que fica flutuando pelo organismo, atua como um pichador, deixando a sua marca em forma de arranhões e cortes nas paredes internas das artérias (a título de informação: a fumaça do cigarro causa um estrago semelhante). O seu corpo, ao detectar esses ferimentos, tenta fazer o possível para proteger o interior da artéria de maiores danos. Então ele cobre o ferimento e forma uma cicatriz, como faria em qualquer outro ponto que estivesse machucado como, por exemplo, um joelho arranhado. No entanto, o único curativo que o seu corpo possui é o colesterol. Alguns tipos de alimentos (incluindo o hambúrguer da nossa ilustra-

COMO FUNCIONA O PRÉ-DIABETES

1. O seu sistema digestivo quebra carboidratos em moléculas, inclusive a glicose, que entram no seu sangue através da parede do intestino. Uma vez na sua corrente sanguínea, essa glicose é chamada de glicemia. **2.** Quando o nível de açúcar no seu sangue aumenta, o pâncreas libera na sua corrente sanguínea a insulina, que funciona como se fosse uma chave, ajudando a abrir as portas das suas células para que o açúcar no sangue possa entrar e ser usado para fornecer energia. **3.** Quando você tem pré-diabetes ou diabetes tipo 2, o corpo não produz insulina suficiente ou não consegue usá-la de modo apropriado. Então, as células musculares não conseguem absorver açúcar suficiente do sangue. Todas essas moléculas de açúcar vão se acumulando no seu sangue e ficam circulando pelo seu organismo como vândalos numa onda de crimes, danificando vasos sanguíneos e órgãos e aumentando o risco de doenças cardiovasculares, derrame cerebral, doença renal, cegueira e amputação.

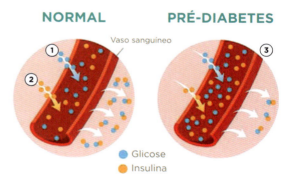

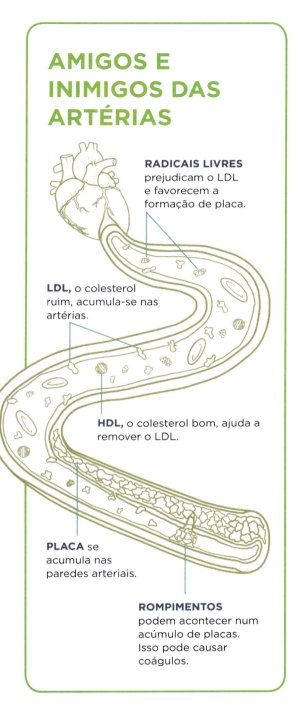

AMIGOS E INIMIGOS DAS ARTÉRIAS

RADICAIS LIVRES prejudicam o LDL e favorecem a formação de placa.

LDL, o colesterol ruim, acumula-se nas artérias.

HDL, o colesterol bom, ajuda a remover o LDL.

PLACA se acumula nas paredes arteriais.

ROMPIMENTOS podem acontecer num acúmulo de placas. Isso pode causar coágulos.

ção) levam ao aumento do colesterol LDL (o colesterol ruim – pense na letra "L" como Lixo), que se infiltra nesses arranhões e cortes na parede arterial e com o tempo se transforma em placa.

O coágulo resultante pode causar a interrupção do fluxo sanguíneo na artéria. Falta de irrigação sanguínea não é uma coisa boa, pois é a causa de ataques do coração, derrames, problemas nos rins, impotência e outras coisas. Esse é um processo que foi iniciado pelo excesso de açúcar no sangue por se comer demais e os tipos errados de comida, e que é ajudado pelo excesso de "curativos" de colesterol ruim em volta e pelas gorduras saturadas saídas de coisas como carne vermelha. Se você abrir as portas para o Sabotador Sorridente como um hábito regular, o seu corpo simplesmente não vai suportar.

Cria uma perturbação sistemática na forma de inflamação. O seu corpo é inteligente o suficiente para reconhecer o Sabotador Sorridente e seu grupo de arruaceiros decididos a criar problema e possui uma força policial na forma de células do sistema imunitário. O trabalho dessas células é curar os danos e apaziguar as perturbações biológicas. Sempre que o seu corpo sofre alguma avaria – como quando, por exemplo, você torce um tornozelo ou se corta – as células do seu sistema imunológico surgem para proteger a área machucada. A inflamação é resultado da ação dessas células. É o indício da luta que se desenrola: o tornozelo incha depois que você o torce, a pele forma crosta depois que você a corta. O exército do sistema imunológico vem, faz o seu trabalho e retorna para o seu quartel-general a fim de esperar pela próxima batalha.

Mas esse processo inflamatório também acontece bem no interior do seu corpo, e pode causar mais mal do que bem. Quando muitas refeições do tipo Sabotador Sorridente levam à formação de placa em suas artérias, ocorre uma inflamação que aumenta o risco de problemas cardíacos. E a gordura que esses Sabotadores Sorridentes adicionam ao seu quadril?

Isso também desencadeia uma inflamação. As células de gordura contêm e liberam substâncias químicas que são realmente nocivas aos órgãos próximos. Os soldados do sistema imunitário migram para combatê-las e isso resulta – como você já deve ter adivinhado – em mais inflamação. Quando a inflamação é elevada, as células do sistema imunológico ficam sobrecarregadas, mantendo o seu corpo em constante estado de estresse e hiperatividade. O nome disso é inflamação crônica e favorece todo tipo de destruição – não apenas danos ao coração, mas também declínio cognitivo, problemas gastrointestinais e outras coisas mais.

Faz você se sentir um lixo. Tudo bem, talvez esse não seja um termo técnico que se encontre em um texto médico, mas você sabe exatamente do que eu estou falando. Embora o Sabotador Sorridente possa dar a você um clímax instantâneo de sabor durante os sete minutos em que você o devora, o que você sente nas próximas 23 horas e 53 minutos é muito mais poderoso. Você vai querer se jogar no sofá logo após ingeri-lo. O seu estômago é sobrecarregado com gorduras ruins que pesam como chumbo e que demoram um longo tempo para serem decompostas e digeridas, fazendo com que você se sinta lerdo e pesado. Isso sem mencionar o impacto do açúcar, que opera da seguinte maneira: o Sabotador Sorridente é repleto de carboidratos simples e açúcar refinado (olá, pão de hambúrguer, refrigerante e sorvete com calda de chocolate!), e tudo isso é convertido rapidamente em glicose e descarregado na sua corrente sanguínea. Para tirar a glicose do seu sangue e levá-la para as células que precisam dela, o pâncreas aumenta a

4 NÚMEROS QUE VOCÊ PRECISA CONHECER

Estes exames de sangue são uma ferramenta essencial porque dão a você uma indicação do que está acontecendo dentro das suas artérias. Você pode aumentar ou diminuir a sua contagem (e os seus riscos) por meio dos alimentos que come. Descubra o seu...

Colesterol LDL (ideal = abaixo de 100 mg/dL): O seu corpo produz naturalmente esse tipo de gordura, uma vez que as suas membranas celulares e alguns dos seus hormônios precisam dela. Mas comer demais as coisas erradas pode forçar o seu corpo a produzir mais do que seria bom para você. É por isso que chamamos isso de colesterol ruim (lembre-se, o L é de "lixo").

Colesterol HDL (ideal = 60 mg/dL ou mais): Funciona como um gari do corpo, recolhendo o colesterol e o transportando para o fígado para que seja descartado. Exercitar-se e comer os alimentos certos ajuda o seu corpo a produzir mais HDL (o H é de "higidez", estado de perfeita saúde).

Glicemia (ideal = abaixo de 100 mg/dL): Mede a quantidade de glicose no sangue. Quanto maior a taxa, maior a inflamação, o acúmulo de gordura e os danos. Um valor de glicose de 126 mg/dL ou mais alto indica diabetes, e valores de 100 a 125 mg/dL são de pré-diabetes.

Pressão arterial (ideal = abaixo de 120/80 mmHg): Quanto maior for, mais danos podem ser causados às suas paredes arteriais quando o sangue circula. Uma pressão arterial elevada deixa pequenas cicatrizes nas delicadas paredes das artérias, que se tornam um lugar convidativo para placas e inflamação. Além disso, o seu coração tem que fazer mais força para administrar a pressão alta, o que com o tempo pode enfraquecê-lo.

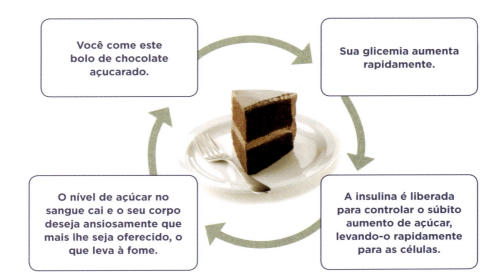

produção de insulina. A glicose é levada às células por essa grande quantidade de insulina e então as células retêm o que não usam.

De repente, o seu cérebro já não consegue mais encontrar açúcar suficiente na sua corrente sanguínea e, então, você pode sentir confusão mental, falta de energia e um forte desejo de tirar um cochilo.

Faz você querer comer mais. Ao sentir a diminuição abrupta de açúcar, seu cérebro envia uma mensagem: "Ei, coma alguma coisa que aumente rápido o nível de açúcar no sangue!". Você sente isso como uma vontade de devorar alguma coisa, de preferência doce, o mais rápido possível. Isso pode sustentar você por um tempinho, mas se você escolher comer porcarias, o ciclo todo começa novamente. A nova dose de açúcares simples sofrerá o mesmo processo que você acabou de ler – mais momentos de pico e de baixa de energia, mais acúmulo de gordura, mais risco de ter as artérias danificadas. Um verdadeiro caos, amigos.

Você conhece esses efeitos pelo simples fato de que você os sente. As pesquisas dão respaldo à sua experiência com provas de que os maus alimentos são associados a mau humor, estresse elevado, fadiga e outras coisas. E sim, muito disso é causado pelos altos e baixos dos níveis de açúcar no seu sangue. Mas existe ainda uma outra razão: quando você enche o estômago com alimentos que o enfraquecem, você não deixa espaço para alimentos que possam colocar as coisas em ordem, energizando você e tratando do seu corpo ao longo do dia.

Refeições que são verdadeiros remédios

Você acabou de conhecer um poderoso inimigo, capaz de atravessar várias das suas proteções biológicas. O resultado disso: artérias danificadas, inflamação crescente, gordura extra etc.

Imaginemos agora uma refeição mais heroica. Há muitos alimentos que fazem bem, mas vamos escolher no vasto menu de superalimentos um suculento bife de frango grelhado regado com, digamos, molho picante ou molho agridoce de manga.

OS ALICERCES DA ALIMENTAÇÃO • 21

Como acompanhamento, uma porção do tamanho que você desejar do seu vegetal favorito, com um toque de azeite de oliva e salpicada com alho e também uma porção de batata-doce assada em tiras. Ah, podemos ter ainda fatias de abacate com gotas de limão e um punhado de pimenta vermelha em flocos espalhada sobre o seu prato. Uma refeição que oferece sabores em abundância, porções satisfatórias e nutrientes vitais.

Isso tudo conteria cerca de 416 calorias, a propósito. Vamos dar ao nosso herói o nome de Agente Revitalizador. Sua função é aliviar todos os tipos de desajustes no corpo e manter o equilíbrio biológico. De que maneira?

Ele desacelera a digestão. Os nutrientes do Agente Revitalizador levam mais tempo para serem decompostos, o que retarda a sensação de fome. Por exemplo, a agradável combinação das fibras das batatas-doces e dos vegetais leva mais tempo para sair do seu estômago do que os alimentos constituídos por açúcares simples. Isso permite que você se sinta saciado, o que significa que será menos provável que você coma em excesso (e, portanto, menos provável que você inunde a sua corrente sanguínea com mais glicose). Além disso, por não serem compostos de açúcares simples, ingredientes ultraprocessados ou carboidratos refinados, os alimentos do tipo Agente Revitalizador não serão imediatamente convertidos em glicose e lançados na sua corrente sanguínea. Uma refeição com a marca do Agente Revitalizador leva algum tempo para viajar pelo seu corpo enquanto suas gorduras saudáveis, proteínas e carboidratos complexos são digeridos.

Mantém eficiente o seu fluxo sanguíneo. Está lembrado do que acontece quando o Sabotador Sorridente começa a fazer misérias com as suas artérias? A glicose extra causa cortes que estimulam a formação de colesterol LDL e de placas. Dois elementos do Agente Revitalizador compensam isso, reduzindo os danos causados em suas artérias. Em primeiro lugar, o abacate contém gorduras saudáveis, que promovem o colesterol HDL (que é o colesterol bom). O HDL acaba com as moléculas grudentas de colesterol. Em segundo lugar, a refeição não tem todos aqueles ingredientes ruins que podem contribuir para o acúmulo de colesterol LDL, como os montes de gordura saturada en-

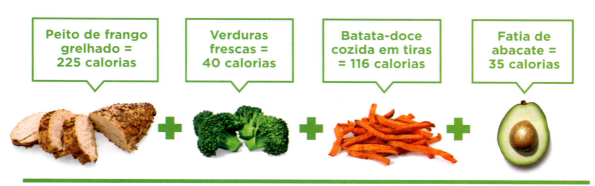

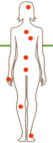

ONDE A INFLAMAÇÃO ATACA E FERE

Inflamações sorrateiras podem ser a raiz de muitos problemas.

↓

CÉREBRO
Mal de Alzheimer, confusão mental

↓

PULMÕES
Asma alérgica

↓

CORAÇÃO
Acúmulo de placas, endurecimento da parede arterial, ataque cardíaco, derrame

↓

INTESTINO
Colite ulcerativa, Doença de Crohn, síndrome do cólon irritável (além da dor, os gases e inchaço que a acompanham)

↓

PELE
Acne, rosácea, psoríase, eczema

↓

ARTICULAÇÕES
Dor nas articulações em geral e artrite

↓

EM TERMOS GERAIS
Diabetes, câncer, fadiga, irritabilidade e episódios de depressão

---

contrados no Sabotador Sorridente, o que significa que há menos trabalho de limpeza para o colesterol bom fazer.

Reduz a inflamação. A inflamação ocorre quando o seu corpo tenta resolver algum tipo de conflito. Bem, o que acontece quando há menos conflito (menos cortes nas artérias, menos acúmulo de placa)? Adivinhou: há menos inflamação. Ou seja, quando você conta com uma refeição balanceada em porções razoáveis, não há razão para o seu corpo lutar. Reduza a inflamação e você reduzirá uma ampla gama de problemas em potencial.

Proporciona energia e sabor. Os bons alimentos operam de diversos modos para equilibrar os sistemas do seu corpo e reduzir os riscos de desenvolver ou agravar doenças e transtornos; além disso, refeições do tipo Agente Revitalizador simplesmente farão com que você se sinta melhor. Por quê? Porque uma dieta balanceada com um fornecimento estável de proteína, gorduras boas e carboidratos de digestão lenta garante que você receba energia de maneira constante ao longo do dia, sem aquela montanha-russa de altos e baixos. Isso também significa que você irá comer menos, já que você não sentirá a necessidade de procurar por carboidratos açucarados para saciar um anseio imediato por energia. Seja bem-vindo a um ciclo novo e gratificante: você come para se sentir bem e sentir-se bem o ajuda a comer bem.

Como todos os super-heróis da nutrição, o Agente Revitalizador atua com grande eficiência e tranquilidade. Você conhecerá esses heróis – e saberá em primeira mão como a força deles pode se tornar a sua força.

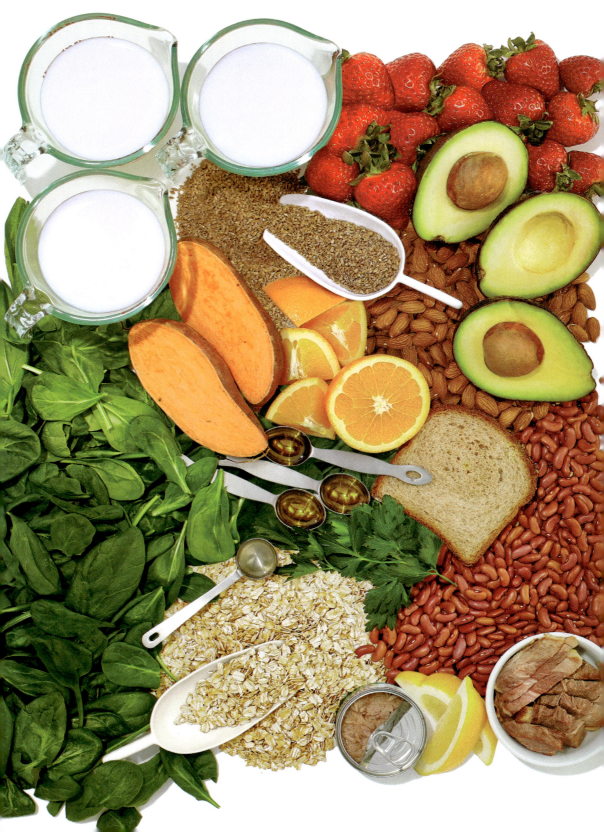

2.
A chave para os segredos da comida nutritiva

Fácil de memorizar, a minha proposta de alimentação é o seu código secreto para uma vida mais longa e intensa.

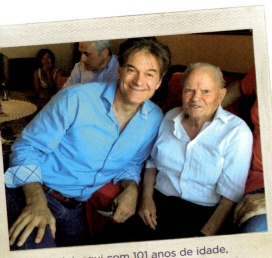

Luigi, aqui com 101 anos de idade, cuja mente afiada e vida ativa foram uma inspiração para mim.

Em uma viagem recente à Sardenha, uma ilha italiana no Mediterrâneo, eu conheci um homem de 101 anos de idade chamado Luigi, que tinha uma história e tanto. Ele serviu no exército italiano quando Mussolini estava no poder e, quando o ditador foi enfim morto, ele ajudou as Forças Aliadas a rechaçar os fascistas e a derrotar Hitler. Eu considero isso um grande trabalho. E ele também. Para a maioria de nós, seus feitos da juventude são como uma aula de História, e até hoje ele consegue recontá-los de maneira precisa e cheia de detalhes. Que mente ágil a dele!

Eu passei um dia agradável com Luigi enquanto ele perambulava pela sua casa, subia degraus, cuidava do jardim, contava histórias. Embora tivesse mais de um século de idade, sua aparência e seus movimentos não remetiam em nada aos de uma pessoa centenária.

Eu estava visitando a Sardenha porque queria aprender mais sobre os hábitos do povo mais longevo do mundo. Algumas décadas atrás, o médico e cientista Gianni Pes foi o primeiro a identificar a Sardenha como um dos cinco lugares na Terra onde as pessoas gozavam de mais tempo de vida. Ele chamou essas áreas de "Zonas Azuis", expressão essa que foi popularizada em um livro homônimo de Dan Buettner. As outras quatro áreas ficam na Grécia, no Japão, na Costa Rica e nas comunidades de Adventistas do Sétimo Dia na Califórnia. Existe até uma associação que ensina comunidades a obter uma longevidade semelhante e é muito esclarecedor tomar conhecimento das similaridades dentre essas diferentes sociedades existentes de um lado a outro do mundo. Parte delas gravita em torno dos hábitos sociais: ter um propósito, dedicar tempo aos entes queridos e ter algum tipo de fé parecem ser atitudes que ajudam as pessoas a viver uma vida mais saudável e duradoura. Outra parte tem como base as escolhas alimentares. Pessoas das Zonas Azuis comem grandes quantidades de vegetais, grãos e peixes e limitam sua ingestão de carne e de açúcar. Elas também tomam um pouco de vinho todos os dias (com exceção dos adventistas).

É assim que Luigi come. É assim que os amigos dele comem. É assim que as pessoas da região comem. E esse parece ser o principal motivo pelo qual essa gente vive mais do que a maioria de nós.

Eles certamente não seguiram dietas de nenhum livro, nem receberam um livro de instruções ou orientações médicas. As pessoas na cultura da Zona Azul não gastam muito tempo pensando sobre o que comem.

UMA DUPLA PERFEITA

Um dos meus duetos favoritos: tomates *sauté* com azeite de oliva. Os habitantes das Zonas Azuis descobriram essa combinação mágica e deliciosa há muito tempo – e de quebra a dupla é rica em antioxidantes. A gordura do azeite de oliva faz bem ao coração, e tomates são ricos em vitamina C, K e E e também em ácido fólico, potássio e licopeno (um componente que protege contra o câncer). Eis uma outra maneira de combinar os dois: tire o miolo de um tomate e o recheie com quinoa, espinafre, cogumelos e alho. Ponha por cima um pouco de azeite de oliva e queijo. Leve ao forno a 20°C por cerca de 15 minutos.

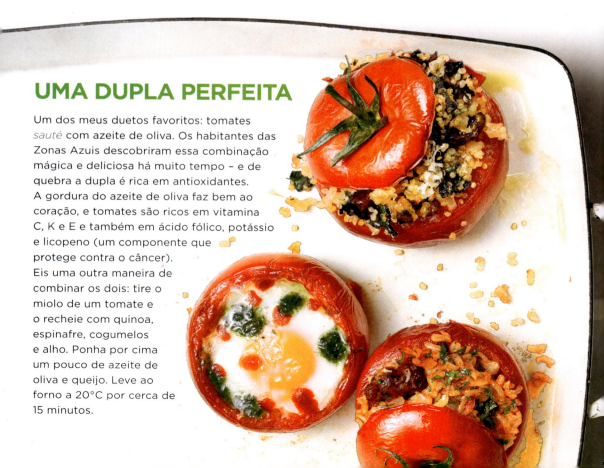

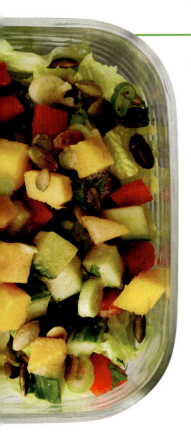

CONTROLE SUAS PORÇÕES PARA QUE O SEU PESO NÃO SAIA DO CONTROLE

O que faz a diferença não é apenas o que os habitantes das Zonas Azuis comem, mas sim de que *maneira* eles comem. Por exemplo, as refeições dessas pessoas são à prova de gula, porque suas porções são pequenas. Uma das explicações para isso é que, por levar suas refeições para o trabalho, essas pessoas não poderiam carregar comida para um batalhão.

Eu nem sabia disso, mas no início da minha carreira já havia posto em prática essa técnica das sociedades da Zona Azul. Quando eu comecei na Universidade de Columbia, eu ia de bicicleta para o trabalho, o que era muito mais fácil do que dirigir no trânsito de Nova York, e levava comigo o meu almoço. Tudo o que eu quisesse comer eu teria de transportar e, por isso, eu fazia um pacote leve. Preparava pequenas porções, porque era necessário.

Os hábitos alimentares da população da Zona Azul – embora bastante saudáveis – eram automáticos, naturais. Era assim que viviam. Eles não desperdiçavam a preciosa energia mental deles preocupando-se com o que teriam de manhã, à tarde e à noite. Levar consigo uma quantidade leve de comida para um lugar onde não existiam máquinas de comida nem praças de alimentação era natural e também significava que sua refeição seria leve. Agir espontaneamente era a sua estratégia secreta.

Preparar as refeições antecipadamente torna o ato de comer deliciosamente fácil e livre de preocupações.

É parte da vida deles – uma parte feliz –, mas não a única parte. Eles trabalham, se divertem, confraternizam entre si, comem e bebem. Eles organizam seus dias com base na comida para fortalecer o ritmo do dia a dia, mas não dão a excessiva importância para a comida que a sociedade moderna dá.

Os integrantes das Zonas Azuis buscam orientação sobre os alimentos que levam para as suas mesas no conhecimento dos seus ancestrais. Eles bebem vinho, mas não o fazem com a intenção de ficar doidos ou de esquecer os problemas. Eles perceberam há muito tempo que tomates e azeite de oliva eram uma combinação excelente para um molho simples e gostoso, e por isso não sentiram a necessidade de processar esses ingredientes além da conta. (A propósito, aquecer tomates com o azeite é a melhor maneira de absorver o valioso antioxidante licopeno que eles contêm. Isso era usado como artifício anti-idade antes mesmo que a expressão "anti-idade" surgisse.) Eles usam um pouco de carne em suas sopas e pastas, mas não sentem necessidade de ter quilos de bifes em cada refeição. E eles transmitem seu modo de vida de uma geração à outra sem nenhuma intenção de mudar o que sempre funcionou bem.

Essas pessoas consomem os alimentos que compõem a clássica dieta do Mediterrâneo, e isso os ajuda a viver durante um longo tempo.

A longevidade é um dos benefícios medicinais de uma dieta com superalimentos. Os alimentos certos são como um combustível de alta octanagem, melhorando a eficiência e o desempenho de todos os mecanismos do seu corpo para diminuir as chances de avaria. Lembra-se de todos aqueles sistemas de que eu falei? A comida saudável ajuda a acabar com o caos químico para que tudo funcione adequadamente por um longo tempo.

A comida saudável também atua na sua cura de outra maneira: em termos químicos, podemos compará-la com uma armadura que o protege contra as agressões da vida. Eu vou dar um exemplo:

Quando eu era residente de cirurgia geral, lembro-me de ter operado um homem que tinha câncer de cólon. Ele não era obeso, mas não comia bem. Sob vários aspectos, ele seguia a dieta padrão do norte-americano, ou seja, comia besteira. O histórico médico do paciente mostrou que ele não tinha muitos movimentos intestinais, o que em partes explica a demora em detectar o seu câncer. A deficiência nutricional causava a falta de regularidade; no entanto, embora o câncer de cólon tenha acentuado ainda mais essa situação, o homem não percebeu o problema por já estar acostumado a ser irregular.

A nossa equipe o operou, removendo o tumor com sucesso e religando seus intestinos. Do ponto de vista médico, ele deveria ter se curado e vivido por muitos anos depois disso. No entanto, as lesões do homem nunca cicatrizaram. Ele morreu depois de um mês no hospital – não devido ao câncer, mas porque o seu sistema imunológico não foi capaz de sanar os danos decorrentes da cirurgia. Ao reexaminar o caso, pudemos confirmar o impacto que a dieta do paciente teve na situação: dois marcadores muito importantes no seu sangue – albumina e proteínas totais, que são indicadores de nutrição apropriada – mostravam que ele era defi-

POR QUE O VINHO FAZ BEM

O vinho pode ser o melhor exemplo da afinidade que o reino vegetal tem com o reino animal. Uvas que crescem em condições adversas produzem mais resveratrol, uma substância que ajuda a prolongar a vida delas – fazendo com que consigam sobreviver ao ambiente. O resveratrol que você ingere (bebendo vinho ou consumindo alimentos que contêm essa substância) favorece a sua longevidade, porque os benefícios anti-idade que a uva obteve são transmitidos a você. (Isso não é uma licença para se beber uma garrafa inteira de um só gole, é só um comentário sobre os efeitos benéficos do vinho na nossa saúde. Eu não quero que você beba enquanto realiza o meu Plano de 21 Dias, mas depois disso uma taça de vinho por dia estará de bom tamanho.)

COMO LER O RÓTULO DOS ALIMENTOS

Muitas vezes, os rótulos de alimentos têm como objetivo distrair você. Expressões que parecem respeitáveis – como "sem gordura" e "ingredientes saudáveis" – podem ser enganosas. Um alimento "sem gordura" pode conter muito açúcar, por exemplo, e só porque um alimento contém "ingredientes saudáveis" não significa que os prejudiciais à saúde não estejam na embalagem também. Além disso, pode ser difícil interpretar alguns dos números que você vê nos cálculos de nutrientes. Assim sendo, tenha as seguintes coisas em mente quando estiver examinando os alimentos:

- De modo geral, quanto menos ingredientes, melhor. E se você não identificar algum ingrediente, há uma boa chance de que ele não venha da Mãe Natureza.

- Não leve apenas as calorias em conta; considere também a quantidade de porções. Pode não parecer muito se uma embalagem tem 100 calorias, até você notar que o conteúdo total da embalagem, que você pretendia comer inteira, seria de 3,5 porções.

- Limite a quantidade de açúcar (principalmente o açúcar adicionado) a menos de 4 gramas por porção (consulte, na página 53, a lista de todos os alter egos do açúcar).

- Verifique a quantidade de sódio e de carboidratos (principalmente se eles vierem do açúcar). Verifique quanto da porcentagem diária recomendada desses dois componentes está presente em uma porção.

- Fique atento às definições vagas, como "100% natural". Isso parece bom até você se lembrar de que o açúcar também é 100% natural.

ciente em muitos nutrientes, e que o seu sistema imunológico estava comprometido.

Ter uma alimentação saudável é, sem dúvida, importante, não apenas para evitar doenças a fim de prolongar sua longevidade, mas também para fortalecer o seu corpo, dando-lhe condições de lidar com as inevitáveis adversidades da vida. Seja qual for a adversidade – uma perna quebrada, algum problema no coração, qualquer infortúnio desse tipo enfim –, o seu corpo precisará pedir reforços. Se você come alimentos potentes, o seu sistema imunológico estará preparado.

O seu exército quer trabalhar em seu benefício. Vamos descobrir como alimentá-lo bem.

O PODER DA VITAMINA

O ideal seria que as suas refeições fornecessem uma nutrição perfeitamente balanceada; porém as coisas nem sempre funcionam de maneira perfeita na vida e às vezes não é possível criar a combinação ideal de nutrientes. Diante disso, eu recomendo que você tome um multivitamínico diariamente para garantir que tenha as quantidades diárias recomendadas de vitaminas e minerais supridas.

A chave para os segredos da comida nutritiva

Você deve fazer uma vaga ideia do que qualifica um alimento como saudável ou não saudável. Por exemplo, cebolas são uma coisa boa. Já cebolas fritas gigantes ao molho Bloom são ótimas caso sua intenção seja garantir o emprego dos paramédicos. A verdade é que é difícil decidir, e como temos milhares de escolhas por aí, avaliar *o que comer* se torna uma proposta complicada.

Se você aderir à minha regra de ouro – comer principalmente alimentos que continuam com o mesmo aspecto desde que saíram da terra –, será muito bom para você. Além disso, eu elaborei uma maneira de *pensar* sobre a alimentação que vai orientar você sem a necessidade de cálculo de calorias ou de regras complexas. Essas coisas são estressantes, e eu quero que a comida faça você feliz – não apenas porque você adora o sabor da comida nutritiva, mas também porque sabe que essa comida faz você se sentir muito bem.

E o melhor é que tudo o que você lerá nesse livro – inclusive o Plano de 21 Dias – vai lhe servir pelo resto da vida como instrumento para entender o que você come. Você vai levar consigo o mapa dos caminhos que levam à cura e à saúde. Eu vou conduzir você através dos planos alimentares específicos quando for o momento, mas também quero que você se saia bem em terreno desconhecido mais à frente, quando colocar o plano em prática na sua vida. CHAVE será o seu guia em forma de acrônimo, a luz que iluminará o caminho às vezes tortuoso que conduz à alimentação saudável.

Consumir gorduras benéficas
Harmonia de proteínas ideais
Abundância de frutas e vegetais
Valorizar os carboidratos energizantes
Em ocasiões especiais – açúcar!

A MISTURA É A CHAVE

A maior parte dos alimentos é constituída não por um ou outro nutriente, mas sim por uma combinação deles. Por isso, vários alimentos superpoderosos aparecem em dois tópicos na minha fórmula CHAVE. Por exemplo, peixe e nozes contêm proteína e gordura saudável. Trata-se de uma coisa boa – um sinal de que trazem vários benefícios medicinais.

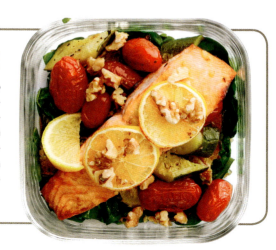

Consumir Gorduras Benéficas

Abacate

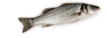
Peixe

Sementes oleaginosas (principalmente amêndoas e nozes) e pasta de oleaginosas com pouca ou nenhuma adição de açúcares

Azeite de oliva e óleo vegetal

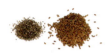
Sementes (chia, linho, abóbora, gergelim, girassol)

Durante anos, o pensamento predominante sobre gordura era uma frase que poderia muito bem ser de um trecho de uma música infantil: *Não quer ser gordo? Melhor não comer gordura.* Mas essa afirmação é completamente equivocada, como sabemos hoje em dia. Você precisa de gordura. A gordura é um dos pilares da nutrição bem balanceada, sendo um dos três macronutrientes. O seu cérebro, por exemplo, é composto de 60% de gordura, por isso você necessita de gordura do tipo dietético para dar sustentação à memória e para pensar com clareza, e o seu corpo utiliza a gordura como energia no transcorrer do dia.

O segredo é retirar a gordura das fontes certas, porque as gorduras dietéticas existem em várias formas. Aquelas que você realmente deseja são encontradas nos alimentos relacionados acima, porque são gorduras insaturadas.

Gorduras saturadas são sólidas em temperatura ambiente (pense na manteiga) e são associadas com doenças do coração. (Carne vermelha contém gordura saturada, mas essa é uma questão complicada, porque embora o gado criado em pastagem possua gordura saudável, a carne vermelha também contém uma substância chamada L-carnitina, que pode promover o entupimento das artérias.)

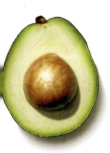

Consuma principalmente gorduras do tipo insaturado, como a que é encontrada no abacate, nas nozes e no peixe. A American Heart Association (Associação Norte-Americana do Coração) recomenda que se coma entre 25% e 35% das suas calorias diárias em gorduras comestíveis. Por exemplo, metade de um abacate contém 12 gramas de gordura e cerca de 117 calorias.

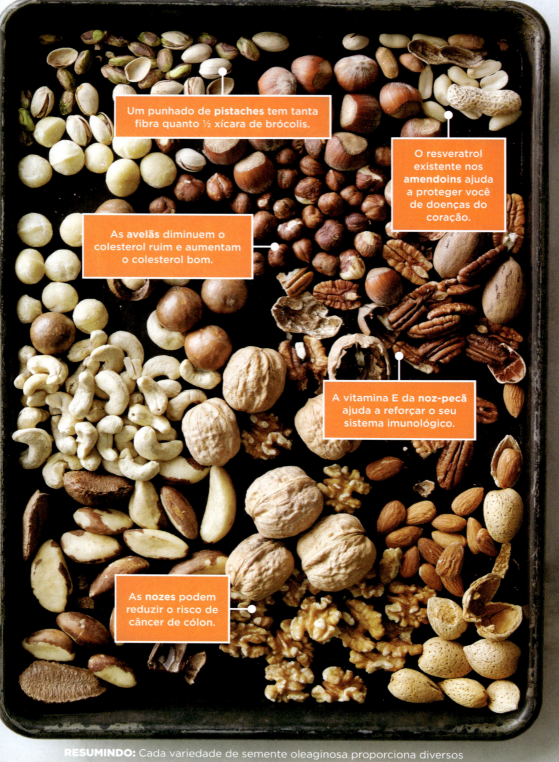

RESUMINDO: Cada variedade de semente oleaginosa proporciona diversos benefícios, além de oferecer uma boa fonte de gordura insaturada.

Aparentemente não há problema em consumir gordura saturada em pequenas quantidades. Eu não quero que você fique obcecado em contar nutrientes, mas recomenda-se que o percentual de gorduras saturadas na sua dieta não seja maior do que 7% – isso representa 14 gramas numa dieta de 2 mil calorias por dia.

Gorduras trans são encontradas em alimentos processados e se formam ao injetar hidrogênio em óleo vegetal. Elas são as mais prejudiciais dentre todos os tipos de gordura, devido à sua associação com muitos problemas de saúde, mas estão sendo retiradas aos poucos da indústria de alimentos. Eu prevejo que daqui a alguns anos elas não causarão mais preocupação, mas ainda é preciso prestar sempre atenção a elas e evitá-las ao máximo. Verifique rótulos e informações nutricionais nos websites de restaurantes.

Propriedades curativas: Gorduras alimentares desempenham um papel vital na saúde das pessoas, principalmente devido ao seu efeito no fluxo sanguíneo. Você se lembra do processo que leva à formação de placas e ao entupimento das artérias? Bem, consumir gorduras boas – as insaturadas – diminui os seus níveis de colesterol ruim (LDL).

MAS... E A MANTEIGA?!

Nós a passamos no pão e nas batatas. Fazemos molho de manteiga para lagosta, e macarrão na manteiga. É um dos principais ingredientes dos cookies caseiros. Bom, ela simplesmente é gostosa. A manteiga é um daqueles alimentos que os especialistas vêm debatendo ao longo dos anos e é alvo de muitas críticas por conter uma grande quantidade de gordura saturada, que por sua vez é associada a doenças cardíacas. Contudo, essa visão está mudando um pouco. A gordura insaturada – aquela que se encontra no azeite de oliva, por exemplo – costuma ser melhor, mas não tem problema caso você queira consumir um pouco de manteiga de vez em quando. Mas no restante do tempo, considere algumas alternativas para dar mais gosto às suas batatas ou lagostas (por falar nisso, a lagosta é um alimento excelente, porque é rico em ácidos graxos ômega-3, proteínas e cálcio):

- Misture suco de limão-siciliano, azeite de oliva, cebolinha e pimenta.

- Misture iogurte grego, coentro picado, suco de limão e pimenta-vermelha em flocos.

- Misture molho de soja, arroz de vinagre, gengibre fresco e alho triturado.

- Use a opção ghee. Também chamada de manteiga clarificada, é a última palavra em termos de manteiga. Quando a manteiga é fervida em fogo médio, a gordura pura é separada dos elementos sólidos do leite. A gordura amarela de tom dourado é coada e os sólidos do leite são descartados. Depois que os elementos sólidos são removidos, o ghee pode ser consumido por pessoas com intolerância à lactose; e como o ghee suporta altas temperaturas (pois está livre dos sólidos do leite, que fazem a manteiga queimar mais rapidamente), é bom para saltear.

As outras gorduras – gorduras saturadas e gorduras trans encontradas em carnes gordas (como a maioria das carnes vermelhas), laticínios integrais, manteiga e alguns óleos – são associadas a níveis mais elevados de colesterol ruim. É por essa razão que várias dietas sugerem que você limite as gorduras saturadas.

Essa sugestão tem respaldo científico. Um relatório recente do World Heart Federation [Federação Mundial do Coração] determinou que fontes saudáveis de gordura reduzem o colesterol total e o colesterol ruim, que colocam você em risco de desenvolver doença cardíaca. Outro estudo, conduzido pela Universidade de Harvard e pela Cleveland

UM OLHAR SOBRE A MAIONESE

Ao longo dos anos, a maionese ganhou má reputação injustamente. Por conter gordura, a maionese tornou-se o centro do debate na época em que alimentos ricos em gordura eram demonizados. Em resposta, os fabricantes diminuíram a gordura e adicionaram um monte de porcarias para que o gosto do produto ficasse bom. Mas a questão é que a maionese tem gorduras ômega-6, que são benéficas para a saúde. Por isso, se você quiser, vá em frente e consuma a versão original – você pode inclusive combiná-la com outro alimento que contenha ômega-3 (como o atum) para obter mais benefícios nutricionais. (Você pode até preparar a sua própria maionese, batendo ovos e suco de limão ou vinagre e então jogando óleo aos poucos enquanto bate a mistura, até obter um molho homogêneo e de consistência pastosa. Adicione uma pitada de sal a gosto e/ou um pouco de mostarda. Mas as maioneses que você compra nos mercados também podem ser uma boa opção, caso tenham uma lista de ingredientes simples.)

FIQUE ATENTO ÀS FRAUDES COM PEIXES

Alguns estudos constataram que, no caso dos peixes, há uma chance de 25% a 70% de erro de identificação nos rótulos. Versões de peixes mais baratas ou menos desejáveis são rotuladas com os nomes de espécies comuns como o bacalhau, o pargo-vermelho e o salmão-selvagem. Por exemplo, o robalo pode ser rotulado como pargo-vermelho e o escolar é oferecido como atum-branco, principalmente em restaurantes de sushi. (O escolar é uma espécie de peixe ósseo que está longe de ser algum tipo de atum. Sua carne oleosa pode causar problemas digestivos em algumas pessoas). É difícil para você, enquanto consumidor, investigar cada peça de peixe que come (e é necessário que a indústria de peixes reforce a sua regulamentação), mas há medidas que podem ser tomadas. Faça perguntas sobre a origem do peixe. Se o seu revendedor ou o seu restaurante não forem capazes de lhe dar respostas sobre o peixe que lhe estão vendendo, talvez você queira escolher outro lugar para comprar. E se o preço for inacreditavelmente baixo, isso pode ser um sinal de que você está diante de um peixe com rótulo fraudado. Além disso, procure comprar o peixe inteiro sempre que possível. Você pode pedir que o cortem em filés no próprio estabelecimento. Quanto mais processado for o seu peixe, e quanto maior o número de mãos que o manipularam, maiores as oportunidades para trapaças e trocas.

Clinic, que analisou mais de 125 mil pessoas durante um intervalo de tempo de 30 anos, constatou que aquelas que ingeriam maiores quantidades de gordura saudável tinham taxas significativamente menores de doença cardíaca.

A verdade é que eu não quero que você pense que gordura é ruim, porque muitas fontes de alimentos contêm o tipo que você quer e de que necessita. Além do mais, a gordura contribui muito para que você se sinta satisfeito. Mas essa pode ser uma das áreas mais confusas da nutrição, porque a gordura se apresenta sob diversas formas e provém de várias fontes, e as opiniões a respeito do tema vêm mudando nas últimas décadas. Para compreender com mais facilidade as gorduras, use este guia:

Gorduras amigas ou inimigas?

GORDURAS ALIADAS DA SAÚDE

Gorduras monoinsaturadas e poliinsaturadas: Encontradas principalmente no abacate e no óleo de abacate; óleo de milho; óleos de peixe; azeitonas e azeite de oliva; amendoins, pasta de amendoim e óleo de amendoim; óleo de canola; oleaginosas, manteiga de oleaginosas e óleos de oleaginosas; óleo de açafrão; sementes; óleo de gergelim e óleo de girassol. Gorduras ômega-3 e ômega-6 são formas de gordura poliinsaturadas – as do tipo ômega-3 são encontradas em peixes e em algumas oleaginosas, e as do tipo ômega-6 são encontradas nas sementes, nas oleaginosas e no óleo extraído delas. Nós tendemos a ingerir muito mais ômega-6, mas aumentar a quantidade de ômega-3 é importante para a saúde como um todo.

GORDURAS ÚTEIS SE CONSUMIDAS COM MODERAÇÃO

Gorduras saturadas: Encontradas na manteiga, na pele do frango, na carne vermelha e nos laticínios. É importante observar que a gordura saturada na forma de óleo de coco e de produtos feitos à base de coco não parece ter o mesmo inconveniente que a gordura saturada de origem animal, provavelmente devido à sua composição química.

GORDURAS NOCIVAS E INDESEJÁVEIS

Gorduras trans: Encontradas nos óleos parcialmente hidrogenados e em alimentos processados. O ano de 2018 é o prazo final (nos Estados Unidos) para que a gordura trans seja eliminada dos alimentos processados. Alguns acreditam que essa mudança na regulamentação poderá evitar 20 mil ataques cardíacos por ano.

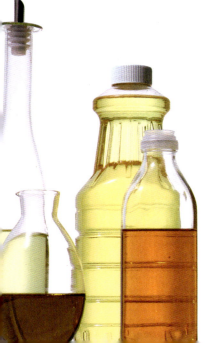
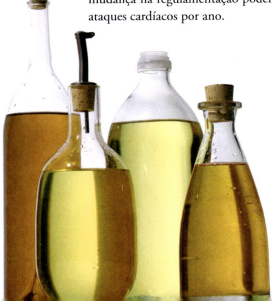

Harmonia de Proteínas Ideais

Grãos e legumes

Frango

Laticínios
(leite, queijo, iogurte)

Ovos

Peixes e frutos do mar

Carne de porco magra e alguns cortes finos de carne vermelha (no rótulo, procure "coxão mole" ou "contrafilé" para ter as versões com menos gordura)

Sementes oleaginosas e manteiga de oleaginosas com baixo teor de açúcar

Tofu e tempeh

Peru

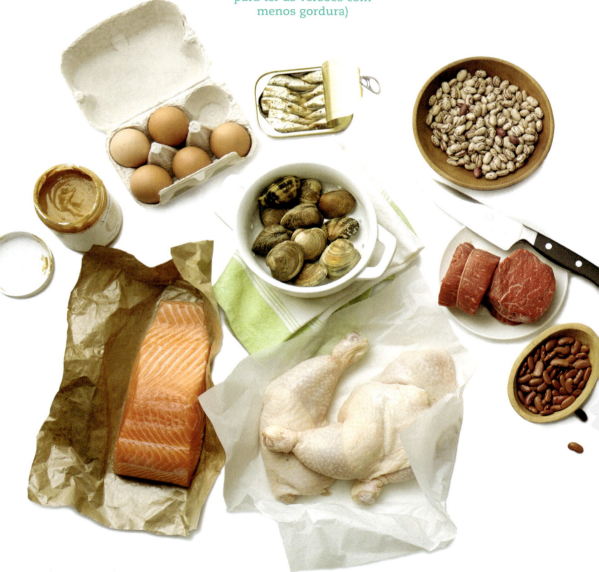

Você definitivamente precisa de proteína. Ela é necessária porque é constituída de aminoácidos, que funcionam como tijolos na construção dos tecidos do seu corpo. O corpo humano produz alguns desses aminoácidos por conta própria, mas os alimentos continuam sendo a principal fonte de fornecimento deles. E quando o seu corpo está sob estresse ou em desenvolvimento – por exemplo, na infância, na adolescência, na gravidez, quando você se exercita intensamente ou simplesmente durante um dia corrido – você precisa muito repor esses tijolos.

A proteína, que você terá em farta quantidade no Plano de 21 Dias, fornece o material que repara, mantém e fortalece a sua infraestrutura anatômica, sendo fundamental para evitar o ganho de peso e todos os problemas de saúde que acompanham aqueles quilos a mais.

Por quê? Seu corpo leva muito tempo para processar a proteína, o que modera a fome. E a proteína ajuda a construir tecidos musculares que ajudam a acelerar o metabolismo. Isso acontece porque o tecido muscular é metabolicamente mais exigente do que a gordura – ou seja, o seu corpo queima mais calorias para alimentar os músculos do que para manter a gordura. Nós gastamos mais energia convertendo as proteínas em calorias do que gastamos quando consumimos carboidratos e gorduras, porque elas não são de fácil digestão. Isso pede, no fim das contas, uma redução nas calorias de proteínas que consumimos.

Sim, é possível que uma pessoa cometa exageros no consumo de proteína (na verdade isso vale

OS HAMBÚRGUERES DE PERU E OS HAMBÚRGUERES VEGETARIANOS/ VEGANOS SÃO UMA BOA ALTERNATIVA?

Os hambúrgueres de peru existem desde a década de 1930, mas só se tornaram populares na década de 1970 – como resposta ao mantra "gordura engorda" que vigorava naquele tempo. Seriam eles um bom substituto para a carne vermelha? Talvez. O peru contém menos calorias e gorduras saturadas, é verdade, mas tem menos proteína do que a carne bovina, que também tem quantidades maiores de ômega-3. Peito de peru moído é a melhor opção, mas a carne moída do peru muitas vezes contém carne escura e pele, o que eleva o teor de gordura em até 20%. Por isso, preste atenção ao rótulo para ter certeza de que você está comprando apenas a carne magra. Na realidade, talvez isso seja um esforço inútil, uma vez que hambúrgueres de peru são frequentemente recheados com outros ingredientes para ficarem mais saborosos. Se você estiver morrendo de vontade de comer um hambúrguer, então coma, mas não faça isso mais de uma vez por semana. E quanto aos hambúrgueres veganos e vegetarianos? Eles têm mesmo um belo nome e fazem você pensar que são mais saudáveis, mas muitas vezes eles também são ultraprocessados e recebem outros ingredientes para terem o seu sabor melhorado. Para obter a versão mais saudável, certifique-se de que os três primeiros ingredientes do rótulo sejam vegetais e de que o produto tenha o selo do Ministério da Agricultura. O hambúrguer de feijão é outra grande opção, em razão da quantidade de proteínas e fibras que oferece. Já conhece aquele que leva feijões-pretos, vegetais e temperos? Se não conhece, não sabe o que está perdendo.

O SEU QUEIJO FAVORITO

O meu queijo favorito é sem dúvida o cottage. Ele tem muita proteína e menos calorias do que o iogurte e você pode usá-lo de várias maneiras. Eu gosto de comê-lo com oleaginosas, mas você também pode colocar uma pequena camada de cottage numa torrada com abacate. Experimente também misturar uma colher de sopa desse queijo em ovos mexidos.

PODEROSO PÓ

É preferível que você retire a sua proteína de alimentos completos, mas a proteína em pó pode ser uma boa ideia para incrementar shakes. No entanto, ela costuma ter açúcar e adoçantes artificiais, portanto procure opções com 14 a 21 gramas de proteína e menos de 5 gramas de açúcar por porção. Fuja dos produtos feitos com colágeno, uma proteína barata e com pouco valor nutricional.

VAI UM POUCO DE LEITE?

Você sabia que depois de duas horas em temperatura ambiente o leite pode perder de metade a dois terços do seu conteúdo de vitamina B? A propósito, são necessários em média 345 jorros de leite da mama da vaca para encher um único galão do produto, caso você esteja se perguntando.

O QUE É EXATAMENTE UMA CARNE *MAGRA*?

É a carne que tem menos de 10 gramas de gordura, 4,5 ou menos gramas de gordura saturada e menos de 95 miligramas de colesterol por porção de 100 gramas. As carnes mais magras disponíveis no mercado são a de peru (carne branca ou vermelha sem a pele), peito de frango (sem pele), filé de porco e os cortes de coxão mole e contrafilé para a carne vermelha.

A carne vermelha é boa quando consumida com moderação. Compre apenas cortes magros e preste atenção às suas porções. Leve em conta que o American Institute for Cancer Research (Instituto Americano de Pesquisa em Câncer) sugere que você consuma não mais que 500 gramas de carne vermelha por semana. Isso equivale a seis porções de 80 gramas (um filé mais ou menos do tamanho de um baralho). Eu prefiro comer carne vermelha não mais do que duas ou três vezes por semana e muito raramente a porção que como é maior do que a palma da minha mão.

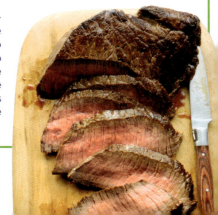

para quase todo tipo de comida, com exceção de certos vegetais), porque tudo que não é utilizado é armazenado na forma de gordura. Mas o seu maior desafio é se assegurar de que tem fontes constantes do tipo adequado de proteína durante o dia.

Função restauradora: Como eu já disse, os macronutrientes não trabalham sozinhos. Você não vai até o açougue do supermercado e pega um pacote de proteína. Você pega um corte de algum tipo de carne – e esse produto contém uma grande concentração de proteína e alguma quantidade de gordura. É um macronutriente combinado com outros macronutrientes. Então o que torna uma proteína "ideal"? Há um modo simples de entender a questão: proteínas que têm pouca gordura ou têm grandes quantidades de gordura saudável devem fazer parte da sua lista. As proteínas que possuem quantidades mais elevadas de gordura saturada costumam ser associadas a efeitos nocivos à saúde, e essas devem ser consumidas apenas ocasionalmente, a título de gratificação. Lembre-se: Luigi e seus companheiros de longevidade comem carne vermelha com moderação e com certeza não o fazem diariamente. Todas as carnes devem ser grelhadas, assadas ou cozidas e não fritas, porque a fritura desses alimentos geralmente envolve algum tipo de gordura saturada ou ingredientes processados.

Os dados mais recentes sugerem que carnes vermelhas (particularmente carnes vermelhas processadas, como salsichas e bacon) estão associadas ao aumento no número de mortes por doença cardíaca, derrame e câncer. A carne de ave não está associada a esses males. Um estudo determinou que a ingestão elevada de carne vermelha estava ligada a um aumento de 22% do risco de câncer de mama; por outro lado, dois outros estudos concluíram que mulheres que consumiam muita proteína vegetal (sementes,

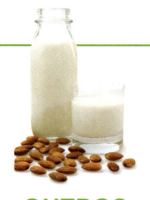

OUTROS TIPOS DE LEITE

Se você tem problemas com laticínios, vale a pena considerar algumas alternativas – leite de amêndoa, leite de arroz, leite de cabra e de ovelha, leite de soja. Eles não possuem a substância química (uma molécula de açúcar) que causa o distúrbio digestivo.

grãos e soja) tinham um risco 30% menor de desenvolver doenças cardíacas e 18% menor de desenvolver diabetes do tipo 2. Todas essas informações mostram bem o quanto é importante avaliar nossa comida de modo abrangente, como um todo. O fato de um alimento conter proteína não faz dele perfeito. Você precisa examinar o que mais ele contém, como, por exemplo, o tipo de gordura que há nele ou o modo como é processado.

O problema com a carne vermelha está em um de seus componentes, chamado L-carnitina, que traz complicações para as suas bactérias intestinais.

Os laticínios, que contêm gordura saturada, são frequentemente considerados um tema delicado. Por muito tempo, as pessoas discutiram sobre a necessidade de existirem versões de queijo, leite e afins com pouca gordura ou sem gordura. Mas um artigo recente publicado no jornal *Circulation* sugere que as pessoas que consomem as versões integral de laticínios fazem uma escolha melhor do que as que consomem versões sem gordura. O raciocínio é que a versão com baixo teor de gordura pode não ser tão satisfatória, levando as pessoas a ingerirem mais alimentos açucarados para compensar. Além disso, quando retiramos a gordura do leite o que sobra é principalmente açúcar, o que afeta os nossos hormônios de maneira negativa. Não se esqueça: você precisa de um pouco de gordura na sua dieta. É por isso que eu recomendo as versões de laticínio com 2% de gordura.

POR QUE O FRANGO DA VOVÓ ERA MELHOR

Se você acha que o frango não tem mais o mesmo gosto que tinha quando você era criança, acertou. No nosso programa, nós tentamos encontrar os motivos que levaram a isso. Os frangos – a nossa fonte número um de proteína – não são mais criados em fazendas e nos pastos, onde viviam ao ar livre, comendo grama, insetos e outros elementos naturais. Em vez disso, a maioria deles é confinada em galpões e alimentada com uma mistura banal de milho, soja e minerais – para que os animais cresçam rápido e com poucos custos. (Competições de engorda e crescimento do frango da década de 1940 inspiraram o aperfeiçoamento desse processo.) No final das contas, o que o frango come afeta o gosto da sua carne. E o que se constatou é que algumas dessas técnicas de processamento têm como consequência o abrandamento do sabor das aves. Hoje em dia, são pequenas as populações de frangos criadas soltas, com espaço para comer, movimentar-se e perambular enquanto crescem. Nós descobrimos que o frango que cresceu na fazenda e que levou catorze semanas para se desenvolver era 50% menor do que o frango cujo crescimento foi acelerado através do processo moderno de criação para se desenvolver em seis semanas. Os frangos criados à maneira antiga na fazenda crescem mais lentamente – e no fim das contas são mais saborosos.

FONTES SURPREENDENTES DE PROTEÍNA

Carne, ovos, grãos, peixe e sementes oleaginosas não são as suas únicas opções. Cheque as tabelas nutricionais e você descobrirá algumas alternativas pouco conhecidas para obter a sua quota de proteína, incluindo estas:

Abacate
1 grama por porção de 100 gramas

Tomates secos
5 gramas por porção de 100 gramas

Pão de trigo integral
4 gramas por fatia

Espaguete de trigo integral
7 gramas por xícara

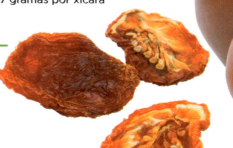

Abundância de Frutas e Vegetais

Frutas vermelhas

Frutas cítricas

Vegetais crucíferos (como brócolis e couve-flor)

Verduras frescas

Melões

E praticamente tudo o que você encontrar na seção de produtos agrícolas! (Veja a lista completa na página 172.)

Você vai notar, durante a leitura desse livro, que a frase "mais frutas e vegetais" aparecerá várias e várias vezes. Peço desculpa se pareço um disco arranhado, mas dar às frutas e aos vegetais o papel principal – em vez de apenas uma ponta – é a mais importante mudança que você pode promover na sua dieta. Faça isso e você dará um grande passo para curar o seu corpo e protegê-lo contra doenças.

Eu poderia passar muitas páginas enaltecendo as qualidades desses superalimentos (e vou fazer isso, como você verá ao longo do livro e na maior parte do Plano de 21 Dias). Em primeiro lugar, quando você come esses alimentos, eles ainda mantêm uma aparência semelhante a original, como se você tivesse acabado de colhê-los – o que segue exatamente a minha regra de ouro. (É por isso que eu também vejo as oleaginosas e as sementes como frutas e vegetais bebês – primas, se você preferir.) E estes são os principais benefícios que elas trazem para a nossa festa:

- **Fibras:** Elemento saudável dos carboidratos, as fibras retardam a digestão, o que é benéfico para a sensação de saciedade, os níveis de colesterol e o controle da glicemia.

- **Vitaminas:** Esses micronutrientes essenciais são encontrados naturalmente no seu corpo e associados à boa saúde. Frutas e vegetais são cheios de vitaminas (que você conhece pelas letras A, B, C, E e assim por diante) e ajudam a repor as vitaminas que você perde naturalmente à medida que envelhece.

- **Minerais:** Minerais também são micronutrientes, mas não são encontrados organicamente no corpo e, por isso, precisam ser obtidos através dos alimentos. Há muitos exemplos de vegetais ricos em minerais e que trazem muitos benefícios: o cromo presente no brócolis ajuda a controlar os níveis de açúcar no sangue. O magnésio encontrado na beterraba ajuda o seu corpo a combater o estresse. O zinco encontrado no espinafre mantém o seu sistema imunológico forte. O potássio dos mamões e das bananas ajuda a manter sob controle os seus espasmos musculares e a sua pressão sanguínea.

- **Antioxidantes:** Presentes em muitas frutas e vegetais, os antioxidantes são soldados poderosos na luta contra as doenças. Como? Eles combatem substâncias químicas conhecidas como radicais livres, alguns dos quais ajudam o colesterol ruim LDL a inflamar nossas artérias, aumentando assim o risco de obstrução súbita. Os antioxidantes reparam alguns desses danos e ajudam a reduzir a inflamação no corpo. A cor de cada vegetal que comemos tem origem nos pigmentos específicos designados para proteger a planta contra o sol. Nós extraímos desses ali-

A VERDADE SOBRE O SUCO

"Claro que o suco é saudável. É feito de fruta.", você diz. Mas não se estiver em uma embalagem misturado com açúcar suficiente para suprir uma festa de aniversário infantil. Não importa se no rótulo está escrito "só fruta" ou "100% natural"; você precisa ler os ingredientes se vai comprar o suco. Tenha em mente o seguinte:

- **Verifique se há açúcar.** Simplesmente recuse o produto se você encontrar algum adoçante (veja a lista completa de adoçantes na página 53) dentre os três primeiros ingredientes no rótulo. E mesmo que o suco não tenha nenhuma adição de açúcares, a maioria dos sucos de frutas costuma ter uma quantidade significativa de açúcar natural. (A título de comparação: um copo de 240 mililitros de suco de uva contém mais açúcar do que 680 gramas de uvas.) Em vez de beber suco, procure comer a fruta – ela é rica em fibras e o ajuda a sentir-se saciado com menos calorias. Se você realmente estiver com vontade de consumir a versão líquida, beba metade de uma porção ou misture água com gás ao suco.

- **Querendo uma bebida feita com vegetais?** Boa ideia. Eles são melhores para você do que as bebidas feitas com frutas, porque geralmente têm uma quantidade menor de açúcar. Uma boa escolha são os vegetais que parecem ter a cor mais escura. Entre esses estão couve, espinafre, beterraba, tomate e cenoura, que contêm mais minerais e vitaminas do que os sucos feitos de vegetais de cor mais clara, como pepino e aipo.

- **É preferível que você prepare a sua própria bebida com frutas.** Coloque água gelada no liquidificador e pique uma fruta dentro da jarra. Se quiser que fique um pouco mais doce, acrescente uma colher de chá do adoçante estévia. Você também pode comprar o suco no supermercado e diluí-lo em partes iguais de água para diminuir a quantidade de açúcar pela metade, mantendo ao mesmo tempo o volume. Em ambos os casos você vai ter o sabor doce que deseja sem ter que chegar perto de nenhum refrigerante.

mentos os antioxidantes protetores quando os consumimos, mas para isso esses vegetais têm de ser preparados corretamente (alguns desses produtos podem perder suas propriedades se fervidos, por isso, muitas vezes, é melhor comê-los crus ou cozidos a vapor).

Propriedades Medicinais: Um grande número de evidências aponta para a premissa básica de que comer frutas e vegetais é o melhor jeito de tornar o seu corpo mais resistente. Uma recente avaliação feita pela Universidade de Harvard, composta por dezesseis estudos envolvendo quase um milhão de pessoas, constatou que aquelas que consomem mais frutas e vegetais (modestas cinco porções diárias) têm menor risco para todas as causas de morte. Pesquisadores apontaram as vitaminas, os antioxidantes e outros componentes como os prováveis motivos para isso.

Essa é uma boa oportunidade para tratar das duas principais perguntas que me fazem a respeito de frutas e vegetais. A primeira: "Mas se frutas contém açúcar e o açúcar é ruim para o nosso corpo, não seriam as frutas ruins?". É verdade que as frutas contêm um açúcar simples conhecido como frutose. Quando o assunto é açúcar, porém, a nossa maior preocupação é com o tipo que é adicionado aos alimentos, não com o açúcar que é naturalmente encontrado em alimentos como as frutas. Por isso, despejar açúcar no seu café não faz bem. Também não faz bem consumir alimentos cheios de açúcar, como sorvete, refrigerante e doces. Mas uma melancia naturalmente doce? Sinal verde, porque essa faz beeem!

Porém, eu costumo aconselhar as pessoas a dar preferência às frutas que contêm menos açúcar natural, como as frutas vermelhas, e não consumir porções muito grandes de frutas adocicadas como bananas, uvas e abacaxis. É um conselho na linha

AS FRUTAS TÊM EFEITO COLATERAL?

De que modo as plantas se protegem de possíveis ataques, como de insetos e mamíferos (inclusive nós!)? Elas produzem substâncias químicas que repelem os intrusos. Uma dessas substâncias, chamada lecitina, protege as frutas e pode ser encontrada na casca e nas sementes. Ela evita que comamos as frutas antes que estejam maduras – e dá às plantas tempo suficiente para que suas sementes jovens caiam para formar uma nova planta. O efeito que tem em nós? Algumas evidências sugerem que a lecitina pode acarretar uma reação inflamatória no estômago e produzir pequenos buracos no revestimento intestinal. Talvez seja por esse motivo que os italianos sabiam instintivamente que remover a semente e a pele dos tomates era a maneira acertada de se fazer molho. Não é que você deva evitar frutas e vegetais; é apenas uma teoria que vale a pena considerar. Para tirar a pele dos tomates com facilidade, mergulhe-os em água fervente por cerca de trinta segundos. Ou então espete os tomates com um garfo longo e gire-os acima da chama do seu gás. Faça o mesmo com os pimentões até que eles escureçam, depois coloque-os sobre uma superfície limpa para esfriar. A pele poderá então ser retirada com facilidade.

"tudo o que é demais faz mal". Mas se você consome três porções por dia de qualquer fruta, está ótimo e é sem dúvida alguma melhor do que outras opções doces e processadas. Além disso, a fibra presente na fruta retarda a absorção do açúcar, o que é bom, pois evita que uma súbita carga de glicose seja despejada na sua corrente sanguínea.

A segunda pergunta que me fazem é semelhante à primeira: "Nós não deveríamos evitar alguns vegetais cheios de amido, como batatas e milho"? É certo

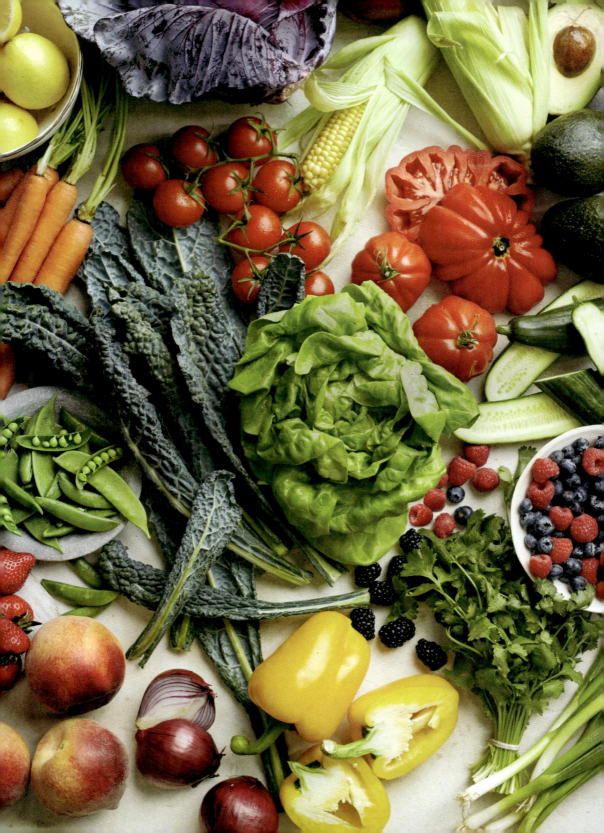

que eles contêm carboidratos, mas continuam sendo boas escolhas, a menos que você os esteja comendo em quantidades monstruosas. Eles contêm minerais e outros elementos que são bons para você e satisfazem a regra de ouro – você os come na forma natural.

Então, ter cuidado com vegetais ricos em amidos é uma atitude sensata (por um motivo que você conhecerá em breve, na minha explicação sobre o índice glicêmico na página 48), mas isso não significa que devemos mantê-los na lista de alimentos que não devemos comer. Só não saia devorando batatas fritas como se não houvesse amanhã, certo? A preparação delas faz com que se tornem alimentos com alto teor de gordura – algumas vezes do tipo saturado. Coma as suas batatinhas assadas ou grelhadas, adicione a elas azeite de oliva e tempere-as para obter um acompanhamento saudável.

Resumidamente: o risco de você exagerar no consumo de frutas e legumes é muito pequeno, embora extremos sempre ocorram (o meu amigo Mike Roizen, da Cleveland Clinic, uma vez me disse que tinha uma paciente que havia ganhado peso porque devorava 75 porções diárias de frutas e vegetais!). Uma maneira simples de resolver isso é preencher metade do seu prato com vegetais regularmente nas suas refeições e consumir as frutas como um lanche ou guloseima.

O QUE VOCÊ ESTÁ COZINHANDO?

Certos componentes são liberados da parede celular fibrosa dos tomates e das cenouras quando eles são aquecidos. Isso torna mais fácil para o seu corpo absorver os elementos benéficos, como o licopeno dos tomates e o betacaroteno das cenouras. Veja estas outras dicas de aquecimento:

- Ferver vegetais pode fazer com que a maioria das vitaminas se perca na água. Em vez de fervê-los, cozinhe-os no vapor.

- Corte os vegetais em pedaços grandes para assá-los, porque quanto menores eles estiverem, mais os seus ingredientes benéficos se perderão no calor e no ar.

DEIXE OS VEGETAIS SEDUZIREM VOCÊ

Se você sempre evitou vegetais, pode ser que só precise de uma pequena ajuda para começar a adorá-los. O vinagre é o molho perfeito para saladas – não apenas por ter menos calorias e ingredientes ruins do que o molho de salada processado, mas também porque ajuda a diminuir o índice glicêmico dos alimentos. Isso significa que o vinagre ajuda você a metabolizar com mais eficiência o açúcar, diminuindo as chances de que ele faça estragos no seu sistema. Então, se você quiser dar sabor aos seus vegetais, um pouco de vinagre é uma boa maneira de fazer isso. Você pode acrescentar azeite de oliva à mistura para suavizar o sabor, ou tentar vinagre de cidra de maçã, que é mais leve.

Coma mais frutas e vegetais. Duas folhas de alface no seu sanduíche ou algumas frutinhas vermelhas no seu cereal matinal não vão melhorar as coisas para você. Em vez disso, coma-os em quantidade. Coma uma salada com muitas verduras frescas e seus vegetais favoritos em suas refeições diárias. Acrescente também frutas ao seu café da manhã e ao lanche da tarde, e você estará no caminho correto.

Valorizar os Carboidratos Energizantes

Pães e massas 100% integrais | Leguminosas (como lentilhas e grão-de-bico) | Frutas e vegetais | Oleaginosas e sementes | Pipoca (sem manteiga) | Batata-doce e inhame | Grãos integrais (como cevada, arroz integral, aveia e quinoa)

Pois é, carboidratos. Existem pessoas que seguem determinadas dietas e demonizam vocês. "Carboidratos fazem você engordar!". Há atletas que mostram muita gratidão a vocês. "Eu preciso de carboidratos!". O mesmo nutriente e pontos de vista opostos. Afinal, em que uma pessoa deve acreditar quando o assunto são massas e panquecas?

Em primeiro lugar, isso não deveria se resumir a uma discussão sem meio-termo, polarizada – ou seja, ou você come carboidratos ou não come. Para formar o seu ponto de vista você deve, antes de mais nada, compreender o que são os carboidratos e o que eles fazem. Eles se apresentam de várias formas – como por exemplo a fibra ou o açúcar –, e a forma determina como eles atuam no corpo. Todas as formas de carboidrato servem como fonte imediata de energia. Quando o seu corpo necessita de calorias para o cérebro, o coração, os músculos e assim por diante, ele toma os carboidratos prontamente acessíveis e os converte em energia, o que é bom. Mas quando você tem uma concentração muito grande desses carboidratos que se transformam rapidamente em glicose, você subitamente fica vulnerável a todos os riscos que eu mencionei anteriormente – problemas relacionados à insulina, açúcar demais na circulação sanguínea, armazenamento de gordura e outros.

Para entender o que são carboidratos, nós precisamos separá-los em dois grupos: os carboidratos complexos são aqueles que o seu corpo leva um bom tempo para decompor e digerir, os carboidratos simples são aqueles que num piscar de olhos o seu corpo converte em glicose na corrente sanguínea.

Como saber quem é quem? Os alimentos ricos em carboidratos que chegam até nós na sua forma natural são compostos por carboidratos complexos – leguminosas, grãos 100% integrais, vegetais. Os alimentos que são processados com açúcar adicionado ou perdem parte dos seus minerais no processamento (ou seja, que não são 100% integrais) são aqueles que você quer evitar. Coisas que você tomaria no café da manhã vêm à cabeça – rabanada, panquecas, bolinhos e coisas assim. Esse grupo,

OS LEGÍTIMOS GRÃOS INTEGRAIS

Grãos integrais contêm mais fibras e nutrientes do que carboidratos refinados. Isso porque eles contêm o grão intacto e completo – endosperma, gérmen e farelo do grão. Arroz integral, cevada, quinoa e outros grãos integrais são escolhas melhores do que os alimentos feitos com farinha branca refinada (pão branco, massa de macarrão comum), por serem de digestão mais lenta e conterem fibras que fazem com que você sinta saciedade por um longo tempo depois de uma refeição. Uma porção de meia xícara em cada refeição é um bom caminho para se perder peso. Quando os grãos são refinados, muitas dessas partes poderosas são removidas. Se no rótulo não estiver escrito "100% integral", cheque os ingredientes para encontrar os refinados culpados que estão relacionados na lista de "grãos não-integrais" que se segue.

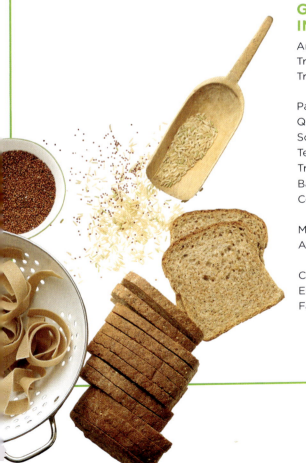

GRÃOS INTEGRAIS

Arroz integral
Trigo-sarraceno
Triguilho ou trigo-duro
Painço
Quinoa
Sorgo
Teff
Triticale
Bagas de trigo
Cevada integral ou cevada-pérola
Milho integral
Aveia integral ou farinha de aveia
Centeio integral
Espelta integral
Farinha integral

GRÃOS NÃO-INTEGRAIS

Amido de milho
Farinha de milho
Farinha de milho degerminada
Amido de milho enriquecido
Pão de centeio
Arroz branco
Farinha de arroz
Farinha de centeio ou centeio
Trigo moído na pedra (se o grão for integral, no rótulo deve contar "trigo integral moído na pedra")
Farinha de trigo não branqueada
Trigo
Farinha de trigo
Germe de trigo (não é um grão integral, mas sua concentração de vitamina E e ácido fólico o torna saudável)

TESTE DE 30 SEGUNDOS DA BOLACHA *CREAM CRACKER*

Eu dificilmente iria sugerir a você que comesse biscoitos processados, pois muitos deles têm baixo valor nutricional. Mas você pode usar um desses para determinar até que ponto tolera carboidratos (algumas pessoas ganham peso simplesmente comendo um pedaço de algo que contenha carboidrato, enquanto outras podem comer uma rosquinha todos os dias sem ganhar peso nenhum.) O dr. Sharon Moalem, um geneticista, desenvolveu o seguinte teste: acumule na sua boca o máximo de saliva que conseguir. Coma uma bolacha *cream cracker* sem sal e marque num cronômetro o tempo assim que começar a mastigar. Cronometre o tempo que leva até que o biscoito comece a ter um gosto diferente do que tinha quando você começou a mastigá-lo. Quando você perceber essa mudança de sabor, engula-o. Caso você alcance o limite de trinta segundos e não perceba nenhuma mudança, pode parar de mastigar e engula o biscoito. Faça isso mais duas vezes e anote o seu tempo médio. Se você parou o cronômetro em quatorze segundos ou antes, isso significa que você pode tolerar mais carboidratos; se parou na marca de trinta segundos, isso significa que você pode tolerar menos carboidratos. A marca intermediária é... bem, é a marca intermediária. O teste é um recurso para identificar como os seus genes decompõem os carboidratos. Esse pode não ser o indicador mais perfeito do mundo, mas ao menos serve para dar a você uma ideia do papel que os carboidratos devem desempenhar na sua dieta.

ALIVIE A CARGA PARA O SEU CORPO

O índice glicêmico (IG) mede a rapidez com que os alimentos aumentam a quantidade de glicose no sangue. Uma pontuação baixa indica que o alimento libera a glicose no sangue num ritmo lento, estável; uma pontuação alta indica que ele despeja muito rapidamente a sua carga de glicose no sangue. Esse recurso permite aos pesquisadores comparar o quanto a sua glicose sobe quando você consome 100 gramas de determinado alimento em comparação com a mesma quantidade de outro. No entanto, isso não é muito útil para as pessoas comuns, uma vez que você talvez até possa comer 100 gramas de pão (uma fatia), mas dificilmente comerá 100 gramas de rúcula (10 xícaras). Por isso, os cientistas desenvolveram um indicador denominado carga glicêmica (CG), que leva em conta o tamanho das porções de comida para chegar a uma estimativa realista do impacto que uma porção normal teria sobre os níveis de glicose. Alimentos com carga glicêmica de 10 ou menos são alimentos com baixa CG (isso é bom); tudo o que estiver acima de 20 é considerado alto. Eis alguns exemplos:

Alimentos com baixa CG: Pão integral, maçã, aveia integral, grão-de-bico, espaguete integral, arroz integral, iogurte grego

Alimentos com alta CG: Uvas passas, aveia instantânea, espaguete comum, arroz branco, iogurte com pouca gordura

O modo como você prepara a sua comida pode mudar a carga glicêmica. Por exemplo, o modo como cozinhamos as batatas faz diferença. Se você esfriar as batatas depois de cozinhá-las, o índice glicêmico se reduzirá. O mesmo vale para o arroz, principalmente quando o cozinhamos com um pouco de óleo de coco (a gordura presente nesse óleo diminui a velocidade da invasão de glicose). A massa al dente (firme, mas não dura) é processada mais lentamente do que o macarrão de consistência macia.

claro, inclui carboidratos ultraprocessados como doces, batata chips e cookies.

Outra maneira de determinar a importância de um carboidrato é conferir o que chamamos de índice glicêmico (IG), um recurso de medição que determina quanto tempo um carboidrato leva para ser digerido. Você deve focar sua atenção em alimentos que tenham um baixo índice glicêmico. Trata-se de um bom indicador, porque lhe permite facilmente ver que alimentos como grão-de-bico possuem um baixo índice glicêmico, enquanto a batata assada tem um índice muito mais elevado. Como já foi discutido antes, isso não significa que batatas não são boas para a sua saúde; acontece que na escala dos carboidratos elas estão entre os que são digeridos mais rapidamente, e a nossa meta são os de digestão mais lenta.

Propriedades medicinais: Embora os carboidratos sejam comumente os mais controversos dos nossos nutrientes, existem fortes evidências que sugerem que os grãos integrais ajudam a diminuir o risco de doenças ligadas a pressão arterial, colesterol alto etc. Por exemplo, em 2013 foi realizada na Austrália uma revisão de estudos tendo em vista o efeito dos grãos integrais no corpo e se constatou que uma maior ingestão desses grãos estava associada a uma menor incidência de doença cardíaca, câncer de cólon e inflamação. Esse efeito pode ser relacionado às fibras, minerais ou outras propriedades de carboidratos complexos.

O outro motivo que torna o papel dos carboidratos tão essencial na nossa saúde remete à letra V na nossa equação CHAVE: Valorize os Carboidratos Energizantes. Os tipos de carboidrato que você escolher determinarão como você se sentirá ao longo do dia. Açúcares e carboidratos simples farão com que você oscile entre momentos de disposição extrema e momentos de desânimo total. A ingestão de carboidratos complexos, no entanto, irá desacelerar a digestão do seu corpo e o processo de distribuição de energia para que o seu organismo trabalhe como uma máquina potente e estável o dia inteiro.

A PIOR COISA DESDE O PÃO (BRANCO) FATIADO...

O pão branco se tornou um grande inimigo da boa saúde. As fatias de carboidratos refinados são sem dúvida veículos convenientes para nossos sanduíches e, por isso, nós as comemos aos montes, embora tenham pouco valor nutricional. O trigo produzido nos dias atuais não tem muito sabor nem valor nutricional, e algumas vezes até mesmo os produtos de trigo integral são absorvidos tão rapidamente que desencadeiam picos de insulina no sangue. Eu compro pão de grãos germinados ou pão Ezequiel para obter uma concentração de nutrientes maior. São saborosos, alimentam e possuem os carboidratos complexos que proporcionam uma energia prolongada. Outros pães que vale a pena experimentar são feitos com diferentes tipos de farinha, como a tapioca, que é derivada da mandioca, e a farinha de coco. Na verdade, a prática de fatiar o pão tem uma história bem interessante. O inventor americano Otto Frederick Rohwedder teve a ideia de construir uma máquina de cortar pão no início do ano de 1900. Mas a máquina nem sempre foi considerada tão boa assim, porque o pão fatiado também se estragava bem rápido. Foi aí que a embalagem plástica entrou em cena.

OS ALICERCES DA ALIMENTAÇÃO • 49

Açúcar, em ocasiões especiais

Permita-se esse prazer em pequenas doses, mas também aprenda as soluções secretas para satisfazer de maneira saudável o desejo por doces.

Uma das perguntas que mais me fazem (pelo menos na época de Halloween) é: "Dr. Oz, o que você faz no Halloween?". E a minha resposta é: "Eu faço o que todo mundo faz. Dou e recebo – acredite se quiser! – doces". Você não precisa comer de maneira saudável a cada minuto do dia, e existe um grande significado emocional no ato de se deliciar com os seus alimentos favoritos, mesmo que eles não constem das primeiras quatro letras do meu acrônimo CHAVE.

Alimentos com adição de açúcar (dos bolinhos aos Frappuccinos) encabeçam a lista dos itens que não fazem bem. No entanto, o açúcar se faz presente constantemente por estar em condimentos, sobremesas, bebidas alcoólicas e muitos alimentos processados. E a realidade é que o nosso consumo excessivo de açúcar pode muito bem ser o nosso maior problema nutricional nos dias atuais. Nós comemos demais, e isso desencadeia numerosos processos biológicos que causam inflamação, distúrbios cardíacos, acúmulo de gordura e outros problemas. O norte-americano médio consome mais de 70 quilos de açúcar por ano, o que é demais.

É fato que precisamos de açúcar para obter energia, porém poucos, pouquíssimos de nós são ativos o suficiente para queimar de imediato todas as calorias no açúcar que a maioria de nós consome. E se as calorias do açúcar não são usadas rapidamente, elas ficam armazenadas como gordura, corrompem a sua produção de insulina e fazem os seus níveis de energia subirem e descerem como uma montanha-russa ao longo do dia.

O açúcar é como uma droga poderosa e, portanto, deveria ser usado com cautela. Consuma-o de tempos em tempos, esporadicamente, e apenas quando você realmente quiser desfrutar da comida e/ou da ocasião maravilhosa em que ela se apresenta. Não estou dando carta branca para o consumo; estou apenas permitindo que você se delicie com açúcar de vez em quando, em ocasiões nas quais você se sentir feliz, motivado, e em interação com as pessoas ao seu redor. Em outras palavras, em ocasiões especiais. O problema surge quando você abusa da "droga" – quando você a consome em excesso, quando passa a depender dela, quando você tem um fluxo constante de açúcar no seu organismo. Isso é o que causa desordem no seu corpo.

O vício em açúcar é algo real: mapeamentos cerebrais mostram que alimentos muito açucarados estimulam o centro de recompensas do cérebro da mesma maneira que a cocaína e a heroína fazem. Continue comendo esses alimentos e você estará treinando o seu cérebro para desejar cada vez mais. Constatou-se em um estudo que ratos prefeririam o prazer proporcionado por bebidas doces àquele proporcionado pela cocaína. Com o passar do tempo, nós perdemos a sensibilidade e são necessárias doses cada vez maiores de açúcar para atingir o mesmo nível de satisfação.

O seu corpo paga um preço alto por isso. Uma revisão de estudos de 2015 da Universidade da Califórnia concluiu que açúcar em excesso está associado ao aumento do risco de desenvolver doença cardíaca e diabetes. O consumo excessivo de açúcar está ligado a aumento da pressão arterial e de triglicerídeos (um tipo de gordura presente no sangue que está associada a doenças cardíacas). Consumir 25% a mais do que a quantidade recomendada de açúcar triplica o risco de morte por doença cardíaca. Isso porque açúcar demais na corrente sanguínea deixa um rastro de danos, passando como um trator pelo revestimento das artérias, o que coloca você em risco de sofrer ataque do coração ou derrame.

Propriedades medicinais: O açúcar tem pouco impacto nutricional e, por isso, eu lhe peço que abra mão dos doces durante o meu Plano de 21 Dias, para que você possa reajustar um pouco o seu

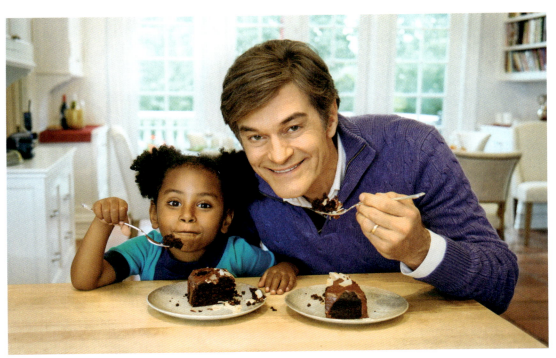

Atacando o bolo de chocolate com a minha sobrinha Charlotte no feriado. É a isso que me refiro no meu livro quando falo de açúcar em ocasiões especiais.

OS ALICERCES DA ALIMENTAÇÃO • 51

corpo. Sua arma anti-açúcar: uma combinação de proteína e gordura.

A gordura manterá você saciado e a proteína regulará os seus níveis de açúcar no sangue para que você tenha menos vontade de comer alimentos doces. Depois de 21 dias livre da "droga", você não vai mais sentir o mesmo desejo de ingerir açúcar que sente agora. Você irá redefinir o seu gosto

DIGA NÃO AO REFRIGERANTE (INCLUSIVE O DIETÉTICO)

Um único refrigerante por dia aumenta em 27% as chances de sobrepeso nos adultos e em 55% nas crianças. E escolher o refrigerante com adoçante não vai resolver o problema. Adoçantes artificiais podem confundir o seu corpo com uma falsa sensação de satisfação, e você pode acabar querendo mais alimentos doces para obter a energia de que seu corpo está sentindo falta. Mais doces que o açúcar, esses adoçantes entorpecem o seu paladar e inibem a experiência de saborear alimentos naturalmente doces, como as frutas. Por isso é bastante provável que você esteja satisfazendo os seus anseios por doce com alimentos altamente calóricos e processados. E aqui está mais uma razão para fugir dos refrigerantes dietéticos: um estudo recente mostrou que o consumo dessas bebidas está associado a um aumento do risco de derrame cerebral e também de demência. Aquele copo de água com limão até que cairia bem agora, não é?

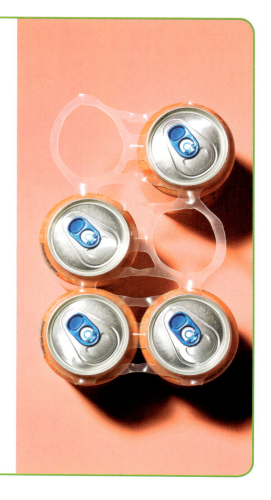

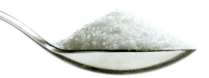

As mulheres devem consumir no máximo 6 colheres de chá de açúcar por dia, segundo a recomendação da American Heart Association e da Organização Mundial da Saúde. Os homens podem chegar a até 9 colheres de chá. Mas a maioria das pessoas consome mais do que o dobro disso – em média, as mulheres ingerem 15 colheres de chá por dia e os homens, 20. Caramba!

por doces para poder saborear com prazer as frutas, que são alimentos magníficos, e dificilmente sentirá necessidade de recorrer ao açúcar vindo de outras fontes. Morangos lindamente maduros com mel por cima? Delícia!

Quando você voltar às velhas guloseimas, é importante que tome o cuidado de consumi-las em quantidades moderadas. Além disso, considere as seguintes sugestões para satisfazer seu desejo por doce com o mínimo de dano causado pelo açúcar:

- Chocolate amargo com, no mínimo, 60% a 75% de cacau. (É doce, mas amargo o suficiente para que você não sinta vontade de comer uma barra inteira. Se você se sentir tentado a comer mais, comece comprando a versão com 80% de cacau ou então tente a fonte pura, as amêndoas de cacau.)

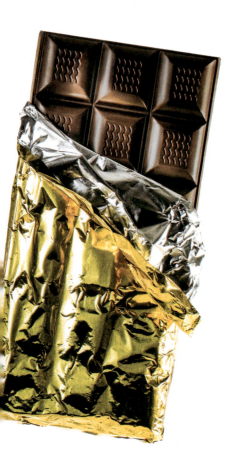

PSEUDÔNIMOS DO AÇÚCAR

O açúcar é como um criminoso muito procurado: atende por vários nomes. Mas o fato é que o seu corpo processa todos os tipos de açúcares da mesma maneira. Por isso, se você estiver reduzindo a quantidade de açúcar adicionado a sua dieta, você precisa procurar nos rótulos os seguintes nomes:

Agave

Xarope de arroz integral

Açúcar cristal

Dextrose

Suco de cana evaporado

Frutose

Suco concentrado de fruta (como o de uva ou de uva branca)

Xarope de milho rico em frutose

Mel

Lactose

Maltose

Extrato de malte

Melaço

Demerara

Sacarose

Xarope (qualquer tipo)

- Uma tigela de iogurte grego caseiro com frutas vermelhas, um pouco de mel e raspas de chocolate amargo.

- Um milk-shake feito com leite de amêndoas não adoçado, uma colher de manteiga de amêndoas, iogurte grego caseiro e proteína em pó sabor chocolate (o seu milk-shake saudável!).

- Um mix de oleaginosas com algumas raspas de chocolate meio amargo (as oleaginosas também podem ser torradas e temperadas).

- Grãos-de-bico torrados com canela: Lave, deixe secar e cubra os grãos-de-bico com azeite de oliva e canela. Asse a 200° por 25 minutos.

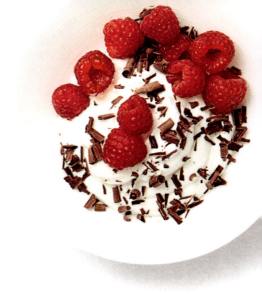

EM DEFESA DO MEL

O mel é um dos raros alimentos que não se estragam (um pouco de mel foi encontrado por arqueólogos nas tumbas dos faraós egípcios e constatou-se que ainda era comestível). Para produzir cerca de 500 gramas desse néctar dourado, as abelhas precisam visitar dois milhões de flores. Em algumas partes do mundo ele ainda é usado para o tratamento de feridas, porque mata a bactéria invasora sem causar danos às nossas células. A nossa família tem três colmeias que produzem mais de trinta quilos de mel por ano, e eu tenho problemas para distribuir isso tudo! Em vez de adicionar açúcar, despejar um pouco de mel pode proporcionar doçura e de quebra alguns benefícios, tais como:

Controlar a glicemia: Pacientes diabéticos que trocam o açúcar pelo mel têm níveis mais estáveis de açúcar no sangue. Adicione o mel ao chá ou à aveia.

Alívio da tosse: Adicionar um pouco de mel em uma xícara de chá mostrou ser um recurso eficaz no combate à tosse. O mel tem um efeito relaxante sobre a garganta, e a metilxantina, um estimulante na cafeína, tem o poder de expandir as vias aéreas, ajudando a diminuir a tosse seca.

Alívio de queimaduras: Devido à alta concentração de um componente chamado metilglioxal, o mel mostrou-se eficiente na proteção contra bactérias. Você pode usá-lo em queimaduras ou em pequenos ferimentos. Se for comprar o mel de Manuka, procure nos rótulos a indicação Unique Manuka Factor (Fator Único de Manuka) acima de 10; isso significa que ele é comestível e também pode ser usado para fins medicinais.

O SEU ESTOQUE SECRETO DE AÇÚCAR

Quando bater aquela vontade de algo doce, pode contar com ele: o chocolate amargo contendo mais de 60% de cacau. Ele é rico em um grupo de antioxidantes associados à diminuição do risco de coágulos sanguíneos, à diminuição da pressão arterial, à melhora do humor e ao fortalecimento da memória, entre outros benefícios. Também contém magnésio e pode ter algumas propriedades anticancerígenas. A versão com 60% ou mais de cacau é feita com manteiga de cacau e não com óleo de palma ou com óleo de coco, e por isso o seu efeito sobre o colesterol é neutro, diferente do que acontece quando são usados os dois outros óleos mencionados. Pegue um ou dois quadrados de chocolate amargo (mais ou menos 30 gramas). Você terá a sua dose de doce sem precisar se empanturrar de açúcar para se sentir satisfeito.

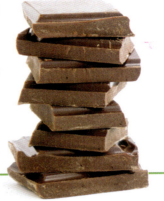

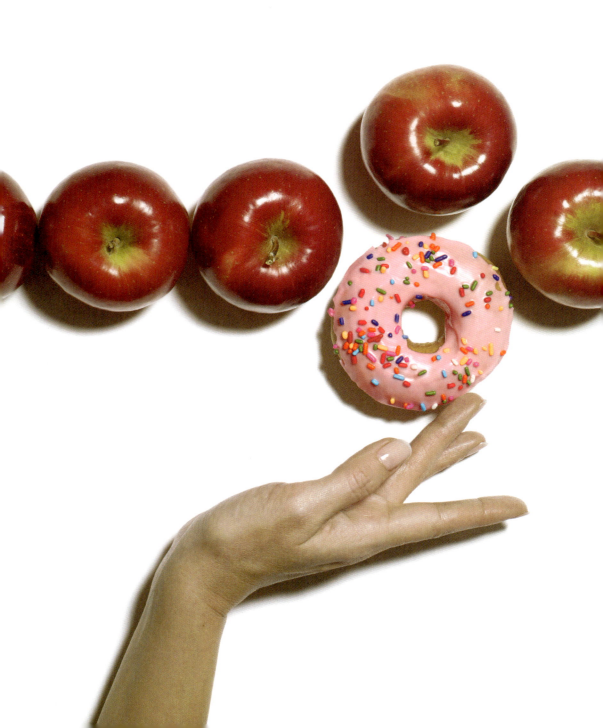

3.

O poder da estratégia

Essas táticas ajudarão você a colocar seu conhecimento em prática para resistir aos desejos e às tentações.

Depois de conversar com milhares de pessoas – inclusive amigos próximos e parentes – que vivem em conflito com suas escolhas alimentares, eu compreendo o cabo de guerra que acontece quase sempre que as pessoas comem.

De um lado da corda está o seu nutricionista interior, que busca fazer você se lembrar de todos os bons alimentos que mencionei no capítulo anterior e que puxa você na direção daqueles vegetais e daquele delicioso peito de frango coberto com molho. Do outro lado, há uma coxinha das grandes, ao lado de um copo gigante de refrigerante que, no lugar do canudo, tem uma mãozinha engordurada puxando você para as tentações do mundo do fast-food.

É nesses momentos do cotidiano que se pode vencer ou perder a batalha pela saúde e pelo peso ideal, e é preciso tomar uma decisão. A informação para guiar as suas escolhas nutricionais na direção certa, às vezes, é pouca, e a motivação também. Às vezes a fatia de bolo vence, não importa o quão antenado, motivado, inspirado ou até mesmo desesperado você esteja. Algumas vezes, quando uma pessoa está faminta, triste ou ansiosa demais, acaba "caindo de boca" no macarrão à bolonhesa a fim de buscar consolo. Às vezes as pessoas precisam de encorajamento para colocar em prática as suas boas intenções. E é aí que entra a estratégia.

Para que as soluções alimentares funcionem, elas precisam ser automáticas, como se colocá-las em prática fosse uma tarefa fácil e quase imperceptível para você. Sua a meta é chegar a uma realidade em que você já não fique mais dividido, lutando para tomar uma decisão – uma realidade em que você esteja comendo corretamente apenas porque se trata de algo que você faz naturalmente.

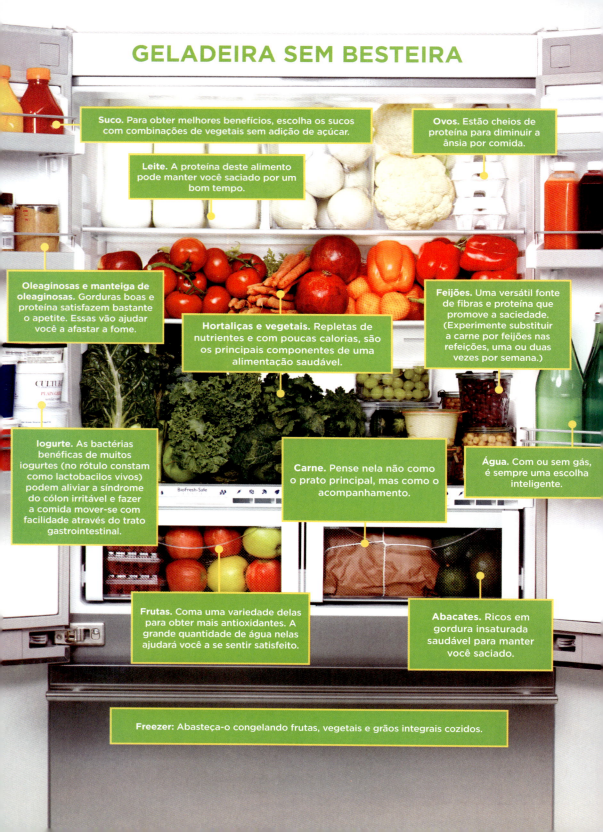

Neste capítulo você vai entender como otimizar seus hábitos relacionado à comida. Vai reforçar escolhas positivas, eliminar padrões prejudiciais e aprender novos truques para nunca mais hesitar antes de colocar em prática as suas boas escolhas.

Estratégia 1: Dedique-se a reformular o ambiente à sua volta

Se você quiser que a comida lhe traga bons resultados, procure facilitar as coisas para que tudo corra bem. Espalhe opções saudáveis pelos ambientes nos quais você vive. A sua geladeira, o seu freezer, a sua despensa e as bancadas da sua cozinha devem ter um bom estoque de alimentos que possam sustentar você ao longo de um dia inteiro de emoções e pontadas de fome.

Pense no seguinte: quantas vezes você já optou por alimentos que sabia que não eram bons para o organismo simplesmente porque eles estavam mais à mão? Isso acontece quando você está passando perto de um armário aberto e vê aquela embalagem toda colorida, convidando você a mastigar algumas bolachas. (Existe uma razão para que os fabricantes façam caixas e embalagens tão ricamente coloridas – elas dizem, em alto e bom som, "me coma!) Ou quando aquela bela garota oferece bolinhos para degustação no supermercado e os passantes não resistem à tentação. Ou, ainda, quando a hora do almoço chega e, pego de surpresa e sem saber aonde comer, você escolhe aquele restaurante chinês, sempre por perto e com porções generosas a um preço camarada. Mas, 3 mil calorias depois, e sabe-se lá quanta gordura de coisas fritas num mar de óleo, comer nesse restaurante está muito longe de ser um bom negócio. Isso acontece o tempo todo. (A propósito, você pode fazer boas escolhas num restaurante chinês, e eu vou lhe mostrar como na página 258.)

Eu aprendo muito com pesquisadores da área de alimentação, que fazem um trabalho fascinante na área da alimentação inconsciente – investigando o modo como as dicas subconscientes nos influenciam a comer mais e a fazer escolhas infelizes. Por exemplo: pesquisadores da Universidade de Cornell, liderados por Brian Wansink, fizeram algumas experiências arrojadas em que eles mostram o grande impacto que as sugestões visuais exercem sobre o nosso modo de comer, usando coisas como pratos de sopa sem fundo (a sopa é bombeada pelo fundo do prato, para que a pessoa que está comendo não perceba que mais sopa está sendo adicionada). Os pesquisadores levaram em conta fatores como níveis de ruído e de iluminação para tentar entender como eles podem influenciar nas nossas decisões alimentares. O que se descobriu é que muitos fatores não ligados à fome nos estimulam a comer mais e mais e ainda mais.

As duas saídas para anular essas forças são o planejamento e o esforço criativo. Você já fez planos para lidar com ocasiões delicada, isto é, ocasiões em que você está mais suscetível a comer em excesso ou a inundar a sua corrente sanguínea com ingredientes inimigos? E você já criou soluções simples que permitam que você coma, faça lanches, belisque e consuma guloseimas de uma maneira saudável?

Para entender o que eu quero dizer, imagine a seguinte cena: são dez horas da noite, você teve um dia duro, a louça está lavada e você finalmente tem a chance de relaxar e assistir a um episódio do seu programa favorito na televisão. Um momento de tranquilidade. Nada de estresse. Um momento todo seu. Momento ideal, você pensa, para pegar uma tigela cheia de sorvete de baunilha coberto com lascas de chocolate e deixar a sua língua passear pelo doce durante alguns minutos. Três minutos depois, essa tigela está no seu colo, o contro-

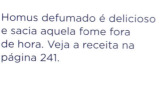

Leve com você um saquinho de amêndoas para o trabalho ou para qualquer lugar que for. As amêndoas vão ganhar cara nova se você acrescentar a elas grãos-de-bico e curry em pó. Veja a receita na página 273.

le remoto na sua mão, e dentro de bem pouco tempo, você receberá a visita de um pico de insulina.

Mas o que aconteceria se você não tivesse em casa nada que se pareça com sorvete? Você certamente não iria pegar o carro, dirigir até a loja de conveniência, comprar um suprimento de doces e voltar para casa. Não vale a pena. Então, em vez disso, você recorre ao que está bem ali, na sua geladeira – e enche uma tigela com iogurte grego caseiro, adiciona uma colher generosa de frutas vermelhas e espalha raspas de chocolate amargo por cima.

Eu me arrisco a adivinhar o que vai acontecer: você vai se divertir vendo o programa e vai se satisfazer com o lanche, e os resultados para a sua saúde serão bem melhores. Prepare-se e prepare a sua cozinha para as ocasiões em que você costuma ter vontade de atacar um sorvete (ou qualquer outra guloseima calórica) e você vai mudar o que está ocorrendo no seu corpo simplesmente deixando os superalimentos fazerem o seu bom trabalho.

Depois que você começar, vai querer sempre melhorar o ambiente a sua volta. Recentemente nós retiramos os vegetais e ingredientes para salada do compartimento de vegetais da geladeira da minha casa. Era difícil vê-los ali e, com frequência, eles acabavam estragando antes que pudéssemos usá-los. Nós costumamos levar a sério o hábito de comer frutas e vegetais, mas essa mudança fez uma grande diferença. Agora não é mais necessário fazer uma busca para encontrar esses produtos frescos e saudáveis, porque eles surgem diante de nós sempre que abrimos a geladeira.

Lisa faz uma maravilhosa sopa de vegetais (veja receita na página 302), que nós mantemos sempre à mão. É um prato excelente para as noites em que eu não sinto muita vontade de jantar, mas quero comer alguma coisa. Um prato dessa sopa é a saída perfeita. Ela é nutritiva e me deixa satisfeito, e assim eu não como outras coisas que não deveria. Se a sopa não estivesse ali, provavelmente eu acabaria comendo mais do que pretendia. Nós mantemos várias opções saudáveis prontas para o consumo, incluindo refeições congeladas – peixe, por exemplo – para que tenhamos acesso a uma refeição prazerosa em uma hora, no máximo. Eu prefiro determinar o destino da minha própria saúde do que deixar isso a cargo do entregador de pizza.

Um dia desses eu estava de plantão no hospital, ao meio-dia. Havia trabalhado a manhã inteira e estava realmente faminto – e muito incomodado por causa disso –, mas precisava seguir com o trabalho.

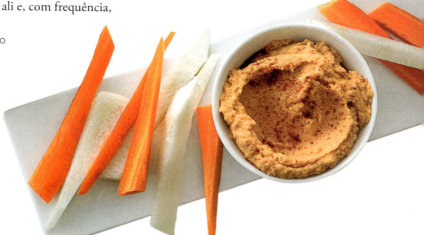

Homus defumado é delicioso e sacia aquela fome fora de hora. Veja a receita na página 241.

5 MODOS DE TORNAR O SEU AMBIENTE FUNCIONAL

- Reserve uma hora para limpar a sua despensa. Livre-se das comidas processadas. Faça uma lista de compras e inclua nela os alimentos-chave para a saúde. A lista de compras para o Plano de 21 Dias está na página 181.

- Programe os seus almoços para a semana e embale-os para levá-los ao trabalho ou ao lugar que quiser.

- Use o dia de domingo para planejar, preparar e fazer comida. Cozinhe uma boa quantidade de alguma coisa saudável que você possa usar para vários almoços e jantares. Aproveite para cortar vegetais em pedaços e deixá-los prontos para serem usados como aperitivo e acompanhamento.

- Se você guarda besteiras na sua casa para outras pessoas comerem, coloque-as na prateleira mais alta do armário (e atrás de outros itens). Quanto mais escondido e fora de alcance esse tipo de comida estiver, menos chance haverá de que você a devore num momento de impulso.

- Mantenha um saquinho de oleaginosas no seu carro, na bolsa ou na pasta. Isso vai ser de grande ajuda quando a fome apanhar você de surpresa.

Eu sou conhecido por sempre carregar oleaginosas comigo, e esse dia não foi exceção. Então eu as comi, embora, para ser sincero, não estivesse muito a fim. Elas me deram sustentação para que eu esperasse até o horário do almoço. Se eu visse um biscoito perto de mim, certamente o comeria. E se houvesse um prato com cupcakes ao meu alcance, sem sombra de dúvida eu o atacaria.

Isso tudo nos leva a concluir que somos produto do ambiente que nos cerca e fazemos escolhas baseadas não no que sabemos, mas no que está diante de nós. Isso acontece todos os dias: nós beliscamos enquanto fazemos comida, mastigamos um saco enorme de alguma coisa crocante sentados diante da televisão, paramos diante de uma máquina de venda de alguma guloseima porque bate uma fome às quatro da tarde,

liquidamos até a última batatinha do saco porque, bem, não vale a pena guardar o pouco que restou. Esses hábitos automáticos – quando não são saudáveis – derrotam a maioria de nós. Para vencê-los, nós precisamos criar novos ambientes, experiências e comportamentos automáticos que explorem tudo o que os alimentos saudáveis podem nos proporcionar.

Para sossegar um estômago agitado, nós comemos o que vemos. Comemos o que está perto de nós. O impulso para satisfazer a fome é mais forte do que a vontade de esperar trinta minutos até preparar cenouras e homus. Você tem de estar preparado para lidar com a sua fome e com as suas tentações. Por isso é tão importante ter tira-gostos para levar pela manhã, para que você tenha à mão coisas saudáveis para comer, em vez daquelas coisas que,

O TIRA-GOSTO PERFEITO

As oleaginosas são ricas em gordura saudável e proteína que sacia a fome, e algumas pesquisas sugerem que elas ajudam a diminuir os níveis de inflamação, o que pode ajudar a proteger contra várias doenças e problemas de saúde. É como um time cheio de craques:

Amêndoas podem contribuir para o controle do peso, a saúde do coração e a sensibilidade à insulina, e podem até aumentar a quantidade de bactérias boas no seu sistema digestivo.

Castanhas-do-pará contêm selênio, um mineral que pode estimular a tireóide e as funções de imunidade.

Castanhas-de-caju possuem zinco, que fortalece o sistema imune, e também possuem cobre, que aumenta a sua capacidade de produzir glóbulos vermelhos no sangue – crucial para transportar oxigênio através do seu corpo.

Avelãs têm ácido fólico, que pode ajudar na formação de ossos fortes e na diminuição do colesterol ruim, ao mesmo tempo que aumenta o bom colesterol.

Macadâmias apesar de serem ricas em calorias, possuem mais gordura monoinsaturada do tipo benéfico do que qualquer outro fruto seco; até mesmo mais do que o abacate.

Amendoins (que são legumes, falando mais exatamente), possuem ainda mais proteínas do que outras oleaginosas e são uma grande fonte de fitosterol, que ajuda a controlar o colesterol.

Nozes-pecãs têm um tipo especial de vitamina E que mantém seu cérebro saudável e que pode ajudar a diminuir os níveis de colesterol ruim.

Pistaches são repletos de potássio, que combate a fadiga, e também têm muita fibra.

Nozes são uma boa fonte vegetal de gorduras ômega-3 saudáveis (conhecidas como ALAs).

---

ao longo do dia, vão bagunçar os seus níveis de energia e de açúcar no sangue.

Eu volto a insistir: controle os alimentos que estão no seu ambiente. Assim ficará mais fácil fazer a coisa certa.

Estratégia 2: Mais "sim", menos "não"

Recentemente eu participei de um jogo de vôlei com amigos. Um cara do time adversário parecia ser o líder do seu time, pelo modo como se comportava. Ele gritava e batia palmas, tentando motivar o time. Quando estavam atrás no placar, ele implorava para que o time se empenhasse mais. Sua estratégia motivacional preferida era dizer: "Pare de fazer isso!".

Você já deve estar imaginando o que aconteceu: seus colegas de equipe não conseguiam fazer nada certo. Quando ele lhes disse o que não fazer, isso era tudo o que eles faziam, e, preocupados com isso, foram se esquecendo cada vez mais de jogar.

É exatamente dessa maneira que funciona a nossa cultura de dietas. O tempo todo nós ouvimos: "Pare de comer isso! Pare de comer torta! Pare de beliscar! Corte os carboidratos. Pare de sonhar com aquele italiano gostoso, o fettuccine Alfredo".

Nós vivemos em um ambiente de ditadura alimentar em que a regra é proibir. Não faça isso, não faça aquilo.

Porém, quanto mais dizem a uma pessoa o que ela não deve fazer, mais tentada ela fica a se rebelar.

Não porque nós sejamos naturalmente rebeldes (embora certamente haja uma dose de rebeldia). Existem razões para que isso aconteça. Uma delas é que o seu cérebro nem sempre ouve o "não". Por exemplo, quando o cérebro de uma criança é submetido às palavras "não corra", ele processa a palavra "corra". "Ande" é um comando melhor. Mudando a maneira de comunicar, você está pedindo ao seu cérebro para fazer algo, em vez de pedir que ele não faça algo. Isso também funciona porque o seu cérebro precisa ter alguma ação para realizar; ele quer se manter ocupado. Por esse motivo, a atitude mais inteligente é encontrar uma alternativa para um hábito que você quer mudar, um comportamento que aos poucos o substitua.

O seu cérebro aprende um novo comportamento através da prática. Ele estabelece conexões neurológicas para saber o que fazer com facilidade. Pode levar algum tempo no início, mas no final o seu cérebro faz os ajustes necessários e você entra em concordância com ele. Quando você substitui hábitos ruins por hábitos saudáveis, você está traçando novos caminhos e apagando os antigos.

Mas como isso funciona na prática?

Vamos supor que o seu vício seja comer um saco de batatas chips todas as tardes, por volta das cinco horas. Você quer muito aquela fatia crocante, quer muito o sal, anseia por aquele ritual de comer e relaxar.

No entanto, depois de ler tudo isso, você decidiu desistir dos chips, ou ao menos sabe que de-

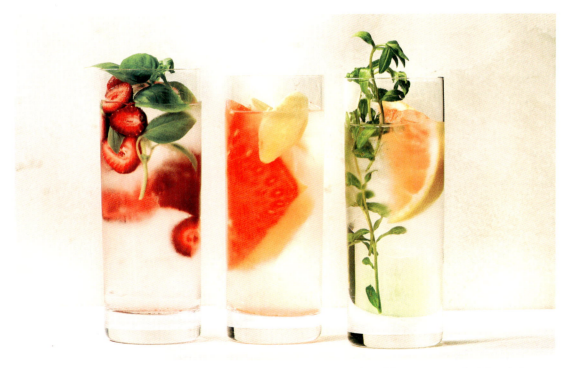

Adicione frutas na água com gás e beba essa mistura em vez de refrigerante; você deixará de consumir 10 colheres de açúcar. Ou experimente as seguintes combinações de sabores: morango e manjericão, melancia e gengibre, toranja e estragão.

OS ALICERCES DA ALIMENTAÇÃO

veria desistir. Mas você se senta na sua mesa, sem nada para fazer, e pensa em mastigar alguma coisa; e então percebe que ainda sente o irresistível chamado do saco com as crocantes batatas. O modo de neutralizar essa atração, que é bem real, é encontrar um substituto adequado. Quando estiver pronto para realizar a mudança, encha uma tigela com alguma outra coisa que seja crocante (talvez um saco de pipoca estourada no ar quente com um pouco de sal ou de páprica salpicada por cima). Fazendo isso, o problema estará resolvido e você poderá mastigar sossegado. O seu estômago e a sua mente estarão ambos satisfeitos – e o seu corpo sairá ganhando com a situação. (Importante: você não precisa fazer uma mudança súbita e total, à força. Comece com uma tigela de palitos de cenoura e meia tigela de batatas chips, e então diminua aos poucos a quantidade de batatas, ao longo de algumas semanas.)

Aplique o mesmo princípio a todas as outras comidas ruins que você come. O refrigerante, por exemplo, é uma das principais. Talvez um bom substituto seja a água gaseificada com frutas, que lhe proporcionará um pouco de doçura e de efervescência.

Lembre-se de que você não está abrindo mão para sempre das coisas de que mais gosta. Como eu disse anteriormente, o açúcar pode ser consumido em ocasiões especiais. O que você está fazendo é reeducar o seu cérebro para que os comportamentos mais saudáveis se tornem a regra e os não-saudáveis sejam uma exceção bem casual. A vantagem de se afastar um pouco das besteiras? Mais tarde você não vai desejar tanto ter esse tipo de comida por perto e a vida não vai exigir tanta força de vontade.

Estratégia 3: Adapte as suas "regras"

Quando estamos na escola, no trabalho ou no clube, todos nós temos de viver de acordo com as regras de alguém. Quando se trata de comida, porém, eu não acho que devamos seguir as regras de ninguém. Em vez disso, eu quero que você conte com o seu próprio "sistema de monitoramento interno", porque você conhece melhor do que ninguém as particularidades do seu organismo e pode criar maneiras únicas de lidar com elas. Essas soluções se tornam a sua constituição nutricional e serão o seu guia quando chegar a hora de tomar decisões.

Eis alguns exemplos que funcionam para mim. Tome emprestado tudo o que lhe parecer útil ou se inspire nessas minhas soluções para elaborar as suas próprias:

- Tenho um fraco por doces. Me dê um pouco de sorvete de chocolate e eu vou reagir como uma criança que nunca viu um sorvete. Sei que não deveria ser assim, mas não tenho exatamente uma vontade de ferro. Por isso eu criei dois princípios básicos pelos quais eu me oriento quando chega a hora da sobremesa. Para começar, eu não como essas coisas em casa. Nós não costumamos ter sobremesa guardada em casa, e por isso eu não como. Em segundo lugar, quando saio para comer fora com a minha família, nós pedimos uma sobremesa para compartilhar e cada um de nós fica com

A MANEIRA MAIS FÁCIL DE EMAGRECER?

As pessoas que guardam frutas e vegetais à vista sobre a bancada têm um índice de massa corporal menor em comparação com aquelas que não mantêm nenhuma fruta nem verdura à vista.

um pedaço ou dois. É o suficiente para matar a vontade de comer doce de vez em quando, mas não o suficiente para estufar a barriga até ter que abrir o cinto.

- Meu apelido deveria ser Rei das Quentinhas: quando como fora, eu levo embora comigo tudo o que sobra, por menor que seja a porção. Isso porque a minha tendência a comer demais vem do sentimento de culpa por desperdiçar comida. (Eu fui criado no clássico ambiente familiar em que os adultos dizem a você para limpar o prato porque existem crianças passando fome ao redor do mundo.) Então, levar a comida para casa foi a maneira que eu encontrei para não me sentir pressionado a limpar o prato até a última migalha.

- Se experimento alguma coisa de que realmente gosto (sorvete ou chocolate, por exemplo) e percebo o risco de exagerar na guloseima, eu rapidamente procuro alguma coisa que possa alterar o meu paladar: pego uma pastilha de menta ou escovo os dentes, se for possível. Em uma festa eu comeria uma azeitona, que tem um gosto forte o suficiente para inibir a vontade que eu possa estar sentindo de atacar alguma guloseima nada saudável sobre a mesa do bufê. Isso bloqueia imediatamente e de modo eficaz o meu reflexo de continuar comendo.

Percebe que eu não estou ditando regras? Eu poderia muito bem dizer "nada de sobremesa em casa", "não raspe o prato", "não coma mais de dois pedaços de besteiras não saudáveis", mas eu não acho que essa maneira de lidar com comida seja eficiente.

Olhe para si mesmo e tente entender o que lhe causa dificuldade para comer bem. Talvez você

VOCÊ FAZ AS REGRAS: UM TRUQUE FÁCIL PARA GANHAR CONTROLE

Pesquisadores estudaram o poder de uma simples troca de palavra quando se trata de mudar o comportamento. Quando você está abrindo mão de alguma coisa, diga "não" em vez de "não posso". Por exemplo: substitua a frase "Eu não posso comer torta" por "Eu não como torta". Isso é diferente de ter alguém dizendo a você para não fazer isso ou aquilo; isso é você tomando decisões sobre o que vai ou não fazer. Os pesquisadores descobriram que essa simples mudança inverte a narrativa do controle. É você quem está no comando, não um plano de dieta qualquer – e isso traz resultados mais completos e satisfatórios.

belisque quando cozinha ou limpe os pratos dos seus filhos para que a comida não seja desperdiçada. Identifique suas zonas de perigo e elabore estratégias para lidar com elas. Pergunte a si mesmo: "Como posso fazer essas situações ficarem menos complicadas?". O segredo é criar sistemas inteligentes e distrações que lhe deem poder em vez de irritar você.

Estratégia 4: Faça das compras uma missão

O supermercado pode ser um lugar complicado, um circo confuso de alternativas alimentares que torna difícil para você decidir entre marcas, verificar preços, decifrar rótulos e evitar tentações. Mas com uma sólida compreensão de nutrição, você

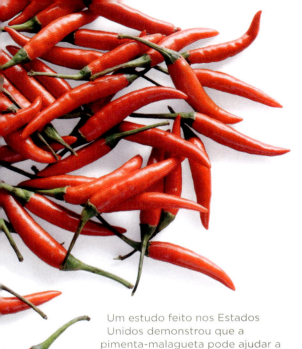

Um estudo feito nos Estados Unidos demonstrou que a pimenta-malagueta pode ajudar a reduzir o risco de doença do coração e de derrame. Tire a polpa e as sementes e então acrescente a pimenta em algum prato que precise de um pouco de sabor – sopas, molho caseiro, tacos etc.

pode deixar para trás os jargões publicitários, encontrar alimentos que restauram a saúde e evitar zonas problemáticas. Os alimentos mais saudáveis num supermercado, como os produtos agrícolas, peixes, frutos do mar e carnes, costumam ficar mais ao fundo do estabelecimento, enquanto os menos saudáveis e mais processados ficam nas prateleiras dos corredores intermediários. E o melhor horário para comprar? Depois das refeições, porque assim o seu cérebro é quem tomará as decisões, não o seu estômago.

Outra regra prática: quando for às compras, escolha os alimentos com o menor número de ingredientes nos rótulos. Quanto menor o número de ingredientes, melhor. É uma dica fácil de lembrar e vai ser bem útil no início, até que você adquira conhecimentos mais aprofundados sobre nutrição.

Mas a lição mais importante não é que você precisa evitar os personagens de desenho animado que vendem guloseimas; a maior lição é que comprar comida pode ser divertido. Pense nisso como um

NÃO SE DEIXE LEVAR PELOS "SABORES" NOS RÓTULOS DOS ALIMENTOS

Seriam os sabores naturais realmente melhores que os sabores artificiais? A verdade é que eles não são tão diferentes assim. E esses "sabores naturais" podem, na verdade, conter substâncias químicas sintéticas. A principal diferença entre um sabor natural e um artificial é a origem da química dos sabores. Sabores naturais derivam de material vegetal ou animal. Sabores artificiais são sintetizados em laboratório. As substâncias químicas podem ser exatamente as mesmas nesses dois tipos de sabores e, em muitos casos, ambos são desenvolvidos para levar as pessoas a se viciarem neles. Eles também podem iludir os seus sentidos, mascarando os sabores dos verdadeiros alimentos. Eu evito tanto os sabores "naturais" quanto os "sintéticos" sempre que posso, diminuindo o meu consumo de alimentos processados.

desafio e uma aventura, não como uma obrigação chata. Explore a loja e veja o que você pode descobrir – por exemplo, um tipo diferente de fruto seco ou de fruta, ou algo na seção de peixes que você ainda não experimentou. Visite feiras e mercados étnicos. Confira o que há nesses lugares e faça experiências com ingredientes saudáveis que acrescentem sabor ao seu prato e alegria à sua cozinha. E os ganhos não param por aí: um estudo da Universidade de Cornell mostrou que mulheres que comem de maneira diversificada – ou seja, que se aventuram numa ampla variedade de alimentos incomuns – pesam menos do que aquelas que se alimentam de modo mais convencional.

Estratégia 5: Diário alimentar

Se você está considerando a possibilidade de mudar a sua dieta radicalmente ou vendo que o ponteiro da balança está bem longe do lugar onde deveria estar, comece a escrever um diário alimentar. A estratégia de colocar no papel tudo o que se come provou ser eficaz por diversas razões. Em primeiro lugar, isso o torna mais responsável com relação às suas próprias escolhas. Em segundo lugar, faz você pensar duas vezes antes de atacar guloseimas que você sabe que vai ter de registrar no diário

depois. Em terceiro, até mesmo alguns bocados a mais aqui e ali enquanto você está preparando uma refeição acrescentam, em média, 25 calorias ao seu consumo diário. Registrar cada bocado vai ajudar você a resistir a essa tentação.

Eu também adoro a ideia do planejamento da refeição, em que você anota o que vai comer naquele dia antes de começar a comer. É mais ou menos como um programa de exercícios físicos; você elabora uma rotina de exercícios e busca segui-la. As decisões não são mais tomadas no calor do momento e você pode ter uma visão do dia como um todo, combinando o maior número possível de alimentos-chave.

Tanto caneta e papel quanto um arquivo no computador funcionam perfeitamente para ambos os métodos descritos. Muitos aplicativos de smartphone, como MyFitnessPal e Fooducate, facilitam o registro do seu consumo diário. O mais importante para mim não é a contagem de calorias, mas sim a possibilidade de que você se conscientize das coisas que talvez nem tenha ideia de que está consumindo ao longo do dia. Eu recomendo que as pessoas experimentem esse recurso por duas semanas, mas não se surpreenda caso você descubra que gosta de manter um diário e acabe fazendo disso um hábito permanente.

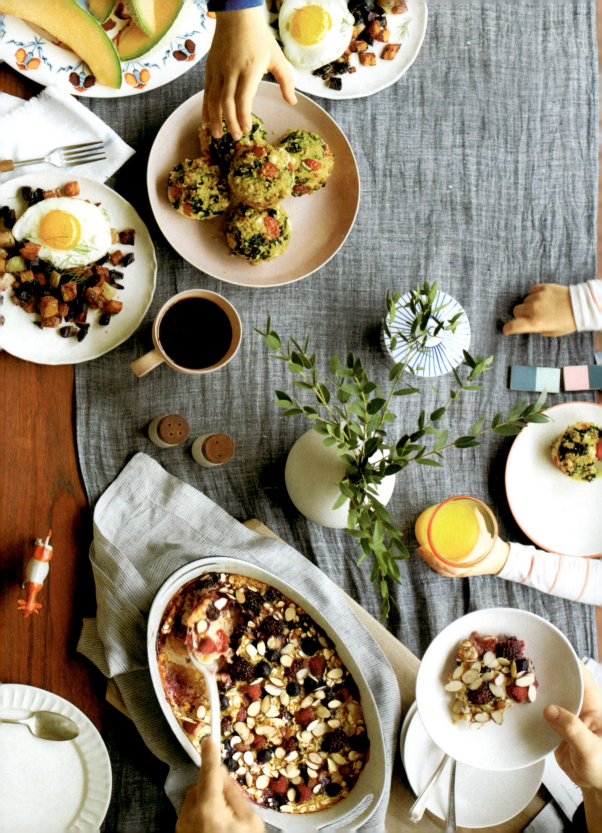

4.

Alimento para a alma

Fazendo parte de milhares de momentos especiais da sua vida, as refeições representam muito mais do que apenas poder de nutrição.

Qual é o lugar principal da sua casa? Para muitos de nós é a sala de estar, onde a família costuma se reunir e interagir. Essas palavras imploram para que a gente passe o nosso tempo lá: "família", "estar", "interagir"! É nesse lugar que devemos nos reunir.

O problema é que esse espaço nos convida a cair no sofá com os olhos grudados na televisão, no telefone celular ou no laptop. Não há nada de errado em relaxar, trabalhar ou teclar quinhentos emojis por minuto, porém eu encorajo as famílias a elegerem a cozinha e a sala de jantar como pontos centrais da casa – lugares onde os olhos se voltam para as pessoas, não para as telas. Muitas vezes, quando chega a hora de preparar uma refeição, a pessoa que vai cozinhar é deixada sozinha para cortar, mexer, assar e limpar, enquanto o resto do clã vai para outro lugar da casa para exercitar os dedos nos teclados.

Mas o que aconteceria se a sua família encarasse a cozinha e a mesa de jantar como o "sol", aquele centro em torno do qual tudo gira? A vida ganharia mais cor e movimento, pois haveria mais conversação, risadas e ação. Os momentos de refeição se tornam uma poderosa fonte de energia familiar. Não importa se a sua cozinha é grande ou pequena. Não importa se as refeições levam vinte minutos ou uma hora para serem preparadas. Não importa se na sua casa há duas ou dez pessoas.

Lisa e eu tomamos a decisão de garantir que nós não lidaríamos apenas com alimentos em nossa cozinha. Também lidaríamos com ideias, histórias, perguntas e problemas, e ali nos divertiríamos juntos. Mais tarde fizemos isso com nossos filhos, desde que eram bebês. Resultado: o espaço onde nós cozinhamos passou a ser também o lugar onde nós nos conectamos e interagimos. Quando um ou mais de nós está preparando comida, outros aparecem para um papo e a conversa continua durante a refeição. Eu desejo que todos nós possamos recuperar os benefícios espirituais da hora das refeições e também possamos reaprender algumas verdades importantes:

A comida ajuda você a criar vínculos com outras pessoas.

A comida fortalece a sua família.

A comida fornece a oportunidade para que as pessoas troquem experiências importantes, transmitindo tradições (como a incrível receita de molho de tomate da vovó) e compartilhando lições com as pessoas que amam.

Já determinamos aqui que a comida envolve ciência, mas ela também envolve algo mais: a alma, a humanidade que é revelada durante reuniões íntimas à mesa. Na verdade, esse elemento tem poder curativo por si só, ajudando você a diminuir a ansiedade, a melhorar o humor e a levar uma vida mais saudável em todos os aspectos. Não é surpresa que um estudo realizado na Nova Zelândia sobre os efeitos das refeições em família tenha constatado que elas melhoram a saúde e o relacionamento das pessoas.

Então, enquanto você embarca na sua viagem pelo mundo da alimentação saudável e curativa, reserve alguns momentos para pensar em uma maneira de levar a sua família a participar ativamente das atividades na cozinha, em vez de simplesmente aparecer na mesa e ficar esperando a comida chegar. Comece devagar: proponha cozinharem juntos um jantar em família uma vez por semana ou então sugira estabelecerem uma tradição em que todo mundo, aos domingos, trabalharia como uma equipe para preparar os almoços que são consumidos durante a semana. Outra ideia são as refeições surpresa: uma vez por mês, um membro da família prepararia um novo prato. Com o passar do tempo, e lançando pequenas ideias como essas, a cozinha vai se tornar um local de criação, não de obrigação.

Existe um valor na comida que vai além dos macronutrientes e micronutrientes. Esse valor se apresenta na forma de momentos. Permita-me compartilhar com você alguns desses momentos da minha vida:

A ALMA TEM FOME 1:
Conexão é o ingrediente que falta em muitas refeições

Quando eu ainda era criança, passava os verões na Turquia com meus parentes. Era costume, nessas ocasiões, que eles preparassem um banquete uma vez por semana. A mesa ficava repleta de iguarias turcas de todos os tipos, como baklava e baba ghanoush (uma deliciosa pasta de berinjela). Uma tia fazia dolma, ou vegetais re-

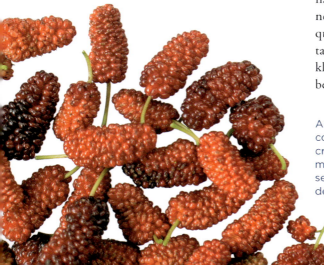

Amoras frescas como as que eu colhia e devorava quando era criança são difíceis de encontrar, mas amoras desidratadas podem ser compradas em muitos pontos de venda online.

cheados, como abobrinha recheada com arroz e carne. Outra de minhas tias tinha uma amoreira. Eu subia na árvore e derrubava as deliciosas frutas dos galhos. Depois acabávamos com as amoras, lambendo os dedos. (A propósito, amoras desidratadas são doces como figos, mas têm dois terços do açúcar das uvas passas. E são uma boa fonte de fibras e antioxidantes.)

Enquanto nós todos nos banqueteávamos – a comilança durava cerca de uma hora e meia –, as crianças brincavam de esconde-esconde e os adultos podiam jogar pôquer ou algum outro tipo de jogo de cartas. Eu não me envolvia nesses rituais na época. Nós aproveitávamos a comida. Nada era caro nem difícil de fazer, e tudo era fresco e saudável. Era assim que nós vivíamos.

Agora que estou muitos anos distante daqueles verões, eu olho para trás e vejo muito mais do que amoras e baklava. Nossas refeições eram momentos de entretenimento. Momentos de reunião e convívio. Ocasiões para estarmos juntos.

Nos dias de hoje, é muito comum que as pessoas façam suas refeições de acordo com sua própria conveniência, estimulados pelos horários corridos e pelo estresse. Com isso, nós perdemos esse espírito comunitário e multigeracional. Em nossa casa, nós tentamos fazer renascer a tradição do banquete em família sempre que podemos, ainda que os compromissos dos nossos filhos os levem para direções diferentes, como escola, trabalho ou suas próprias vidas para cuidar.

Quando era bebê, Philo, a minha neta, costumava se sentar no meu colo durante as refeições. Em parte, isso servia para dar uma folga à mãe dela, Daphne, e também evitava que Philo pegasse uma faca quando ela começou a agarrar as coisas de qualquer maneira. Mas o motivo principal era que nós queríamos incluí-la em nossas refeições em vez de colocá-la em algum lugar enquanto os adultos comiam. Philo, que agora tem três anos e meio, às vezes ainda quer se sentar no meu colo à mesa; não porque ela precise da minha ajuda, mas porque é uma das nossas formas de proceder à mesa como família. É fascinante observá-la enquanto ela observa todos a sua volta. Quando alguém ri, ela olha com atenção e processa o gesto. A gente consegue ver as pequenas engrenagens do cérebro dela girando, tentando compreender por que aquela pessoa deu risada. E por fim ela ri também. Nossa mesa é um excelente lugar para observarmos a nossa garotinha crescer e aprender bem diante dos nossos olhos.

Nessas refeições familiares, compartilhar os pratos é apenas um pretexto para compartilharmos sabedoria, lembranças, ideias e problemas. (Esse é um dos motivos pelos quais não permitimos aparelhos digitais à mesa. Lisa e eu gostamos de deixar claro a importância de eliminar distrações, para que nós possamos estar presentes uns para os outros.) Uma das minhas tradições familiares favoritas envolve um acontecimento que se realiza quando estamos na casa dos meus sogros. Lá as refeições contam com todos os tipos de pratos frescos e ingredientes naturais, extremamente apetitosos e uma verdadeira festa de sabores para a língua. Eu sempre gostei muito das refeições que a minha sogra, Emily Jane, faz, mas há uma coisa que eu gosto ainda mais nesses encontros:

Emily Jane traz um texto para ser lido à mesa.

Podem ser textos sobre amor, sobre amizade, sobre o mundo que nos cerca. Eles não são longos, mas são sempre instigantes e provocam a nossa reflexão, conduzindo a nossa conversação de uma maneira que nos faz apreciar os pontos de vista e sentimentos uns dos outros. É uma bela maneira de exaltar o caráter sagrado da família reunida à mesa.

Eu não acho que toda refeição precise ter uma leitura, um sermão ou um roteiro, mas quero convidar você a repensar esses momentos em que você se senta para comer ao lado de familiares, amigos ou colegas. A conversa nem sempre tem de ser direcionada para coisas como a política da empresa ou as manchetes do dia, mesmo porque há hora e lugar para isso. Experimente falar sobre temas simples. Por exemplo, pergunte a todos que filme levariam consigo se ficassem isolados em uma ilha deserta. Ou peça que falem sobre o seu professor favorito. Ou pergunte a cada pessoa presente qual foi a coisa mais legal que viram no dia em questão. Se você fizer isso bem feito, a conversação e as brincadeiras vão

O SEGREDO SIMPLES PARA UMA CASA MAIS SAUDÁVEL

Estudos demonstram que as pessoas que comem de onze a catorze refeições caseiras por semana têm probabilidade 13% menor de desenvolver diabetes do tipo 2 do que as pessoas que consomem seis ou menos refeições caseiras por semana. Você não precisa passar o dia inteiro na cozinha: muitas receitas que fazem parte do meu Plano de 21 Dias ficam prontas em meia hora.

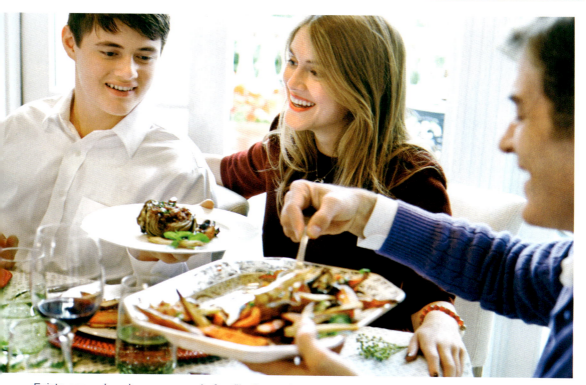

Existe amor de sobra na mesa da família Oz – principalmente pela comida que a Lisa faz!

tomar conta da mesa e por muito tempo permanecerão nas suas lembranças.

Esse vínculo é crucial para que a alma da comida seja ativada, e não há dúvida de que ela também beneficia o corpo. Uma revisão de estudos feita na Universidade do Texas investigou a relação entre vínculos sociais e a saúde. Um estudo presente nessa revisão, por exemplo, mostrou que as pessoas que se mantinham socialmente isoladas eram significativamente mais propensas a morrer de doença do coração do que as que tinham vínculos sociais mais sólidos. Outra pesquisa associou a ausência de relacionamento social com o aumento do risco de hipertensão, enfraquecimento do sistema imune, dificuldade de se recuperar de câncer e aumento do risco de inflamação. E isso não inclui os efeitos psicológicos: a falta de relacionamentos sociais expõe as pessoas a um risco maior de desenvolver ansiedade e depressão (os quais, por sua vez, estão associados a muitos problemas de saúde).

Por outro lado, quanto mais conexões sociais você tiver, mais chances terá de levar uma vida saudável e feliz. Isso faz muito sentido, e também faz sentido que a comida prepare o terreno para que os relacionamentos floresçam.

Em termos práticos, estou querendo dizer que nem todas as refeições em família precisam ser uma obrigação. Se você vive só, faça um esforço para planejar refeições com seus vizinhos e almoços com amigos e colegas de trabalho (não é necessário saírem para comer em restaurantes; lanches no parque próximo funcionam muito bem também).

A combinação de sentimentos profundos e nutrientes que fornecem energia é a essência da minha mensagem a respeito de comida. Perceba que as refeições são uma oportunidade para alimentar as suas emoções, o seu intelecto e o seu espírito quando você reparte o pão com as pessoas mais próximas.

Abra a sua boca. Abra a sua mente. Abra o seu mundo.

A ALMA TEM FOME 2:
Redefinindo a alimentação emocional

Recentemente, meu filho Oliver e eu fizemos uma viagem com amigos para pescar. Todos estavam conseguindo pescar muitos peixes, menos Oliver; por mais que ele tentasse usar todo tipo de isca, uma mais tentadora que a outra, e as lançasse com cuidado e em silêncio no rio. Um amigo que estava conosco explicou por que o meu filho não estava se saindo bem: naquele momento os peixes estavam nadando rio acima para desovar, e por isso não tinham interesse em comer. Quando o pescador atirava a sua linha com força na água, causava uma agitação que distraía o peixe da sua jornada e o irritava, levando-o a morder a isca.

Isso soa familiar?

Alimentação emocional – a ideia de que nós frequentemente devoramos alguma coisa não porque sentimos fome, mas sim para "preencher um vazio", por estarmos zangados, estressados ou tristes – é um tema comum entre as pessoas que brigam com a dieta e com o peso. Muitas pessoas põem algo na boca e saem mastigando distraidamente, exatamente como aqueles peixes fizeram. Guiadas pelos sentimentos, elas apanham a primeira coisa que podem mandar para o estômago. Mas alguns segundos de alívio da fome emocional acabam trazendo consequências a longo prazo.

A alimentação deve ser um ato emocional, mas eu quero que as emoções ligadas à comida sejam positivas e produtivas, jamais negativas e reativas. A ideia não é se atracar com um balde de sorvete porque recebeu uma mensagem de texto desaforada ou mergulhar num prato de macarrão porque a vida é dura; o que eu quero é que o ato de comer aprimore os seus relacionamentos e aumente a sua alegria.

Essa é mais uma razão para, sempre que puder, ter pessoas a sua volta durante as refeições. A alimentação emocional destrutiva tende a ser uma ocorrência solitária; com o apoio de um amigo ou parceiro solidário é menos provável que você use a comida para obter conforto. Sempre que viajamos, Lisa e eu gostamos de provar a comida da região onde estamos e de aproveitar o tempo juntos tranquilamente, sem pressa. Nós juntamos suprimentos para um piquenique e vamos para um parque ou uma praia, ou até para uma doca na cidade. Saladas, queijos, mel... Não se trata apenas de comer, mas de estarmos juntos. Nós falamos sobre nossos filhos, nossas metas, nossos desafios... Essas conversas certamente acontecem em outras ocasiões também, mas algumas das nossas melhores lembranças vêm dessas refeições simples.

A alimentação emocional positiva pode acontecer quando você está com uma única pessoa ou quando está com uma galera. Por exemplo, todo ano a nossa família viaja no outono até uma região de macieiras para colher maçãs. Nós levamos para casa dúzias delas para nós e nossos amigos. A caminho da plantação de maçãs, nós paramos em uma feira agrícola e comemos coxa de peru. Nossos filhos conhecem essas tradições e elas são uma parte importante das nossas vidas e de nossas lembranças. Elas nos fazem felizes.

Todo mundo ama as tradições gastronômicas de festas, aniversários e feriados. Mas vamos começar a pensar nas tradições alimentares da família não como algo que acontece cinco ou seis vezes em um ano, e sim mais frequentemente. Por exemplo, nós fazemos uma refeição familiar todo domingo depois do culto, e essa é a única ocasião da semana em que todos nós nos reunimos (e que se tornou ainda mais importante depois que nossos filhos seguiram com suas próprias vidas). Você pode fazer da véspera do reinício do ano letivo, das visitas da sua avó ou de um sábado de ma-

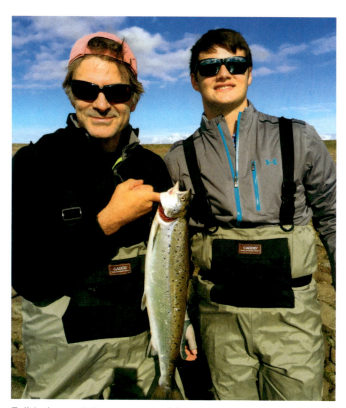
Exibindo o peixão que eu e o Oliver capturamos.

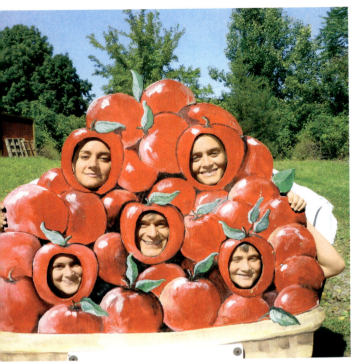 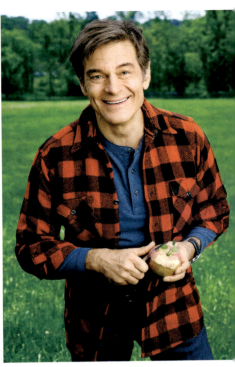

Nós somos, sem dúvida, uma família de amantes de maçãs: todo ano nós viajamos até uma plantação de maçãs para apanhar montes delas. Sim, todos sabem que eu provo a fruta ali mesmo, e se houver uma chance de tirarmos uma foto ridícula, a gente topa na hora!

UM MODO FÁCIL DE ANULAR A FOME EMOCIONAL

Muitas das suas melhores táticas para evitar excessos alimentares motivados por ansiedade, depressão, fadiga ou estresse são aquelas que você viu no Capítulo 3, onde eu expus os motivos pelos quais a comida sem valor nutritivo deve ser retirada do seu ambiente. Eu também percebi que se você puder retirar a si mesmo, momentaneamente, de uma situação – por exemplo, fazendo uma rápida caminhada ou uma série de agachamentos, ou ainda se alongando por alguns instantes – o desejo inesperado se aquietará o suficiente para permitir que o seu cérebro tome uma boa decisão, e não uma decisão puramente reativa. A movimentação física ajudará o seu corpo a superar a reação emocional.

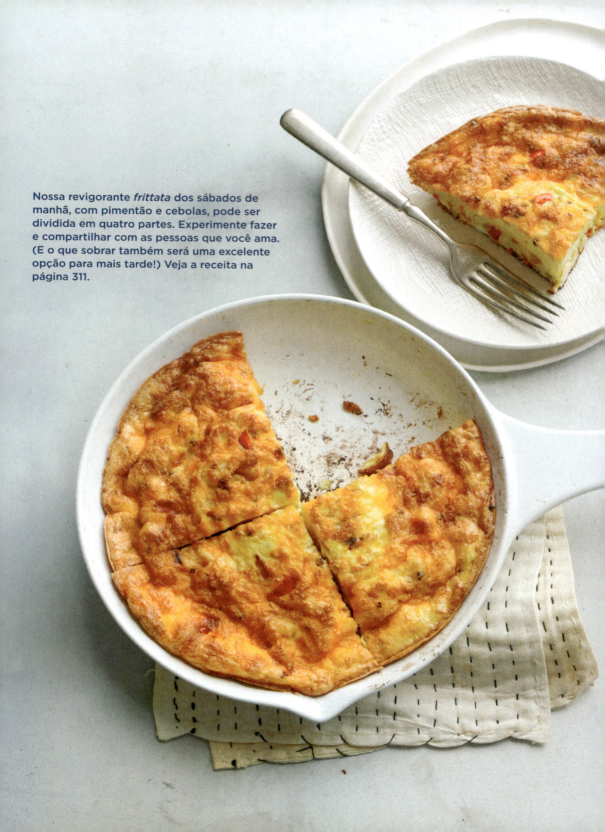

Nossa revigorante *frittata* dos sábados de manhã, com pimentão e cebolas, pode ser dividida em quatro partes. Experimente fazer e compartilhar com as pessoas que você ama. (E o que sobrar também será uma excelente opção para mais tarde!) Veja a receita na página 311.

nhã uma ocasião perfeita para uma bela refeição em família, com uma deliciosa *frittata*.

E que tal fazer reuniões com os vizinhos, digamos, na primeira sexta-feira de cada mês, cada um levando um prato para a reunião?

Enfim, não importa o que você faz. O importante é que você faça.

A ALMA TEM FOME 3:
Fique atento à experiência

Eu admito que tenho algumas habilidades das quais me orgulho. Sou um bom ouvinte, jogo tênis razoavelmente bem para a minha idade e a minha técnica cirúrgica continua afiada. Mas tem uma certa habilidade que eu precisei desenvolver ao longo da última década: Eu pratico uma atividade que pode ser explicada como realmente ter consciência do que estou comendo. Não estou falando de contar cada caloria ou grama de açúcar nas minhas refeições; em vez disso, eu tento deixar que os meus sentidos viajem nos mistérios da comida.

Isso é o que chamamos de alimentação consciente: a capacidade de ir devagar, de sentir os sabores, de deixar de lado as distrações e realmente acolher a comida como mais do que apenas sustento – como uma verdadeira experiência.

O horário de refeição deveria ser o momento supremo de comunhão, o momento em que você para e invoca todos os seus sentidos. Cheirar e provar são coisas fáceis. Mas contemplar também é – eu gosto de apreciar a aparência da comida. Um fato curioso: um estudo publicado na revista Appetite investigou as reações de pessoas ao comerem pratos feitos exatamente com os mesmos ingredientes, mas apresentados de maneira diferente, um sendo mais atrativo que o outro. Não foi surpresa que os participantes do estudo tenham dito

que a refeição do prato esteticamente mais perfeito tinha um gosto melhor.

Além disso, você pode apreciar a textura do que come. A crocância das ervilhas frescas? Sublime. Não busque sentir apenas o sabor, mas explore também as diferenças de texturas entre os alimentos.

O DESAFIO DAS 24 HORAS DE CONCENTRAÇÃO

Eu quero que você reserve um dia para fazer quatro coisas sempre que for comer:

1. Os seus olhos devem estar na sua comida e nas outras pessoas (não em uma tela, seja de que tipo for) quando você estiver comendo. Procure realmente sentir o sabor do alimento enquanto você mastiga e engole. Leve uma porção do alimento à boca e abaixe os talheres. Leve outra porção à boca.

2. Além do sentido do paladar, pense em um outro sentido. Qual é a textura e a temperatura da comida? Qual a aparência dela no prato? O que acha do cheiro?

3. Prove um ingrediente ou comida saudável que você não come há muito tempo (ou que nunca tenha experimentado). Você pode escolher no supermercado uma fruta que nunca tenha comido antes e prová-la depois do almoço, ou salpicar um tempero exótico num peito de frango grelhado.

4. Antes de ir dormir, avalie como você se sentiu enquanto comia e como se sente agora que já terminou de comer. Gostou? Repita a experiência amanhã.

Quando eu coloco em ação todos esses sentidos, eu noto que a minha experiência com a refeição se torna mais rica e eu como mais devagar, o que significa que como menos. Isso também me faz pensar nas coisas que eu não gosto. E se eu não gosto de uma coisa, eu a deixo de lado. Eu nunca (ou muito raramente) como alguma coisa só porque ela está diante de mim.

A ciência me dá respaldo: estudos publicados na revista Appetite constataram que prestar atenção ao que se está comendo pode ajudar a promover a perda de peso, o que, como você sabe, traz vários benefícios à saúde.

Prestar atenção ao que se come não é olhar para a comida com o foco de um piloto de caça, e sim dizer adeus ao ato de comer distraidamente. O que eu quero dizer com isso? Simples: nada de enfiar a comida na boca enquanto seus olhos estão grudados no celular, no notebook ou na televisão. Faça as refeições em uma mesa com os outros – participando ativamente, ouvindo e apreciando os diferentes sabores (da comida e das pessoas). E quando estiver comendo sozinho, sente-se e aproveite o que está diante de você. Isso não exige que você passe duas horas tomando o café da manhã; só um pouco de consciência que faça com que você desacelere aquele momento.

A ALMA TEM FOME 4:
Fazer dieta não precisa ser um ato solitário

Eu converso com muita gente sobre assuntos como perda de peso, dietas e programas de alimentação. Alguns são especialistas, outros são amigos meus. Muitos são convidados do meu programa. Várias pessoas já me disseram inúmeras vezes que resistem à ideia de adotar uma alimentação mais saudável não porque odeiem brócolis, se recusem a abrir mão do refrigerante ou não possam viver sem lasanha. O problema é que a dieta faz com que elas se sintam como se estivessem em uma ilha deserta (e sem nenhuma guloseima à vista). Ninguém está por perto, elas estão famintas, e as opções de comida são rigorosamente limitadas.

Em um levantamento que fizemos com o famoso pesquisador Mike Berland para o meu programa, descobrimos que 60% dos participantes relataram que se sentiam solitários e que o sentimento se intensificava quando eles estavam de dieta. Afinal, quando você está "de dieta", você não

A ARTE CULINÁRIA ORIGINAL

Quando olhamos para as pinturas que os nossos ancestrais fizeram em cavernas – as pinturas rupestres, datadas de 30 mil anos atrás — vemos imagens de animais, de rituais e de todos os tipos de coisas que representavam partes importantes de uma comunidade. Certa vez, Lisa e eu fomos ver algumas pinturas rupestres na Espanha e eu fiquei maravilhado ao notar como eram comuns as pinturas de peixes, embora as cavernas ficassem a mais de 160 quilômetros de distância do mar. Embora nós não soubéssemos ao certo se os peixes eram retratados como alimento ou apenas como um símbolo (afinal não havia nenhuma receita por perto), ficou claro para mim que as fontes de proteína sempre foram um tema recorrente na vida das pessoas.

pode participar de festas, happy hours nem sair com amigos à noite, porque está preso a um talo de aipo enquanto todo o mundo está brindando, festejando e lambendo os beiços.

Embora alguns planos alimentares possam sugerir que nesses casos você precisa ter força de vontade para resistir ou que você tem que dizer não enquanto outros dizem sim, o meu ponto de vista é um pouco diferente.

Não se isole, não deixe de aproveitar a vida, não deixe as oportunidades passarem em branco.

Diversão, vida em comunidade e interação social são como nutrientes essenciais. Na verdade, é ruim para a sua saúde quando você se esconde na sua cozinha com um peito de frango de 100 gramas, desejando que houvesse alguém com você. Por isso, ao longo desse livro, eu forneço estratégias que o ajudarão a orientar a sua alimentação de modo que você possa socializar sem descuidar da boa nutrição. (Na página 249, veja como eu procedo ao comer em restaurantes.)

Você pode se divertir com seus amigos. Existem métodos que podem ajudá-lo em momentos de tentação. Você pode até inspirar outras pessoas a seguirem o seu exemplo. Porque você precisa do seu pessoal – e do poderoso e medicinal recurso da conexão social – para ser verdadeiramente saudável.

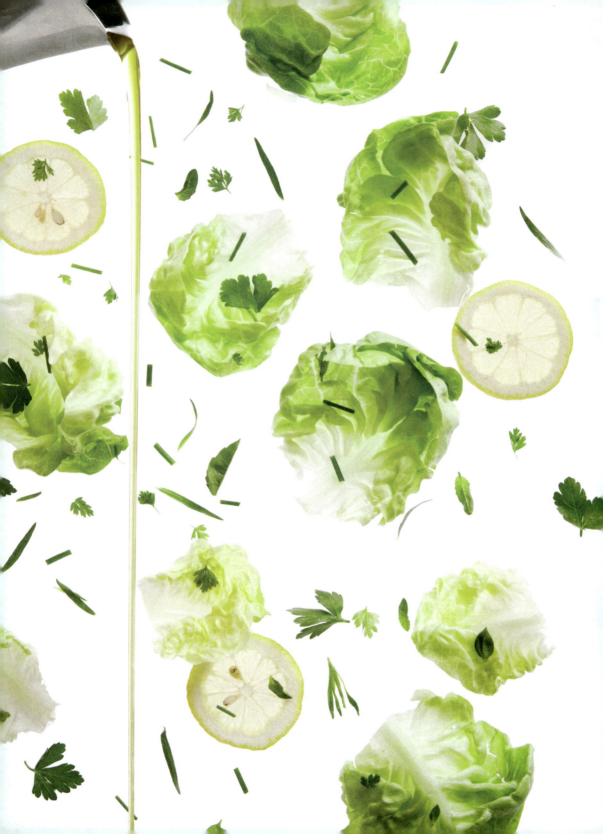

PARTE 2

ALIMENTOS- -CHAVE

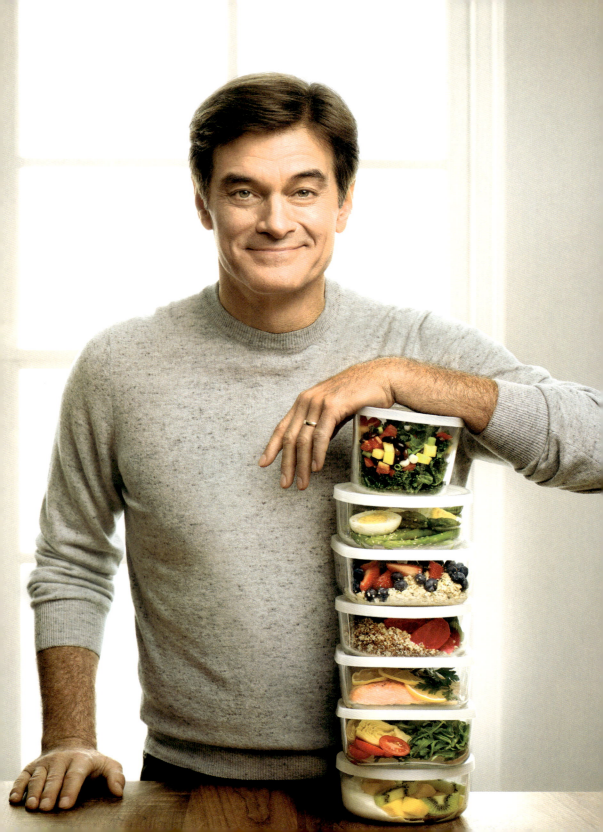

5.

Alimentos-chave
para perder peso

Os três princípios fundamentais para estabilizar o seu peso para sempre.

Existe uma grande chance de que você esteja lendo este livro com um objetivo em mente: você, assim como um enorme número de pessoas no mundo todo, quer perder peso.

Você já consegue até visualizar o resultado que deseja. Quer ficar mais saudável, sentir-se melhor, ter mais energia. Quer viver feliz e forte, não deprimido e letárgico. Quer uma solução para um dos principais problemas de saúde que enfrentamos hoje: Nós estamos gordos demais.

A verdade é que este é, sim, um livro voltado para quem quer perder peso, mas não no sentido tradicional. Em vez de lutar para perder peso de todas as maneiras possíveis para ficar com uma aparência bonita por fora, você precisa permitir que os alimentos coloquem o seu corpo em ordem a partir de dentro. Isso vai acabar normalizando o seu peso, de modo que você possa viver uma rotina confortável com o seu corpo. No fim das contas, um peso saudável tem efeito dominó sobre muitos outros aspectos da sua vida: melhora a saúde do seu coração, os seus níveis de inflamação, o seu humor e muitos outros indicadores de bem-estar. Você vai aliviar a pressão sobre as suas artérias e sobre as suas juntas. Vai diminuir o risco de desenvolver diabetes, câncer, derrames e a maioria dos problemas que eu abordo nos capítulos que virão a seguir. Sim, você irá perder peso, mas o mais importante de tudo é que ganhará um futuro saudável.

A cada passo do caminho, os alimentos-chave vão ajudar você. Continue lendo para descobrir como.

C (Consumir gorduras benéficas): Foi comprovado que o ômega-3 ajuda a reduzir a gordura abdominal. De acordo com um estudo do *International Journal of Obesity*, pessoas em dieta de restrição de calorias que comem salmão (rico em ômega-3) três dias por semana perdem uma quantidade consideravelmente maior de gordura abdominal do que aquelas que consomem o mesmo número de calorias, mas não comem peixe. De que maneira as gorduras boas nos beneficiam? Regulando o metabolismo e contendo a fome.

H (Harmonia de proteínas ideais): Proteínas magras são a chave para manter você saciado e são também os tijolos que constroem os seus tecidos.

UM PICLES POR DIA E A SAÚDE AGRADECERIA

Antes do aparecimento das drogas redutoras de glicose, o vinagre era usado nas refeições como remédio caseiro para diabetes. Acredita-se que o ácido acético no vinagre desacelera a digestão e, portanto, ajuda o seu corpo a controlar o açúcar no sangue. Estudos recentes mostram que acrescentar de 1 a 2 colheres de sopa de vinagre em alimentos com alto índice glicêmico pode diminuir o nível de glicose na corrente sanguínea e aumentar a sensação de saciedade. É fácil colocar essa ideia em prática, basta usar vinagre com azeite de oliva como molho para salada. Aliás, por que você não se serve de uns picles como tira-gosto? No mínimo eles vão satisfazer a sua vontade de mastigar algo crocante.

Além disso, elas são importantes para ajudar a perder peso. Um estudo da Universidade de Nova York, por exemplo, constatou que as pessoas que consomem quantidades recomendadas de proteína têm menos acúmulo de gordura corporal. E mais: o corpo não digere a proteína com tanta eficiência, o que significa que você queima parte das calorias que ingere enquanto está processando a comida; ou seja, o seu corpo na verdade não vai utilizar todas as calorias que a proteína contém.

A (Abundância de frutas e vegetais): As fibras mantêm você saciado e, portanto, propenso a comer menos – e as frutas e vegetais são ricos em fibras. Obtenha fibras em abundância pela manhã consumindo frutas no desjejum; isso o ajudará ao longo do dia. Três estudos recentes mostraram que vegetarianos perdem mais peso que as pessoas que comem carne. Isso não significa que a carne seja ruim, só parece indicar que os vegetarianos tendem naturalmente a comer mais vegetais (e por isso perdem mais peso).

V (Valorizar os carboidratos energizantes): Carboidratos complexos mantêm a fome sob controle. Em um estudo recente, as pessoas que seguiram uma dieta rica em grãos integrais durante seis semanas queimaram 92 calorias a mais do que as pessoas que seguiram uma dieta baseada em grãos refinados.

E (Em ocasiões especiais, açúcar): É preciso tomar cuidado aqui. Coma doces demais e os seus níveis de fome e de açúcar no sangue vão dar um salto. No entanto, eles podem ajudar quando usados de maneira estratégica. Em um estudo italiano, as pessoas que comeram chocolate amargo (com 70% de cacau) reduziram as circunferências da cintura em apenas uma semana. Por quê? Os componentes do chocolate amargo

O ALIMENTO QUE PARECE UM COMPRIMIDO (MAS QUE FUNCIONA AINDA MELHOR)

Eu tenho muitas armas secretas quando se trata de perder peso, mas uma das minhas favoritas são as sementes secas de leguminosas. Trata-se simplesmente de grãos como o feijão-cannellini, o feijão-carioca, as ervilhas, o grão-de-bico e as lentilhas. (Vagens não são tecnicamente sementes secas.) Meia xícara de sementes secas (com exceção das ervilhas) tem uma quantidade de proteína equivalente à de três ovos, cerca de um terço das necessidades diárias de fibras, além de zinco, ferro e vitaminas B. Se você tem negligenciado esses superalimentos, então acrescente mais deles à sua dieta. Você também vai ver muitos deles no meu Plano de 21 Dias.

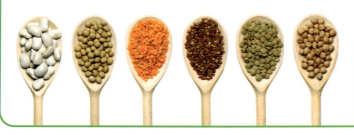

Algumas maneiras de consumir as suas sementes de leguminosas: Faça uma pasta com elas e passe em sanduíches, misture com molhos, ponha em saladas para dar textura ou acrescente em sopas para encorpar.

têm propriedades anti-inflamatórias e são úteis em casos de insensibilidade à insulina, dois fatores que influenciam o modo como o seu corpo armazena gordura.

Pense no ato de comer visando perder peso como um tipo de dieta tranquila, não como uma programação rígida que você está tentando seguir por um determinado número de dias para perder um determinado número de quilos. Em lugar disso, consumir os alimentos-chave – e empregar estratégias inteligentes – o levarão automaticamente a perder peso e ficar saudável. Essa abordagem vai afetar não apenas o que você vê na balança, mas o que você vê no exame de sangue. E também o modo como se sente.

Há um homem em particular que me ajudou muito a compreender a ligação entre dieta e destino saudável. Ele chegou ao hospital com dores no peito e grandes coágulos em suas artérias. Nós decidimos que ele precisava de uma cirurgia de ponte de safena. Esse homem, que estava na casa dos 50 anos e pesava cerca de 200 quilos, precisava entrar na sala de cirurgia o mais rápido possível.

Mas havia um problema: ele pesava tanto que nós não tínhamos uma mesa que pudesse suportá-lo para os procedimentos necessários. Não é nada agradável dizer a uma pessoa que, embora ela precise de uma cirurgia, não será possível operá-la. Só restava a ele uma única chance: se ele conseguisse perder peso suficiente para ser colocado na mesa, nós faríamos a cirurgia.

Quando você tem apenas uma chance, você a agarra – e foi isso que ele fez. O homem ingressou em uma dieta agressiva, realmente focada em vegetais, carnes magras e azeite de oliva (parece bastante com os seus alimentos-chave, não é?) e perdeu cerca de 50 quilos em seis meses. Os resultados foram surpreendentes, mas ele estava motivado. Aquela era a sua única saída, e ele não queria morrer. Quando seu peso atingiu 160 quilos, a cirurgia se tornou possível para ele.

Você deve estar imaginando que ele veio ao hospital, nós o operamos, e então ele seguiu adiante com a sua vida.

Mas não é bem assim que essa história acaba.

Eis o que aconteceu:

Ele apareceu para preencher a papelada e fazer a avaliação pré-operatória, e eu lhe perguntei sobre os seus sintomas. "Bem", ele respondeu, "eu acho que eles se foram". A falta de ar que ele sentia quando caminhava havia sumido, assim como seus outros sintomas, inclusive a dor no peito. Nós fizemos todos os exames e concluímos que não somente os sintomas associados à doença cardíaca haviam melhorado, mas as artérias haviam se desobstruído significativamente, a tal ponto que uma cirurgia já não era mais necessária.

Incrível.

Depois que passou a consumir os superalimentos e perdeu peso, ele reduziu seu risco de doença cardíaca e uma série de outros problemas. Isso porque a gordura em excesso desencadeia uma sucessão de reações químicas que causa

UMA SOLUÇÃO RÁPIDA?

Uma das mais interessantes tendências no que se refere a perder peso aponta para o jejum de curta duração (doze horas). Em geral, as pessoas passam de seis a oito horas de um dia sem comer, alimentando-se periodicamente durante o tempo que ficam acordadas, que é de dezesseis a dezoito horas. Cada vez mais evidências mostram que passar, regularmente, períodos mais longos sem comer é uma estratégia eficaz para perder peso.

Em um estudo, pacientes perderam 10% do seu peso em doze semanas seguindo uma regra de jejum. E alguns dados mostram que indivíduos que usaram métodos de jejum tiveram uma redução no colesterol total (de até 21%) e nos níveis de triglicerídeos (de até 42%).

O método do jejum pode ter muitas variações – como, por exemplo, cortar calorias em 25% durante um ou dois dias da semana. Não quero que você tente esse método durante o Plano de 21 Dias. Se acrescentar o jejum à sua nova abordagem alimentar, experimente ficar sem comer por um período de doze horas. Por exemplo, se você gosta de tomar o café da manhã cedo para ficar bem e não se importa de jantar cedo, você pode jejuar das sete da noite às sete da manhã. Você também pode jejuar da meia-noite até o meio-dia, se acredita que não precisa de desjejum logo cedo. Você ainda pode usar o meu Plano de 21 Dias com as mesmas refeições e receitas. Experimente fazer isso alguns poucos dias por semana para ver como se sente. De qualquer maneira, pelo menos tenha em mente o seguinte: caso você tenha o hábito de comer à noite, evitar aquele último lanchinho terá efeitos positivos na perda de peso.

Os pesquisadores ainda não sabem dizer exatamente por que o jejum pode ser eficaz. Talvez ele intensifique a reação do corpo à insulina ou pode mudar a maneira como a gordura é utilizada, uma vez que ela pode ser usada como energia na ausência de alimentos imediatamente disponíveis durante períodos de jejum.

Observação importante: o jejum não lhe dá carta-branca para comer como um dinossauro no restante do tempo. Ou seja, se você fizer jejum durante o período de doze horas e depois se empanturrar com porcarias, não vai ser possível reequilibrar o seu corpo.

muitos estragos no seu sistema. Por isso, se você precisa ou quer perder peso – não importa que sejam cinco quilos ou algo na casa dos três dígitos –, pense nesse momento como o seu ponto de partida. Você está prestes a mudar os seus hábitos e escolhas alimentares, tomando uma direção que tornará o seu corpo mais magro e os seus sistemas internos mais fortes.

Tudo neste livro ajudará você a perder os quilos a mais. Mas eu também quero compartilhar as estratégias e a maneira de pensar das pessoas que perdem peso. O meu conhecimento sobre o assunto vem do trabalho e das entrevistas que fiz com milhares de pessoas que passaram por uma transformação do próprio corpo e foram bem-sucedidas nessa experiência.

PRINCÍPIO 1: DISPOSIÇÃO

É o detalhe que transforma a inspiração em ação.

Na edição especial de número cem de *The Dr. Oz Show*, nós convidamos cem pessoas que haviam perdido 50 quilos. Todos aqueles que lutam contra a balança podem confirmar o quanto é difícil perder peso, mas há uma grande diferença entre perder 50 quilos e perder, digamos, 10 quilos. Perder 50 quilos de peso não exige apenas tempo, mas também grande dedicação e estratégia.

Quando nós convidamos aquele pessoal para o programa, eu esperava os mais variados tipos de resposta para a pergunta: "O que foi que fez você perder todo esse peso?". Eu achava que as pessoas dariam respostas como "cinquenta minutos de cardio todos os dias", "omelete de clara de ovo", "nada de comer depois das seis da tarde" e "uma foto da minha calça jeans de quando eu era magro pendurada na porta da geladeira".

Mas não foi isso que aconteceu.

HORA DO LANCHE

Existem toneladas de opções saudáveis de lanches por aí e você encontrará muitas delas no meu plano. Um dos meus favoritos é o iogurte grego caseiro misturado com frutas vermelhas, oleaginosas ou sementes de chia. Pesquisas mostraram que ingerir um iogurte grego caseiro com grande teor de proteína (24 gramas) durante a tarde reduz a fome, aumenta a saciedade e adia o momento da refeição seguinte, o que não acontece quando se comem lanches com menor quantidade de proteína ou não se come nenhum lanche. E as sementes de chia podem ajudar a regular o açúcar no sangue, mantendo o seu estômago feliz por um bom tempo.

Foco nam chia. Faça as suas próprias bebidas enriquecidas com chia acrescentando uma colher de sopa das sementes a sucos e vitaminas. Deixe a bebida descansar por alguns minutos.

O que aconteceu foi que o principal estímulo para a perda de peso foi a compreensão de que perder peso era importante porque eles eram importantes. Um homem teve o seu momento de percepção quando a filha dele lhe disse que estava angustiada porque não acreditava que ele seria capaz de conduzi-la na igreja até o altar. O marido de uma mulher confidenciou a ela seu medo de ter de viver seus últimos anos sem ela, porque ela estava se matando aos poucos. Perceber o quanto as outras pessoas se importavam com eles os fez tomar a decisão de mudar

ALIMENTOS-CHAVE • 87

seus hábitos alimentares e o comportamento ligado a esses hábitos. No final das contas, a autoestima acionou algo neles que os fez enxergar que era hora de começar – e terminar – a restauração dos seus corpos e a normalização do peso.

O CÁLCULO DAS CALORIAS

Você está constantemente queimando calorias de três maneiras diferentes: **1.** Você queima de 60% a 75% apenas para abastecer os seus órgãos. **2.** Você queima outros 15% a 30% com sua atividade e movimentação. **3.** Você queima calorias enquanto digere comida. Os alimentos que exigem muita energia para serem digeridos trabalham em seu favor, pois fazem você gastar mais calorias do que consome. O aipo é um clássico exemplo desse tipo de alimento, pois digeri-lo, na verdade, queima mais calorias do que o vegetal tem. Outros exemplos de alimentos que queimam um pouco mais de energia enquanto você os digere são oleaginosas, ovos, salmão e certas frutas e vegetais. Considere isso um pequeno déficit calórico. A redução de calorias que ocorre pela digestão é pequena, mas tudo bem, porque qualquer pouquinho conta.

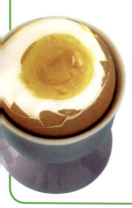

Um ovo inteiro tem menos de 100 calorias. Experimente cozinhar um ou dois ovos por cinco minutos para obter uma gema com consistência ligeiramente mole ou deixe um minuto a menos se desejar uma gema mais mole. Para saber mais sobre os benefícios que o incrível ovo traz à saúde, consulte a página 305.

Talvez você se sinta pronto para começar a mudança só pelo fato de ter este livro nas suas mãos ou talvez algum outro motivo o tenha levado a lê-lo. Seja como for, um verdadeiro momento de percepção exige mais do que apenas sentir-se pronto. Você precisa estar preparado para entrar em ação. Afinal, as pessoas não planejam cometer erros, mas cometem erros ao planejar.

Use as suas emoções como o motor que o ajudará a desenvolver as estratégias que eu tracei ao longo do livro e siga em frente com as suas escolhas.

PRINCÍPIO 2: EQUILÍBRIO

Você ganha a grande batalha quando adota o duplo Q – qualidade e quantidade.

Se você seguir a minha CHAVE, terá um programa que lhe mostrará o que comer, e essas orientações lhe ajudarão a controlar naturalmente a sua fome, uma vez que você vai ingerir nutrientes que irão lhe satisfazer. Mas depois que cumprir as etapas e passar pelo Plano de 21 Dias, caberá a você determinar, daí em diante, o tamanho das suas porções. É possível ganhar peso comendo apenas alimentos saudáveis, caso você coma mais do que deveria.

Por isso, duas coisas devem ser levadas em consideração quando estiver seguindo as diretrizes CHAVE:

1. Saber escolher bons alimentos o ajudará a regular a sua dieta. Por exemplo: fibras, gordura e proteína ajudam você a manter a fome sob controle, tornando menos provável que você coma demais.

2. Nada disso dá a você licença para enlouquecer e se atirar de cabeça na comida. Quantidades são muito importantes, portanto, certifique-se de moderar no tamanho das porções e encontre o

COMA GORDURA, PERCA GORDURA

Aqui está uma boa ideia que alguns fisiculturistas usam: comer sardinha em azeite de oliva – porque, teoricamente, a combinação de proteína e gorduras saudáveis, tanto do azeite de oliva quanto do peixe, ajuda a manter a massa magra. Não que a sua meta seja se tornar uma montanha de músculos, mas essa dica fornece uma visão interessante, baseada na escolha alimentar de pessoas que se preocupam muito com a quantidade de gordura corporal que têm. A propósito, eu adoro sardinha. Esse peixe recebeu tal nome por causa da Sardenha, onde costumam ser abundantes. Dê uma chance às sardinhas – misture-as com azeite de oliva e cebolinhas picadas.

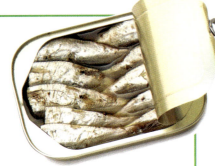

As sardinhas vêm com um bônus: você come os pequenos ossos macios junto com o restante do peixe e ganha um reforço em cálcio.

ponto de equilíbrio entre não comer o suficiente e comer com exagero. O meu Plano de 21 Dias traz orientações e lições sobre qualidade e quantidade – e vai servir como modelo para porções generosas e satisfatórias depois que você passar pelos 21 dias e seguir em frente.

Se o seu objetivo for perder peso, você irá cortar calorias automaticamente ao seguir o meu plano (em comparação com o que você comeria normalmente). Isso é bom. Um estudo investigou os fatores que contribuem para a perda de peso. As pessoas que conseguiram perder peso diminuíram a sua ingestão em cerca de 375 calorias diárias. Esse não é precisamente o número que você deve alcançar, porque existem muitas outras variáveis que contam no processo de perder peso. Ao mesmo tempo, os autores do estudo informaram que o aumento do consumo de frutas, vegetais e laticínios com baixo teor de gordura contribuiu para a perda de peso – sugerindo o método que as pessoas usaram para cortar calorias. Vegetais têm poucas calorias, por isso você pode comer mais deles – e ter uma compensação em termos de volume de comida.

Os alimentos-chave geralmente significam ingerir menos calorias – e um corpo menor a longo prazo.

PRINCÍPIO 3: PREPARAÇÃO PARA EMERGÊNCIAS

Para lidar com as tentações é preciso preparo para manter o controle nos momentos difíceis.

Se você tentou perder peso no passado, já sabe: não é fácil. Algumas vezes você sente fome. Às vezes fica frustrado e quer descarregar a tensão numa lanchonete qualquer. Às vezes você está caminhando pelo shopping e o cheiro de comida lhe dá uma súbita vontade de comer. As tentações estão por toda parte, tornando ainda mais difícil a luta para perder peso.

Dizem que força de vontade basta para vencer as tentações, mas isso é um mito. Muitas pessoas acreditam que simplesmente ter força de vontade e resistir é o suficiente para ser bem-sucedido em qualquer dieta. Eu diria que não é tão simples assim, pois nossos hábitos são mecanismos simples que nos empurram na direção da comida, isto é, nós criamos as nossas próprias reações Pavlovianas. Ligar a televisão, abrir um saco de batatas. O que ajuda a vencer essas batalhas são estratégias como, por exemplo, criar diferentes ambientes alimentares para que você não precise sempre recorrer conscientemente à sua força de vontade (eu falei sobre esse assunto no Capítulo 3). Algumas pesquisas sugerem que a quantidade de força de vontade em que podemos nos apoiar diariamente é limitada, e que nós nos desgastamos ao nos envolver constantemente nessa queda de braço. Quando nós esgotamos a energia vital que nos capacita a tomar decisões, começamos a tomar decisões ruins (principalmente no fim da tarde, o horário mais difícil para muitas pessoas). Porém, as tentações são reduzidas quando tomamos decisões automaticamente.

Você deve achar que a questão da fome esteja mais ligada à língua ou ao estômago, mas ela na verdade começa no cérebro. Nele, o hipotálamo atua como um disco rígido central para muitas atividades do corpo, incluindo as sensações de apetite e de saciedade. (A propósito, isso não diz respeito apenas à comida e bebida, mas também ao apetite para o sono e para o sexo.) Uma das funções do hipotálamo é regular o grau de satisfação que você sente e o que você deve fazer quando não está satisfeito.

Dois hormônios, a leptina e a grelina, influenciam o hipotálamo. Elas atuam em conjunto e disparam a sensação de fome e de saciedade. Em um sistema perfeito, os dois lados trabalhariam juntos como parceiros de dança, movendo-se graciosamente um com o outro. Sinal para comer quando você precisa de calorias para abastecer seu corpo; sinal para parar de comer quando a sua energia está restabelecida, para que você não acumule gordura demais. O seu corpo, como é de se esperar, quer

BAIXO TEOR DE GORDURA NÃO ESTÁ COM ESSA BOLA TODA

O que há de tão bom nos alimentos diet? O ponto forte de muitos deles não é o valor nutritivo, e sim o marketing. Por exemplo, "baixo teor de gordura" pode significar que um alimento está cheio de açúcar ou de sabores artificiais. Veja, por exemplo, os sorvetes e iogurtes congelados que são diet: eles são apresentados como um caminho para que possamos nos deleitar com o pecado do doce sem precisar fazer nenhum sacrifício. Parece um milagre, não é? Sem adição de açúcar! Mas, na realidade, eles são cheios de adoçantes artificiais e aditivos. Eu já vi um sanduíche de sorvete diet que tinha nada menos que 50 ingredientes. Cinquenta! Os porcos recebem alimentos saborizados artificialmente porque esses alimentos engordam mais – e esse não é um exemplo que nós humanos gostaríamos de seguir. É melhor ter um pouco do açúcar de verdade. Afinal, é para isso que temos a letra "E" em CHAVE.

que esse sistema esteja equilibrado. Ele não quer que você fique faminto e não quer que você enlouqueça e coma demais. Ele preferiria uma dança 100% perfeita, e é aí que você entra.

A leptina é o hormônio da satisfação (dançando como um duende feliz). Mantenha elevados os níveis de leptina e você vai ficar satisfeito. A leptina afasta a fome e estimula você a queimar mais calorias. A grelina é o hormônio da fome (bravo como um gremlin). Se os níveis de grelina forem realmente altos, você vai ter que encontrar algo bem depressa para comer.

AME O SEU FÍGADO

Esteatose hepática, ou gordura no fígado, é uma doença que afeta praticamente um em cada três adultos. Ela ocorre quando a gordura se acumula no fígado e o danifica. Embora o senso comum seja de pensar que essa doença está associada ao consumo excessivo de álcool, a verdade é que a gordura no fígado também pode ser causada por excesso de consumo de açúcar e de farinha refinada. De que modo isso acontece? O excesso de açúcar no corpo sobrecarrega o fígado, que o armazena na forma de gordura. Esse acúmulo de gordura, por sua vez, desencadeia uma reação inflamatória prejudicial. A pior parte é que esse dano ao fígado não tem sintomas evidentes e está perigosamente associado a doenças cardíacas e a algumas formas de câncer. Mas existe uma maneira de combatê-lo: Comer alimentos-chave, como ômega-3, e parar de consumir alimentos com açúcar.

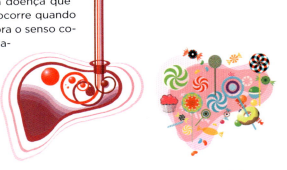

Verdade assustadora. Se um fígado que foi castigado sem dó por excesso de gordura e de açúcar for colocado lado a lado com o fígado de uma pessoa que consome muito álcool, eles parecerão quase idênticos em termos de danos causados a esse importante órgão.

Quando o seu estômago fica vazio em intervalos regulares ao longo do dia, a produção de grelina é estimulada. Você recebe pequenos avisos de que deve comer e alguns desses impulsos são mais fortes do que outros. Esses avisos param quando você está satisfeito.

Como fazer para manter os níveis de leptina altos e os de grelina baixos? O caminho mais eficaz é consumir alimentos-chave que promovam a saciedade, isto é, GORDURAS BENÉFICAS, PROTEÍNAS IDEAIS, ABUNDÂNCIA DE FRUTAS E VEGETAIS E CARBOIDRATOS ENERGIZANTES. Todos eles levam um bom tempo para passar pelo sistema digestório, incitando os níveis de leptina a se manterem altos a fim de que você se sinta saciado. Os alimentos que são digeridos rapidamente, no entanto, promovem a produção de grelina. Açúcares nocivos e carboidratos refinados são exemplos desses alimento. A produção de grelina fará com que o seu apetite aumente, e então você irá comer mais e aquele círculo vicioso de fome será gerado.

Por isso, para evitar extremos de fome (sentir-se faminto ou sentir-se farto), você precisa do fluxo constante dos alimentos-chave, não dos altos e baixos de uma montanha-russa causados por alimentos processados e sem valor nutritivo. Não existe uma fórmula perfeita – algo como, por exemplo, uma regra que determine que se você comer três maçãs pela manhã você terá os níveis ideais de leptina –, então você precisará ter certo cuidado para inibir uma emergência relacionada à fome antes que ela se intensifique. Busque manter equilibrados os seus níveis de fome ao longo do dia e procure evitar os altos e baixos que levam a comer excessivamente e a ganhar peso.

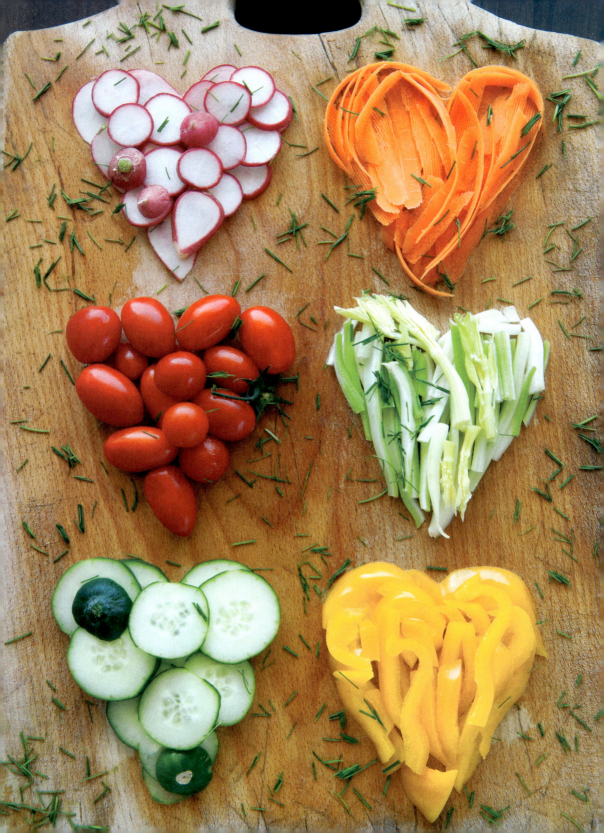

6.

Alimentos-chave
para o coração

A maneira natural de manter as suas artérias desobstruídas e o seu coração forte.

Toda vez que vejo um coração diante de mim em uma cirurgia é um momento sagrado. Faz-se uma incisão na pele, separa-se as costelas, abre-se tudo – e lá está ele. Enquanto o coração bate, o músculo me faz lembrar a força de uma jiboia. Ele está alerta à sua própria maneira, um pouco acanhado enquanto se encolhe na parede torácica, sem saber o que acontecerá em seguida.

Então, a primeira coisa que eu faço a um coração avariado é acariciá-lo, a fim de transmitir paz e tranquilidade para ele. Surpreendentemente, o coração passa a bater mais devagar em resposta à mão carinhosa.

Quando abrimos o peito de um paciente e examinamos dentro, nós sabemos o que nos aguarda. Todos os diagnósticos e avaliações nos informaram por que estamos ali e o que iremos encontrar.

Eu sei que existe acúmulo de placa quando vejo uma substância que parece glacê seco ou batatas fritas velhas. Não é uma mera coincidência a semelhança da placa com as coisas que podem tê-la causado.

Se eu sinto o sangue passar de forma turbulenta por uma artéria, como a turbulência da água quando passa por uma mangueira, eu sei que o vaso sanguíneo está em dificuldades.

Uma mancha circular no coração, como as manchas que aparecem em uma fruta quando ela está machucada, é a cicatriz que indica que o paciente teve um ataque cardíaco.

Se o paciente for fumante, eu vou perceber. Como? O tecido de um coração saudável lembra o mais fino linho. É suave, macio e fácil de costurar. O tecido do coração de um fumante se assemelha mais a papelão. Costurá-lo é uma tarefa mais desafiadora.

Algumas vezes nós nos deparamos com um coração aumentado e batendo rápido, como um pássaro assustado se debatendo numa gaiola. Ele está desesperado para bombear sangue para o resto do corpo, mas simplesmente não tem força para isso. Nesses casos, nós precisamos agir rápido.

Embora existam muitas cirurgias diferentes para tratar das mais variadas condições cardíacas, todas elas compartilham uma missão similar: fazer o coração bater com força e eficiência e assegurar que todas as vias desse órgão vital – as que levam até ele e as que partem dele – estejam desobstruídas.

Um dos motivos que me faz amar a cirurgia cardíaca é que ela me dá um feedback imediato. Eu passei muitos e muitos anos da minha carreira examinando corações de homens e de mulheres que estavam danificados pelos mais variados tipos de coisas, como, por exemplo, genes problemáticos, cigarro, inatividade e má alimentação. Nós identificamos o problema e marcamos uma cirurgia para tratar dele.

Pode ser que você esteja em risco de doença cardíaca (que é o que mais mata no mundo), por causas genéticas ou devido ao seu estilo de vida, ou pode ser que você apenas queira se certificar que o seu coração continuará a trabalhar com vigor durante muito tempo. Seja como for, você deveria ter um grande interesse em saber como a comida pode ajudar. Porque, para ser franco, eu não quero ver você nessa mesa de cirurgia. Eu prefiro que você se encarregue da questão. Não com um bisturi, mas sim usando garfo e faca.

E qual a melhor maneira de fazer isso? Através da letra A do meu quadro de alimentos-chave: Abundância de frutas e vegetais. A ciência não deixa dúvida de que uma dieta baseada em plantas tem um efeito incrivelmente positivo sobre a saúde do coração. Reforce o seu prato com os melhores medicamentos que a natureza oferece e você vai reforçar o seu coração para que ele continue conduzindo você ao longo da vida.

Eu posso dizer com precisão qual foi o momento em que percebi que estávamos a caminho de uma grande mudança na nossa compreensão sobre comida e doença cardíaca. Era o ano de 1989 e eu era um médico jovem que estava em uma conferência da American Heart Association. Caminhando pelo prédio, notei que uma sala estava completamente lotada – todos queriam ouvir o que o conferencista estava dizendo. Era uma conferência médica, mas lembrava uma multidão de fãs apinhados num pequeno salão para tentar ver os Beatles.

O conferencista era Dean Ornish, o criador de um método de tratamento para doenças cardíacas baseado na nutrição. O dr. Ornish foi a primeira pessoa a medir o efeito de uma dieta baseada em plantas e com baixo teor de gordura na redução de doenças cardíacas. E muitos médicos estavam, por assim dizer, devorando os ensinamentos dele.

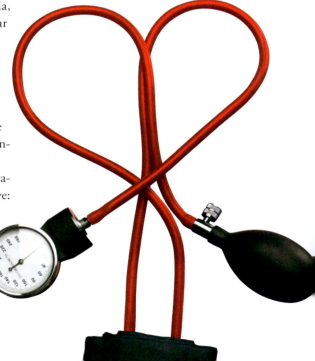

OLHANDO O CORAÇÃO MAIS DE PERTO

O seu coração tem um sistema elétrico embutido. Os nós – pequenas massas de células musculares especializadas – enviam impulsos elétricos que controlam o ritmo e a velocidade dos seus batimentos cardíacos.

A aorta, a maior artéria do corpo, é quase do tamanho de uma mangueira de jardim.

As menores artérias não acumulam placas da mesma maneira que as grandes. Porém, elas ainda podem causar ataques cardíacos por estreitamento excessivo ou dilatação nos momentos errados, especialmente nas mulheres.

O seu coração não é vermelho vivo! Sua cor verdadeira é vermelho amarronzado com listras de gordura amarelada. (Um pouco de gordura aqui é normal.)

O lugar mais comum para obstruções: a artéria descendente anterior esquerda, que distribui sangue para grandes áreas do coração. Os bloqueios podem ser tão fatais que os médicos os chamam de "fazedores de viúvas".

Os dados que ele apresentou eram espantosos: em 91% das vezes, os sintomas de dor no peito dos pacientes desapareciam quando eles seguiam o programa do dr. Ornish, que dava grande ênfase ao consumo dos alimentos certos. Lembre-se de que essa apresentação do dr. Ornish foi feita numa época em que a cirurgia e os medicamentos eram a regra nos tratamentos. Época essa não muito distante do tempo em que o meu sogro começou sua carreira como cirurgião cardíaco. E sabe qual era o protocolo naquele tempo? Os pacientes recebiam permissão para comer hambúrgueres no pós-operatório, e quando tinham alta até ganhavam cigarros para relaxar.

Os médicos que assistiram à apresentação do dr. Ornish ficaram entusiasmados ao tomarem conhecimento de dados convincentes e concretos que evidenciavam a importância da alimentação para a saúde. No fundo dos seus corações, eles sabiam que comer bem era um ato de cura e de prevenção – e agora tinham números para provar e professar isso.

No meu trabalho sempre surgem evidências a respeito desse tema. Eu me recordo de um

SALADA SEMPRE À MÃO

Talvez você tenha chegado à conclusão de que levar consigo a sua própria salada para o almoço é uma solução alimentar saudável. E é mesmo! Mas não é fácil transportar verduras, vegetais e frangos no mesmo recipiente sem que tudo isso acabe empapado e murcho depois que você temperar. É aí que entra a salada no pote. É uma solução simples, fácil de transportar e você não precisa se preocupar com vazamentos ou aborrecimentos. Apenas monte as camadas de acordo com a fórmula seguinte e balance o pote quando for comer. (A Salada no Pote do Plano de 21 Dias, na página 198, será a sua primeira de muitas.)

Camada do fundo: Vinagrete feito com azeite de oliva (despeje-o em primeiro lugar para que os ingredientes restantes não fiquem empapados).

Segunda camada: Vegetais mais pesados.

Terceira camada: Alimentos densos e consistentes, como ovos cozidos ou frango.

Camada do topo: Verduras (elas vão no topo do pote para não serem esmagadas pelo peso dos outros ingredientes).

Combine os ingredientes da maneira que desejar. Quando for comer, balance o pote para misturar o molho vinagrete (ou esvazie o conteúdo do pote num prato).

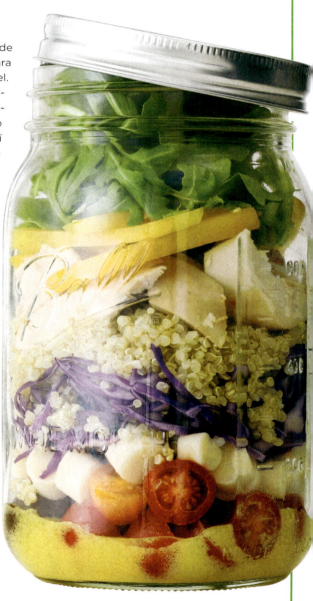

paciente que estava na casa dos 50 anos e em muito boa forma. Na verdade, ele era mais musculoso do que rechonchudo (que, acredito eu, seja a forma que as pessoas imaginam um paciente com problemas cardíacos). Ele não estava acima do peso, exercitava-se diariamente, não fumava e não tinha nenhum marcador que indicasse algum problema (sem pressão alta, sem diabetes). Mas ele tinha doença cardíaca em estágio avançado – provavelmente de natureza genética, uma vez que todos os homens de sua família tinham problemas cardíacos perto dos 40 anos. Ele sentia dores no peito e, de fato, as suas artérias coronárias estavam quase bloqueadas.

Em vez de marcar uma cirurgia imediatamente, eu coloquei o paciente em um agressivo programa de dieta, aumentando radicalmente o seu consumo de vegetais e limitando o consumo de gordura saturada. O que aconteceu depois foi muito interessante. A dieta não fez o acúmulo de placa nas artérias desaparecer, mas ajudou na dilatação das suas artérias.

Elas se dilataram, o que permitiu que o sangue fluísse mais livremente. Considere o seguinte: um acúmulo de placa causa um bloqueio de 50% em uma artéria, mas, quando a artéria se dilata, a mesma placa passa a bloquear apenas 25% dessa artéria. Isso abre caminho para que a doença cardíaca seja sanada. A dor que o homem sentia no peito se foi e o seu risco de doença cardíaca diminuiu significativamente. Na verdade, eu o encontrei recentemente, dez anos depois do seu caso de dor no peito, e ele parecia mais vigoroso do que nunca.

Quem resolveu o problema desse homem não foi a equipe cirúrgica. Foi a comida.

A história desse homem, assim como muitas outras histórias parecidas com a dele, são portadoras de boas notícias para todos nós, uma vez que mostram que nem sempre são necessárias ações invasivas para solucionar problemas. As pessoas têm mais influência do que pensam sobre o que acontece dentro do seu coração e do seu sistema circulatório.

O seu coração bombeia sangue para todo o corpo através de veias e artérias. O sangue, como você viu no Capítulo 2, é um veículo vital de nutrientes, que transporta para todos os seus órgãos tudo o que você absorve através da comida. O coração funciona realmente como se fosse uma estação central: de uma maneira ou de outra, todas as rotas passam por ele.

Os problemas ocorrem principalmente no caminho que as artérias percorrem ao longo do corpo, não no coração propriamente dito.

Através da válvula aórtica, o coração impulsiona o sangue para a aorta (que, como vimos, é a maior artéria do corpo), e a partir daí o sangue será enviado a todos os outros órgãos. Surpreendentemente, o sangue vai em primeiro lugar para as artérias coronárias circundantes, para que o coração possa de fato se alimentar antes de cuidar do resto do corpo. (Uma observação: esse detalhe torna o coração um grande exemplo para todos os que se dedicam a cuidar de outras pessoas, não é mesmo? Isso porque nós precisamos priorizar a nossa própria saúde para podermos ajudar as pessoas que amamos.)

Com todo esse sangue indo e voltando pelo corpo, você pode ter um trânsito tranquilo ou um engavetamento gigante. Acidentes são causados pelas coisas que laceram a parede das artérias – pressão alta, cargas de açúcar em excesso circulando na corrente sanguínea – e que estão associadas à má alimentação. Os danos são reparados com colesterol, que é como o curativo do corpo. Quando esse reparo é feito com o colesterol LDL, que é o ruim, ele funciona como um revestimento barato e se rompe facilmente com inflamações.

Isso acarreta em danos subjacentes que podem levar a coágulos sanguíneos súbitos e ao bloqueio da artéria.

O sangue rico em oxigênio e nutrientes não poderá ser transportado até o seu cérebro e até os outros órgãos se houver uma obstrução. Isso significa que o seu coração tem que se esforçar mais para bombear o sangue e, ao mesmo tempo, não receberá sangue de maneira eficiente para executar bem o seu trabalho. Quanto mais artérias obstruídas, maiores são as chances de aparecerem problemas, como pressão alta, ataque do coração e insuficiência cardíaca.

Sem dúvida, nós podemos solucionar alguns desses problemas com medicamentos e cirurgia para desobstruir a artéria. (Para isso serve a cirurgia de ponte de safena: nós contornamos a área danificada para que o sangue seja transportado por uma rota diferente ao redor da lesão.)

Contudo, se a sua intenção é fortalecer seu coração e até mesmo reverter o estrago antes de passar por uma cirurgia, ou antes que aconteça um incidente potencialmente fatal, você pode recorrer à comida para melhorar o fluxo sanguíneo, aliviar a inflamação e restaurar a ordem na sua rede de artérias.

De que maneira? Consumindo alimentos que irão diminuir a chance de que placas se formem e se rompam ao longo das paredes arteriais. Lembre-se: grande parte do dano se deve à pressão alta e excesso de açúcar circulando no sangue – e essas duas ocorrências são causadas, de modo geral, pela ingestão excessiva de comida e, particularmente, pelo consumo exagerado de açúcar e carboidratos. Siga o método CHAVE e você dará uma grande proteção ao seu coração e às suas artérias. Você também pode consumir alimentos que o ajudarão a estabilizar problemas existentes, para que eles não o façam sofrer.

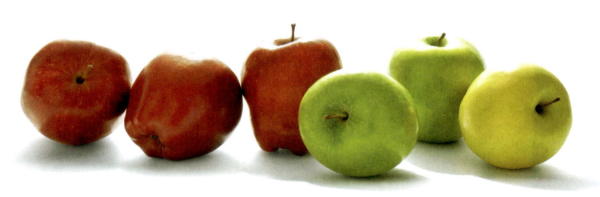

Maçãs Frescas. Todas as maçãs são ricas em nutrientes que ajudam a combater doenças. Há vários tipos de maçã – Fuji, Red Delicious, Idared, Granny Smith, Gala, Jonagold etc. – uma mais saborosa e nutritiva que a outra. Seja a casca da maçã vermelha, verde-clara ou amarela, o importante é que você deixe essa casca onde ela está. Não descasque a maçã, pois na casca está boa parte do poder dessa fruta e cerca de metade das fibras da fruta inteira.

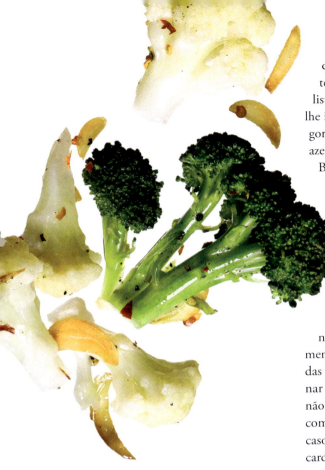

Experimente a nossa Salada de Brócolis e Couve-flor, com alho, limão e uma pitada de pimenta vermelha em flocos.

Nós sabemos que o colesterol HDL (o tipo bom de colesterol) ajuda a manter as artérias limpas e podemos aumentar os nossos níveis de HDL através do consumo de peixes gordos, alimentos ricos em vitamina B e alimentos com fibras. Uma dieta rica em vegetais fornece muitos desses elementos.

Além do mais, você precisa comer gorduras saudáveis – dos alimentos da letra C do método CHAVE: Consumir gorduras boas. Lembre-se de que essas gorduras são encontradas no azeite de oliva, nas oleaginosas e no peixe (veja a lista inteira de fontes na página 31). Um detalhe interessante: se for possível, procure obter essa gordura dos alimentos em si, isto é, das próprias azeitonas, das oleaginosas, dos abacates. Por quê? Basicamente, porque as fibras desaceleram a digestão, proporcionando um fluxo mais lento para a sua corrente sanguínea, enquanto o seu corpo retira os nutrientes dos alimentos. E um fluxo mais lento, como você sabe, é melhor para a saúde do que um fluxo desenfreado.

As gorduras que não devemos ingerir em grandes quantidades são as do tipo saturado (como as encontradas na carne vermelha e em laticínios). Essas gorduras aumentam o colesterol, o que pode levar à formação das perigosas placas nas paredes arteriais e terminar em pânico e em emergências médicas. Você não precisa eliminar a carne vermelha, mas eu recomendo que restrinja fortemente esse alimento caso você esteja em risco significativo de doença cardíaca. (As primeiras informações a respeito dessa questão chegaram a nós através de exames feitos em soldados americanos mortos na Guerra da Coreia. As artérias deles foram examinadas e grandes acúmulos de placa foram encontrados em homens de 18 anos anteriormente saudáveis que cresceram em nossa típica dieta rica em carne.)

A diferença essencial entre os alimentos que beneficiam e os que causam danos ao coração foi exposta pelo dr. Ornish na conferência realizada tempos atrás. Tanto ele quanto o dr. Caldwell Esselstyn, importante médico do coração e atleta olímpico de remo – ganhador de medalha de ouro em 1956 – são dois heróis em meu livro, porque estabeleceram uma conexão entre a nutrição e a medicina.

SETE INGREDIENTES RICOS EM GORDURAS SAUDÁVEIS.

Saiba como acrescentá-los ao seu prato.

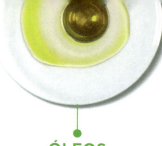

ÓLEOS
Faça um molho para salada com óleo de amêndoas, azeite de oliva, óleo de abacate, óleo de soja ou óleo de semente de linhaça.

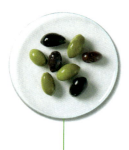

AZEITONAS
Coma as azeitonas puras ou acrescente-as ao seu prato favorito.

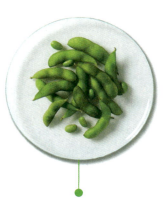

EDAMAME (SOJA VERDE)
Misture em saladas ou com quinoa cozida.

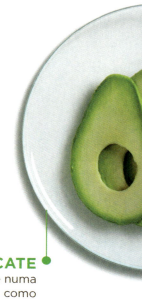

ABACATE
Experimente numa salada ou como um patê.

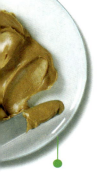

MANTEIGA DE OLEAGINOSAS E SEMENTES
Espalhe em fatias de frutas e em petiscos vegetais.

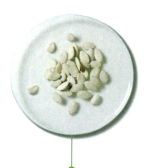

SEMENTES
Abóbora, girassol, gergelim, linhaça e chia são ótimas fontes de gorduras boas. Espalhe-as na salada, no iogurte ou no mingau de aveia.

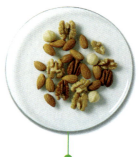

OLEAGINOSAS
Essas iguarias estão entre os alimentos mais saudáveis. Para ter mais sabor sem calorias a mais, experimente-as tostadas.

O dr. Ornish apresentou, em 1983, o seu primeiro estudo ligando as mudanças alimentares às doenças cardíacas. Nesse trabalho, ele mostrou que a capacidade do coração de bombear sangue aumenta significativamente depois de apenas 24 dias de mudança na dieta, com redução de 91% da frequência da angina e diminuição de 20% nos níveis de colesterol, além de um menor risco de problemas cardiovasculares. A extensão da melhora foi impressionante, e maior do que a de muitos medicamentos tradicionalmente oferecidos. Estudos posteriores do dr. Ornish reforçaram as suas descobertas iniciais. Por exemplo, na década de 1990, ele constatou que até mesmo bloqueios arteriais coronários severos podiam ser revertidos em apenas um ano quando os pacientes seguiam um plano de alimentação saudável para o coração (com baixo teor de gordura e baseado em plantas). O colesterol total caiu 24% e o indesejável LDL caiu 37% – taxas similares às que eram atribuídas aos medicamentos redutores de colesterol. E (o que não foi surpresa) os bloqueios cederam de maneira mais significativa depois de cinco anos (além disso, aqueles que não seguiram a dieta saudável ao coração tiveram duas vezes mais eventos cardíacos do que aqueles que seguiram).

As conclusões do dr. Ornish receberam respaldo de várias pesquisas nas últimas décadas. Por exemplo, um importante estudo envolvendo mais de 126 mil pessoas mostrou que aquelas que consumiam mais frutas e vegetais tinham um risco 20% menor de doença cardíaca coronária. E uma recente meta-análise de 23 estudos – envolvendo quase um milhão de pessoas – também obteve o mesmo resultado.

Em última análise, esse é um dos principais motivos que me levam a enfatizar os produtos agrícolas no meu Plano de 21 Dias e no meu método CHAVE. Eu quero que o seu prato se assemelhe a um jardim em miniatura, que a maioria dos alimentos nele faça você se lembrar da aparência que

MEU CORAÇÃO BATE PELAS SOBREMESAS

A ideia de limitar o consumo de açúcar deve fazer você pensar que nunca mais vai provar aquele delicioso tiramisu de novo. Mas não se preocupe. Comer um cupcake ou alguma guloseima de vez em quando não é problema; o problema está em transformar o consumo desses doces em um hábito a longo prazo. O truque é comer respeitando o limite do "de vez em quando". Se você conferir as receitas de Brownie de Chocolate Amargo e Beterraba, e de "Sorvete" de Banana, vai descobrir sobremesas doces e tentadoras que são perfeitamente aceitáveis como guloseimas. O segredo está em substituir ingredientes e em aprender a fazer versões saudáveis dos seus doces não saudáveis favoritos.

Tangerinas com chocolate são polvilhadas com pistache e ganham um toque de crocância (e de proteína).

eles tinham quando foram colhidos (isso não significa que você precise comer tudo cru, apenas que as formas desses alimentos se mantenham as mesmas – assim, maçã é melhor do que suco de maçã e berinjela grelhada é ótima, mas quando está coberta de massa e queijo, nem tanto).

Você vai se deliciar com muitos vegetais e com proteína magra (como, por exemplo, frango, peru e peixe). Arroz e grãos também são bem-vindos. O seu objetivo é evitar alimentos processados e alimentos cheios de gordura saturada e/ou açúcar. Coma dessa maneira e você evitará o crescimento de placa, além de manter as artérias limpas e minimizar o risco de rupturas.

A ideia de reforçar o prato com porções vegetarianas não deixa você muito animado? Aposte nas ervas e nos temperos. Você pode temperar os seus vegetais com todos os tipos de combinações para deixá-los mais apetitosos. Fatie a couve-flor em "filés" e asse com temperos árabes; deixe o clássico gazpacho mais picante com jalapeños moídos; adoce as cenouras com canela; incremente o brócolis com açafrão. É um grande engano achar que comida saudável tem que ser chata e sem sabor. Use a sua cozinha como um pequeno laboratório para aprimorar tudo o que você come, sabendo que você irá agradar tanto ao seu paladar quanto ao seu coração.

O VINHO COMO ELE É

Sabemos que o vinho contém resveratrol e quercetina, que são antioxidantes benéficos para o coração. Um copo por dia é uma coisa boa (mas espere até concluir o Plano de 21 Dias). Um estudo publicado no *European Heart Journal* demonstrou que mulheres na casa dos 40, 50 e 60 anos que bebem sete copos de vinho, cerveja ou bebida destilada por semana diminuem em 16% o risco de insuficiência cardíaca. Mas essas substâncias que combatem doenças também podem ser encontradas nos alimentos. O resveratrol é encontrado em mirtilos, amoras, uvas, amendoins, pistache e cacau. E você vai ter quercetina quando consumir maçãs, amoras-pretas, frutas cítricas, cerejas pretas, uvas, cebola, salsa, sálvia, chá-preto e chá-verde.

Escolha copos menores e você acabará bebendo menos. É uma ilusão de ótica: coloque a mesma quantidade de vinho num copo pequeno e em um copo grande e vai parecer que o copo maior tem menos vinho – o que leva as pessoas a beberem mais rápido e tornarem a enchê-lo. De fato, um estudo mostrou que um pub servia uma quantidade de vinho 9% maior quando usava taças de 170 mililitros em comparação com taças de 110 mililitros. Fique com o copo menor e diminua as dores de cabeça.

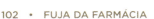

É MELHOR PARAR DE USAR SAL?

A maioria das pessoas consome sal exageradamente (sódio em excesso está associado a problemas no coração). No entanto, a maior parte desse sal não vem do saleiro, mas de alimentos embalados, processados e de restaurantes. Quando você cortar esses alimentos, os seus níveis de sódio vão despencar e você poderá colocar um punhado de sal nos seus vegetais, se quiser. Se você pretende diminuir o seu consumo de sódio, considere a possibilidade de substituir o sal pelo suco de uma fruta cítrica (limão, lima ou até mesmo toranja). Eles têm um efeito de condimentação parecido.

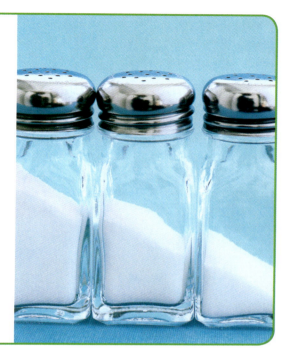

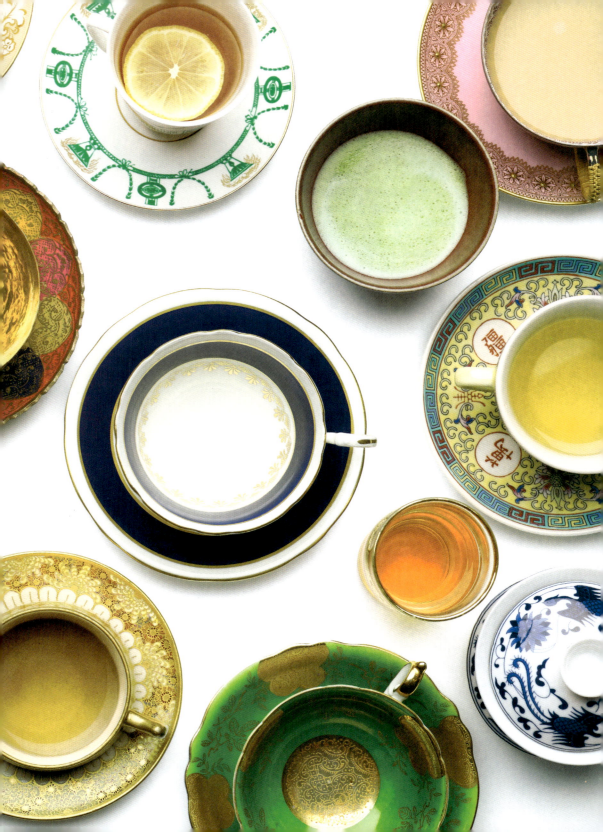

7.

Alimentos-chave para a fadiga

Siga o método CHAVE para ter mais vigor e menos preguiça.

Na barra de busca do Google, digite as palavras "Por que eu estou". O preenchimento automático do sistema vai dispor logo abaixo todo tipo de sugestão, desde as mais filosóficas, como "Por que eu estou vivo?", até as mais práticas. O senso comum seria de que as sugestões mais populares estejam ligadas ao problema que atinge mais de dois terços da população: "Por que eu estou acima do peso?".

Porém, a primeira sugestão que completa a frase é "Por que eu estou tão cansado?".

Isso mostra o quão importante é a questão da fadiga. O todo-poderoso Google confirma isso. E não só o Google: em uma pesquisa de opinião entre os leitores da revista *Dr. Oz The Good Life,* 74% dos leitores afirmaram que desejavam ter mais energia para o dia a dia e 59% preferiam ter mais energia a perder peso (além disso, quase quatro quintos das pessoas disseram que preferiam ter mais energia a fazer mais sexo).

Essa é uma questão que deve ser enfrentada. A fadiga pode ser um transtorno misterioso e complicado, porque não há dados concretos que indiquem problemas de fadiga, como, por exemplo, a pressão sanguínea que indica problemas cardíacos. Você simplesmente sente fadiga. Talvez o seu corpo e a sua mente não tenham energia para começar a funcionar pela manhã. Talvez você sofra com aquele cansaço que chega à tarde, em que seu corpo clama por uma dose de açúcar. Talvez você se sinta baqueado ao final do dia, quando as crianças aguardam ansiosas por mais uma página do livro que você está lendo para elas.

Mas você simplesmente não consegue, não tem força para mais nada.

Nós todos sabemos o que é sentir cansaço e ficamos todos frustrados quando nos sentimos assim. Queremos ser rápidos e ágeis como um gato, não lerdos como uma lesma. Não queremos nos arrastar pelo dia; queremos vigor para atravessar o dia aos saltos.

Eu comparo a fadiga a um novelo emaranhado. Os fios são as influências – incluindo sono, nutrição, estresse, atividade, alterações hormonais e uma série de outras – que se misturam em nossos centros de energia anatômicos. Para enfrentar a fadiga você tem que analisar todos os fios. Mas a nutrição é um fio e tanto.

Os hábitos alimentares podem ser a causa da fadiga – ou no mínimo estão contribuindo para que a fadiga aconteça. (Fadiga pode também ser indício de uma série de problemas; então, se a sua indisposição não melhorar com mudanças na nutrição e nos hábitos de sono, procure um médico.) A fadiga e a nutrição começam nos pontos extremos do seu dia – o que acontece de manhã e no fim da noite, na hora de dormir. Mas muita coisa também acontece no meio desse período. Vamos verificar como o seu corpo se abastece ao longo do dia e como as suas escolhas alimentares influenciam nos seus níveis de energia.

O que você come

Eu senti os efeitos da profunda exaustão no início da minha carreira de médico. Uma das minhas primeiras responsabilidades foi o trabalho na unidade de terapia intensiva. O médico-residente designado para a UTI jamais pode deixar o seu posto e, por isso, você tem que se acostumar a fazer turnos de trinta horas – atendendo a toda e qualquer necessidade que surja durante o dia ou a noite. Esse é

COMA PORÇÕES MENORES E VIVA UMA VIDA MAIOR

Se você anda cansado demais, a comida pode ser uma das razões: suas refeições podem ser grandes demais. Quando você come demais, uma grande quantidade de sangue tem de se deslocar rapidamente para o seu sistema digestório para colocar todos os processos gástricos em movimento. O resultado? Sobra menos fluxo sanguíneo para o resto do seu corpo, o que faz você se sentir mais preguiçoso do que um torcedor jogado no sofá, vendo o seu time pela televisão. Tente diminuir as porções até o ponto em que você se sinta satisfeito, não estufado.

um dos motivos pelos quais os médicos em início de carreira forçam tanto os seus limites. (Todos nós assistimos a séries médicas na televisão, não é? Esgotamento é um enredo comum, porque as longas horas de trabalho e os padrões irregulares de sono e de alimentação acontecem de fato.)

Como não podíamos deixar a UTI, nós éramos obrigados a trazer comida de casa ou a comer o que o hospital servia aos pacientes. A maioria dos residentes não trazia marmita de casa e, por isso, tinham de se sujeitar a comer blocos de carne moída sem gosto, ervilhas fervidas três vezes e todo tipo de preparado de batata que havia por perto naqueles dias.

Quando comecei a trabalhar ali, eu me sentia como um inseto debaixo de um sapato. Pisado. Não tinha energia para nada.

Pouco tempo depois, Lisa começou a preparar almoço para eu levar ao trabalho. Consistia quase sempre de sobras de um jantar saudável da noite anterior ou da salada de atum que ela fazia – atum com alho, aipo, cebola, salsa e outros ingredientes secretos. Eu gostava disso, claro, pois tinha mais sabor do que a comida de fábrica que entrava na unidade de terapia intensiva. O mais importante foi que os meus níveis de energia decolaram. Eu trabalhava o mesmo número de horas, mas me sentia ótimo, nunca ficava doente (apesar de trabalhar tão perto de pessoas doentes) e mantinha o pique do início ao fim do dia. (Todo esse meu dinamismo me rendeu uma certa fama. Em um artigo sobre mim publicado algum tempo depois no *The New York Times*, o autor afirmou que os níveis de energia deviam ser medidos em "mehmets", não em joules.)

Eu me orgulho da minha capacidade de aproveitar meus dias ao máximo, mas essa capacidade não tem nada a ver com nenhuma predisposição genética – ela está ligada ao "combustível" que eu uso. Os meus alimentos-chave, nas proporções adequadas de carboidratos, proteínas e gorduras, proporcionam um fluxo constante de nutrição que mantém você em perfeito equilíbrio em termos de energia.

O que a abordagem CHAVE previne? O seguinte círculo vicioso clássico: Você está cansado, letárgico, precisando de um estímulo. Quando você se encontra nesse estado – por meio da persuasão de convincentes gremlins disfarçados de hormônios cerebrais – você procura pela única coisa que vai fazê-lo sentir-se melhor imediatamente: carboidratos de rápida ação que, num piscar de olhos, levam energia para o seu cérebro e para outros órgãos. O único problema com os carboidratos de ação rápida é que eles desaparecem com a mesma velocidade com que surgiram. Então, o estímulo que você sente é apenas temporário – e você volta a despencar tão rapidamente quanto subiu. Daí você passa a precisar de mais carboidratos para poder se sentir melhor, e o ciclo se reinicia. Além disso, o despejo desses carboidratos de ação rápida é exatamente o que leva ao ganho de peso e a outros problemas de saúde.

Os alimentos-chave atuam de modo oposto: eles fornecem energia duradoura porque mantêm você saciado sem altos e baixos abruptos. A energia chega na forma de gorduras saudáveis (por isso as oleaginosas são um bom lanche), proteínas que nos satisfazem (frango ou peixe no almoço) e carboidratos de digestão lenta (e eis o motivo pelo qual cenouras assadas são um lanche melhor do que qualquer coisa que possa ficar guardada por meses dentro de uma máquina de vendas automática).

GUARNIÇÃO QUE COMBATE A SONOLÊNCIA

Para ajudar a vencer a sonolência em um dia que você já abusou do café, prepare uma porção de couve-flor, couve-de-bruxelas, couve ou brócolis para o jantar. Estudos mostram que esses vegetais podem decompor a cafeína com mais rapidez, o que pode ajudar na redução de distúrbios do sono.

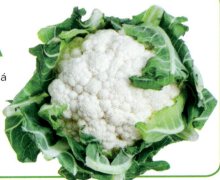

ALIMENTOS-CHAVE • 107

3 MANEIRAS DE TURBINAR O SEU CAFEZINHO

Está em um caso de amor com o café? Nenhuma surpresa nisso, pois muitas pessoas estão na mesma situação. Eu não tenho a intenção de me colocar entre você e o seu melhor amigo cafeinado. Se você gosta de café, beba-o com moderação e sem aquele monte de açúcar. O mais importante é abandonar o hábito de pensar que você precisa de uma xícara a cada cinco minutos. É mais provável que você tenha desenvolvido o hábito de bebericar alguma coisa enquanto está trabalhando, dirigindo ou tomando conta das crianças e você automaticamente supôs que essa coisa deveria ser o café. Experimente alternar o café com outras bebidas – uma xícara de café e depois água gelada aromatizada com frutas – e você verá que isso vai sustentar seus níveis de energia sem que você tenha que parar de beber sua bebida quente favorita de uma hora para outra. Experimente também estas outras sugestões:

Leite de amêndoas: É delicioso e bem melhor do que encher seu café de açúcar, adoçantes e coisas do tipo. Para dar sabor, use uma pitada de canela em vez do açúcar.

Café turbinado: Em vez de creme e açúcar, adicione um pouco de manteiga e óleo de coco. Os ácidos graxos de cadeia curta retardam a absorção da cafeína, ajudando a manter a sua energia por um período maior. Além disso, a adição de gordura também irá ajudar você a brecar a fome. Lisa mistura os nossos por alguns segundos para obter um resultado mais homogêneo; caso contrário, o óleo de coco fica flutuando no topo.

Água quente e limão: Esta bebida foi tendência nos últimos anos e eu sou fã dela, porque a fruta cítrica ajuda a manter os sucos gástricos circulando. Com ela você tem alguma coisa para bebericar que não seja café (seu vício em café pode ser mais um hábito adquirido do que necessidade de cafeína) e, além disso, essa bebida tem um gosto bom.

Eles dão a você níveis de energia que se mantêm por um tempo prolongado e, no final das contas, o ajudarão a dormir melhor à noite. É por isso que um consumo constante de alimentos-chave – pela manhã, durante o dia e à noite – é a principal maneira de manter os níveis de energia consistentes ao longo do dia.

O que você bebe

O café se tornou o símbolo universal de estímulo e energia. Você sabe como ele foi descoberto? Conta a lenda que um pastor de cabras etíope percebeu que as suas cabras ficavam acordadas a noite inteira quando comiam certos grãos. O pastor, chamado Kaldi, levou os grãos para um mosteiro, onde os religiosos também perceberam as propriedades energéticas deles. Então, um monge secou os grãos e começou a usá-los para preparar uma bebida. Ao ingeri-la, o monge experimentou a mesma animação que as cabras tiveram e assim o café nasceu.

E agora nós tomamos toneladas de xícaras dessa bebida, que se tornou o nosso energizante favorito. Tudo por causa de algumas cabras curiosas.

Eu não sou exatamente um grande bebedor de café (como cirurgião que já realizou operações que chegavam a durar várias horas, eu não podia me dar ao luxo de ter que sair correndo da sala de cirurgia para o banheiro depois de tomar algumas xícaras). Eu gosto mesmo é de beber chá-verde ou chá-preto, com um pouquinho de açúcar. (Sabe como surgiu o chá? Acredita-se que tenha sido descoberto há milhares de anos por um imperador chinês, quando folhas de chá caíram sobre uma panela de água fervente.) Seja qual for o seu preferido, do chá-preto ao chá-de-jasmim, essa bebida é uma das mais saudáveis do mundo. Seus componentes são associados a todo tipo de benefício à saúde, inclusive redução do risco de doença cardíaca e de câncer. Desde que você não o adoce com um caminhão de açúcar, o chá é uma alternativa maravilhosa às bebidas calóricas que existem por aí. Mas se você gosta, não há nada de errado em beber uma xícara de café pela manhã.

Na verdade, você traz alguns benefícios à sua saúde ao fazê-lo. Isso porque o café tem propriedades que geram proteção contra doenças a quem o consome. Pessoas que bebem café diariamente têm menos risco de morrer de diabetes ou de desenvolver doenças neurológicas do que aquelas que não bebem, de acordo com um estudo abrangente da Universidade de Harvard. Outra pesquisa apontou menor incidência de certos tipos de câncer entre pessoas que ingerem café com cafeína (as melhores taxas figuravam naqueles que consumiam entre três a cinco xícaras diárias). E o consumo de café também foi associado à melhora do humor e da memória. Esse poder vem dos componentes benéficos conhecidos como polifenóis, muitos dos quais possuem propriedades antioxidantes. Além disso, claro, há o verdadeiro motivo para que muitos de nós bebamos café: a ação estimulante da cafeína pode aumentar a adrenalina e a dopamina (substância responsável pela sensação de prazer e felicidade), a fim de fazer você se sentir bem, aguçar a concentração e até mesmo melhorar o desempenho nos exercícios físicos. O efeito energizante da cafeína atinge o seu ponto máximo quarenta e cinco minutos depois do primeiro gole (a propósito, você vai eliminar cerca de metade da cafeína através da urina).

Mas tem duas coisas que eu quero que você se pergunte sobre seu café, seja aquele que você consome durante a manhã ou aquele cafezinho da tarde para repor energia: o que você coloca nele? Se a sua caneca estiver cheia de açúcar, adoçante e creme disso ou daquilo, então os benefícios que você

CONHEÇA OS RÓTULOS: DECIFRANDO O CÓDIGO DO CAFÉ

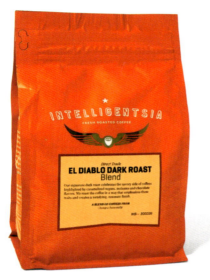

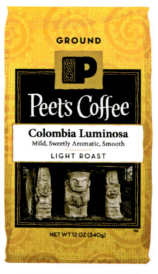

TORRA ESCURA
Quanto maior o tempo no torrador, mais escuros ficam os grãos de café. Isso significa também que eles são mais amargos.

TORRA CLARA
Grãos mais claros conservam melhor o seu sabor original e a cafeína, por isso têm gosto mais frutado e podem proporcionar mais "pique".

CAFÉ SOMBREADO
Os produtores cultivam os grãos entre árvores de mata nativa, sem usar fertilizantes e pesticidas em excesso.

CERTIFICAÇÃO DE COMÉRCIO JUSTO
Sugere que os produtores estabeleceram um preço justo para os seus grãos.

SELO DE PRODUTO ORGÂNICO
Significa que os grãos foram produzidos e torrados sem o uso de agrotóxicos, pesticidas e substâncias tóxicas para a saúde e o meio ambiente.

obterá simplesmente não valerão a pena. Todos esses suplementos podem acabar gerando ganho de peso, variações no humor e perda de energia. Segunda pergunta: até que ponto você confia na cafeína como um apoio para manter o ritmo ao longo do dia?

Despejar cafeína continuamente no seu organismo – seja na forma de café, refrigerantes ou bebidas energéticas – pode ser um problema. Os nossos corpos têm energia suficiente para se manter ao longo de um dia inteiro e nós fomos projetados para usar essa energia num ritmo regular até a hora de dormir, quando um descanso restaurador recarrega o nosso sistema para que possamos fazer tudo isso novamente. Por isso, ingerir cafeína não permite que você acesse uma reserva secreta de energia que você não obteria de outro modo; é mais como fazer retiradas da sua conta de poupança. Quanto mais você sacar, menos terá disponível mais tarde.

Quando nós tentamos ludibriar o nosso sistema energético – digamos, inundando os nossos corpos com quantidades industriais de café pela manhã –, nós deixamos menos energia reservada para mais tarde. Em vez de usarmos a parcela de

4 MANEIRAS DE MELHORAR AINDA MAIS O SABOR DO SEU CAFÉ – SEM USAR AÇÚCAR!

- Moer os seus próprios grãos não vai alterar os benefícios à sua saúde, mas pode proporcionar um café mais saboroso. O melhor recipiente para conservar o sabor do grão é o próprio grão.

- Mantenha o café guardado numa embalagem hermeticamente fechada a fim de diminuir a exposição ao oxigênio, que é o que degrada o sabor. O café permanecerá razoavelmente fresco por cerca de um mês depois de aberto. O freezer é um bom lugar para guardá-lo (se os grãos forem colocados dentro do freezer numa embalagem com fecho hermético, do tipo Ziploc, podem durar até seis meses). Mas evite guardá-lo na geladeira, porque isso pode deixá-lo exposto à umidade.

- Café coado é composto por cerca de 98% de água. Por isso, se a torneira de onde vem a sua água tiver "gosto metálico", o seu café também vai ter. Use água engarrafada ou filtrada para melhorar o sabor.

- Use a medida padrão, sugerida pela maioria dos fabricantes: de 4 a 5 colheres de sopa de café para cada litro de água.

Mais pique para o seu treino. Pesquisas mostram que beber uma xícara de café de quinze a sessenta minutos antes da prática de exercícios pode facilitar o seu treino, bem como dar um pouco mais de intensidade ao seu desempenho.

energia que temos à nossa disposição, nós retiramos uma grande quantidade dela antes da hora e depois ficamos à mercê do desejo por carboidratos, açúcar e, como você já deve ter adivinhado, mais cafeína no decorrer do dia.

O objetivo não deveria ser evitar completamente a cafeína (não há nada de inerentemente errado com a substância, a menos que seu uso cause efeitos colaterais numa pessoa – é isso que me preocupa). Mas pare e pense. Você realmente precisa de uma xícara logo cedo pela manhã ou faz isso porque tem esse hábito, assim como o meu hábito de pegar doces na gaveta durante a infância? Essa xícara não seria mais útil para você às onze da manhã, quando a energia começa a declinar naturalmente? É algo a considerar, para que, em vez de depositar uma enorme expectativa de manter o ritmo e a energia na cafeína, você passe a vê-la mais como um suplemento ou um estímulo rápido quando for necessário.

Eu também acredito que se você consumir os alimentos-chave e beber água regularmente ao longo do dia, você perceberá que os seus níveis de energia aumentarão e será menos provável que você experimente os altos e baixos que costumam ocorrer com o uso de bebidas que oferecem energia rápida.

Antes de dormir

Mais da metade das pessoas consultadas numa pesquisa feita para a nossa revista disseram que costumam comer mais quando se sentem sem energia, e quase 30% delas comem doces quando estão fatigadas. Quando a fadiga nos derruba, nós corremos em busca de automedicação; sabemos instintivamente que a comida pode nos ajudar, mesmo que as nossas escolhas alimentares nem sempre sejam as melhores. Mas, para solucionar a fadiga, você precisa de um sono equilibrado – e a alimentação correta também pode ajudar nesse caso.

A falta de sono talvez seja um dos problemas mais significativos que temos, pois está associada a problemas de coração, obesidade, depressão, comprometimento da memória e outros. Ao que parece, o horário em que dormimos faz diferença. Ou seja, as horas não são todas iguais. Alguns dados mostram que as horas que você dorme antes da meia-noite são mais importantes do que as que você dorme depois da meia-noite. Basicamente, dormir das dez da noite às seis da manhã é melhor para o seu corpo do que dormir da meia-noite às oito da manhã. Desnecessário dizer que nós nem sempre vamos para a cama antes da meia-noite, por muitos motivos (questões de trabalho,

SEU LANCHE ANTES DE IR PARA A CAMA

Experimente uma colher de sopa de manteiga de amendoim e uma pequena banana algumas horas antes de ir para a cama. Amendoins e bananas contêm o aminoácido L-triptofano, que o corpo converte em melatonina. Ele também aumenta a produção de serotonina, que ajuda a relaxar.

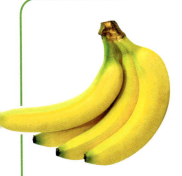

EXPERIMENTE ISSO E DURMA COMO UM ANJO

Um dos meus novos chás favoritos é o chá de casca de banana, receita do dr. Michael Breus, médico do sono. Ele tem magnésio, que é calmante, e potássio, um relaxante muscular. Para prepará-lo, retire as extremidades de uma banana, corte-a em três pedaços – com a casca –, cozinhe por dez minutos, coe e sirva. Breus recomenda que as pessoas o bebam uma hora antes de se deitarem.

checar os posts das celebridades favoritas no Instagram etc.), mas, uma vez na cama, você quer pegar no sono rápida e profundamente.

Embora não exista uma poção mágica que automaticamente provoque sono nas pessoas, há coisas que você pode comer e beber para ajudar a preparar o seu corpo para o apagar das luzes. A comida que pode servir como remédio para o caso em questão está relacionada à melatonina, um hormônio liberado pela glândula pineal (localizada no cérebro) e que é o primeiro sinal para o seu corpo de que chegou a hora de dormir. Uma das minhas fontes favoritas de melatonina é o suco de cereja-ácida, também conhecida como amarena (meu pai cresceu em uma fazenda de cerejas e a família inteira dormia como bebês). Você não precisa de uma grande quantidade delas – talvez cem gramas na hora do jantar para que a melatonina tenha tempo de fazer efeito. Eu gosto de preparar a bebida com água gasosa, porque o suco é doce demais para mim; feito dessa maneira lembra o drinque spritz, levemente adocicado e, por isso, também vale como uma sobremesa gostosa e saudável. Embora os dados sejam limitados, pequenos estudos mostram que o suco de cereja-ácida ajuda a reduzir a insônia e aumenta o tempo total de sono.

Para melhorar o sono, minha família também gosta de fazer um chá-de-erva-cidreira e leite de açafrão (meia colher de chá do tempero misturado em um copo de leite quente com um pouco de mel). Os dois parecem causar sonolência. Uma das razões para o uso do leite é que ele ajuda na absorção do magnésio, que favorece o relaxamento muscular. Tensão e dor são as duas principais causas de insônia e de má qualidade do sono e, por isso, o relaxante muscular natural pode ser útil nesses dois aspectos. (Como alternativa, confira no quadro acima a ótima ideia do chá de casca de banana, rico em magnésio.)

Muitas vezes, a energia – ou a falta dela – depende do que nós comemos e bebemos. Coma alimentos de qualidade e você terá o mesmo tipo de disposição; fique com os alimentos de baixo valor e é assim que você vai acabar se sentindo. O seu objetivo é suprir o seu corpo com nutrientes que fornecem energia. Esses nutrientes ajudam a manter o seu pique quando você está acordado e também fazem você parar quando é hora de descansar, restaurar e recarregar.

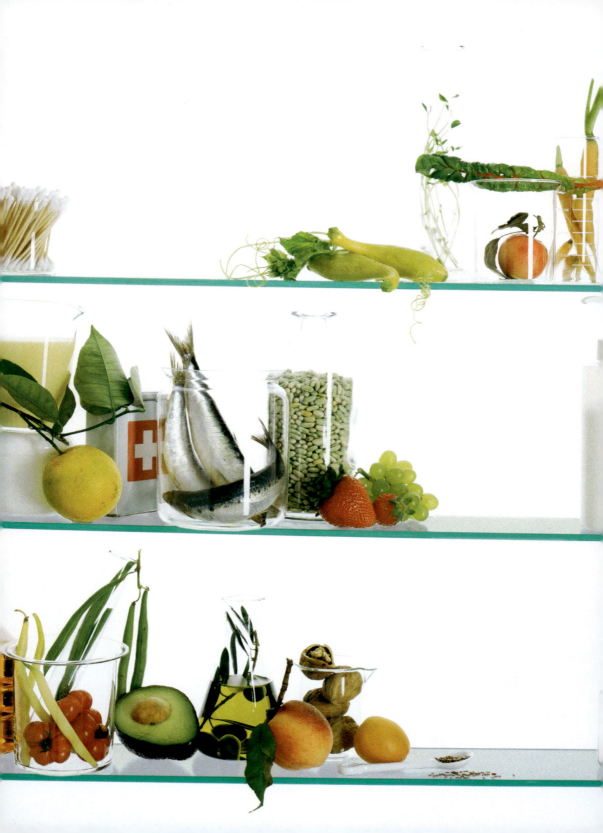

8.

Alimentos-chave para a dor

A dor é um dos desafios mais complicados da medicina, mas a comida certa pode ajudar você a se sentir melhor.

A pior dor que eu já senti na vida aconteceu há cerca de dez anos, quando eu quebrei um dente. Eu estava voando para participar do programa da Oprah e o avião entrou em uma zona de turbulência. No instante em que mordi uma amêndoa (que, por ironia, é um grande aliado no combate ao estresse!), nós entramos num bolsão de ar. Senti o meu dente quebrar enquanto caíamos cerca de trinta metros. Com o passar das horas, a dor foi piorando cada vez mais. Acontece que eu havia quebrado a raiz do dente, que acabou infeccionando e inflamando. Fiz a minha participação no programa (provavelmente parecendo um cruzamento de esquilo com lutador de MMA) e depois voei de volta para casa.

Ao voar, geralmente sentimos a pressão do ar dentro da aeronave apenas em nossos ouvidos. A não ser que, por exemplo, você tenha um abscesso como o que eu tive. A dor era totalmente insuportável. Para ter um pouco de alívio, eu teria de bom grado ficado no lugar de Dustin Hoffman só para poder ser tratado pelo dentista louco em *Maratona da Morte*. Usando palavras que eu nunca poderia publicar ou dizer na televisão, cheguei de viagem e segui direto para o meu hospital, onde um cirurgião-dentista me atendeu. Ele drenou o abscesso sem perder tempo com anestesia, porque a pressão era alta demais.

Como eu me senti bem!

Sim, a dor me martirizava tanto que senti um alívio enorme quando o dentista enfiou uma agulha na minha gengiva. Mas até mesmo em momentos horríveis, como nesse voo infernal, é importante perceber que o objetivo biológico da dor não é maléfico. A finalidade real da dor é nos ajudar, e não nos ferir.

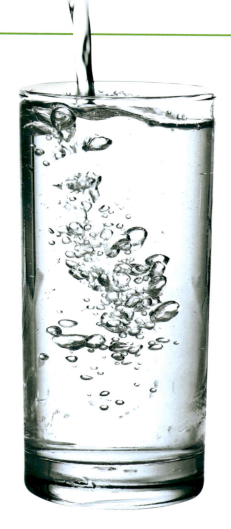

ALÍVIO PARA A DOR DE CABEÇA EM 10 SEGUNDOS

Estar desidratado, mesmo que seja apenas um pouco, pode causar dor de cabeça. Em um estudo, 47% dos participantes perceberam que beber seis copos de água a mais por dia ajudava a aliviar a dor de cabeça crônica.

Ela é um aviso do corpo para nos alertar que algo precisa ser feito.

Digamos que você toque o cabo quente de uma panela. A queimadura que você sente na ponta dos dedos aciona uma mensagem a partir das suas terminações nervosas, que instantaneamente instrui seu corpo a remover a sua mão antes que você se queime de verdade.

Sem esse sinal, o seu corpo não é capaz de proteger você de situações perigosas. É por essa razão que pessoas com diabetes que têm os nervos dos pés danificados às vezes precisam ter os membros amputados. Elas desenvolvem infecções, mas não têm sinais de dor para avisá-las de que algo está errado. E se elas não podem ver nem sentir a infecção na base dos seus pés, essa infecção se espalha tanto e por um tempo tão longo que o único recurso de tratamento é a amputação.

Por isso, é preciso reconhecer que a dor é o recurso que a natureza usa para alertar o seu cérebro de que alguma coisa está errada no seu corpo. O seu corpo percebe a dor por meio de dois conjuntos de terminações nervosas – um que atua lentamente e outro que atua rapidamente. As que operam rapidamente são cercadas pelo que chamamos de revestimento de mielina, uma camada protetora de gordura que acelera a transmissão da sensação da dor para a sua medula espinhal e o seu cérebro, para fazer com que você reaja rapidamente (por exemplo, largando o cabo quente). As terminações nervosas do tipo mais lento não possuem esse revestimento, e então o tipo de dor que você sente é mais profunda do que aguda. Muitas vezes é dessa maneira que as pessoas descrevem a dor crônica – do tipo que se espalha pelo corpo dia após dia.

Como toda família, o time dos Oz também tem o seu quinhão de dor. Lisa sente dores na região lombar e o meu pai tem sofrido bastante com dores no joelho. Por ter passado muitos anos operando, eu também tenho muitos problemas nas costas (permanecer com a cabeça inclinada examinando o interior de uma cavidade torácica não é exatamente uma postura perfeita).

Julgo necessário frisar a importância de consultar seu médico sempre que alguma situação envolva dores crônicas, porque o seu objetivo não deve ser apenas afastar ou mascarar a dor, mas também encontrar e tratar a origem. Mesmo que não exista nada de sério por trás do que você está sentindo, a dor enfraquecerá outros aspectos da sua saúde. Você fica menos saudável quando não pode dormir. E fica menos saudável quando está confinado a uma poltrona ou a um sofá. Quando você usa bombons para neutralizar a dor com um pequeno prazer, você fica menos saudável. A dor crônica exerce constante influência no seu estado emocio-

A COMIDA É A CAUSA DA SUA DOR DE CABEÇA?

Sua cabeça pode estar martelando como um bate-estacas por vários motivos, mas se você suspeita dos alimentos que consome, vale a pena investigá-los.

Abstinência de cafeína: Se você deixou de tomar o cafezinho habitual pela manhã, isso pode ter desencadeado uma dor de cabeça. Isso acontece porque os vasos sanguíneos no seu cérebro estão acostumados à contração que a cafeína produz. Quando você não dá a eles a dose de cafeína diária, o sangue passa a toda velocidade. Para lidar com esse excesso, os vasos sanguíneos incham, o que causa a dor.

Pular refeições: O seu cérebro necessita de um fornecimento constante de glicose para funcionar. Sentir dor de cabeça ao passar em branco por um almoço pode ser um alerta do seu cérebro para avisar que ele precisa de combustível, possivelmente por ter ficado sem energia. Opte pelos lanches e refeições preparados com alimentos-chave, que não produzem picos e quedas de açúcar no organismo.

Bebidas diet: Quase todos os refrigerantes diet contêm aspartame em diferentes níveis (o aspartame é um adoçante artificial encontrado em mais de 6 mil produtos alimentares). Pesquisas mostram que o aspartame em refrigerantes diet pode ser um gatilho alimentar para a dor de cabeça em algumas pessoas. E as pesquisas mostram também que esse adoçante pode abaixar o nível de substâncias químicas associadas à sensação de bem-estar, como a serotonina, o que pode provocar enxaquecas.

Algo novo no seu cardápio: Muitos alimentos podem desencadear dor de cabeça – principalmente chocolate, carnes que contêm nitrato, glutamato monossódico e alimentos que contêm o aminoácido tiramina (presente na carne vermelha, no queijo envelhecido, no peixe defumado e no figo). Se você vem comendo alguma coisa nova recentemente e começou a ter mais dores de cabeça, tente identificar o vilão prestando atenção aos alimentos separadamente.

ALIMENTOS-CHAVE • 117

nal, no seu trabalho, no seu sono, nos seus relacionamentos, em tudo.

A solução geralmente envolve uma abordagem com táticas variadas. O primeiro passo é descobrir a dor aguda e trabalhar na prevenção ou na cura dela. Por exemplo, uma das origens da dor lombar pode ser rigidez muscular no tendão da perna, no quadril e em outras áreas. Ou talvez você tenha uma hérnia de disco pressionando os nervos na sua espinha. Os cuidados a longo prazo não serão eficientes se você não puder eliminar a causa da dor. As dores de cabeça crônicas podem ser causadas por diversos fatores como alimentação, hormônios ou o aspecto ambiental. Quando você começa a se aprofundar em situações nas quais as pessoas experimentam dor crônica – como é o caso de enfermidades tais como fibromialgia e artrite – os tratamentos são variados, sutis e complexos, envolvendo medicamentos, exercícios e, algumas vezes, opções médicas mais avançadas.

Usando alimentos para aliviar as dores

Não importa qual a dor que você sinta ou por que você a sente, você pode complementar o seu plano de tratamento principal tratando a dor por meio da nutrição.

Antes dos progressos médicos modernos, culturas antigas costumavam empregar alimentos e ervas como formas de dar alívio contra a dor. Muitos exemplos disso foram relatados em histórias transmitidas oralmente e através da escrita. A sálvia era usada por índios norte-americanos para aliviar vários tipos de dor e acredita-se que os gregos antigos usavam sopa de cevada com vinagre e mel para ajudar a aliviar dores no peito. Os egípcios alimentavam seus operários com rabanete, alho e cebola e acreditavam que esses alimentos afastavam as doenças. (E, de fato, os efeitos de proteção desses alimentos já foram comprovados.) A nutrição não era o único recurso nessas culturas, mas na ausência de comprimidos e de operação cirúrgica, os antigos escolheram os alimentos, os temperos e as ervas para realizarem as suas curas. As milenares tradições ayurvédicas do Oriente oferecem numerosas soluções que séculos mais tarde a ciência aprovou e reconheceu.

O nosso moderno cabedal de conhecimento sobre nutrição e sobre o corpo nos permite abordar a dor de uma maneira mais precisa. Por que esses alimentos são úteis? Vou voltar ao início do livro para explicar: lembra-se da passagem em que falei sobre a inflamação? Eu expliquei como ela seria a resposta que o seu corpo dá a algum tipo de injúria, o que é bom, uma vez que é uma tentativa de enviar ajuda ao órgão ou tecido danificado.

Para entender melhor como isso acontece, pense em uma torção no tornozelo. Você está andando pela calçada e então tropeça e torce o tornozelo, que fica do tamanho de um melão. Acontece uma inflamação nessa região e você sente dor porque o seu corpo envia ao seu cérebro sinais de que tão cedo você não deve voltar a andar pelo parque aos pulos. Os nervos desempenham um papel crucial, pois informam ao cérebro, que é o lugar onde nós avaliamos os danos, que parte do corpo está ferida.

A inflamação torna mais sensíveis os "detectores de perigo" no cérebro; por isso, quando você está ferido o seu cérebro está muito consciente disso – e tenta evitar que você se machuque ainda mais. Seu tornozelo inchado fica terrivelmente sensível quando você anda, mesmo que o ato de caminhar não vá de fato ferir os seus tecidos. Aquelas mensagens do tipo "aaai, dói só de encostar!" são um mecanismo protetor – algo como um arreio biológico para impedir que você piore as coisas ainda mais.

Agora, aplique esse mesmo princípio a algo que você não consiga enxergar na parte externa do corpo, como, por exemplo, uma artralgia, ou dor na articulação. Após anos de desgaste natural devido ao uso, a proteção de cartilagem entre as articulações diminui e os ossos podem acabar se friccionando uns contra os outros. Quando isso acontece, uma reação inflamatória se desencadeia, numa tentativa de curar a área atingida. Isso é bom, porque o objetivo do sistema imunológico é realizar o restauro. Mas a inflamação (pense no tornozelo torcido, inchado e vermelho, só que dessa vez acontecendo do lado de dentro do seu corpo) pode irritar os nervos ao redor da região afetada, e isso é o que dispara aqueles sinais de dor que fazem você se sentir horrível.

Os alimentos não podem ajudar muito no caso de uma luxação no tornozelo (para isso você vai precisar de descanso, gelo, compressas e elevação), mas podem ser úteis no caso de ocorrências mais crônicas, como artralgia. Porque se você comer para aplacar a inflamação, você acalmará os sinais que causam a dor. Isso não significa que você vai reparar o dano estrutural que possa existir, mas você pode melhorar um pouco as coisas – e quando a dor entra em cena, esse é um dos principais objetivos, não é? O outro problema ocorre porque

a inflamação – quando o seu sistema imunológico está sobrecarregado – faz o seu corpo produzir em abundância substâncias químicas que podem realmente causar danos aos tecidos. E você acaba sofrendo ainda mais, com o dano ao tecido causado pela lesão e os danos colaterais da inflamação.

Controlar o peso é importante por várias razões, e uma delas é a inflamação. As células de gordura não ficam simplesmente paradas no corpo; elas são ativas – isso significa que elas liberam componentes que aumentam a inflamação, o que desencadeia uma reação mais intensa do sistema imune, trazendo mais inflamação. Uma das maneiras de se combater isso é adotar gorduras boas na sua dieta – porque a combinação de ômega-3 (do peixe gordo e das nozes), por exemplo, e ômega-6 (das sementes, oleaginosas e óleos derivados delas) regula a sua reação imune para acalmar a inflamação. A maioria das pessoas têm ômega-6 suficiente; o que nós precisamos é de mais ômega-3. Ele ajuda a controlar o peso e, no processo, dá alívio à dor crônica.

Nós tivemos uma babá que sofria de artrite reumatoide em um estágio tão forte que ela não conseguia segurar potes e panelas, nem mexer a comida; era triste ver isso, porque ela adorava cozinhar. Uma das coisas que ela fez para lidar com a dor foi aumentar a quantidade de peixe em sua dieta, porque as evidências sugerem fortemen-

ISSO MERECE UM BRINDE

Quer um anti-inflamatório dois em um? Experimente misturar canela em pó no seu café. Os dois têm componentes que demonstraram reduzir a inflamação. E, além disso, a canela dá um sabor especial de cafezinho de cafeteria!

te que o ômega-3 lubrifica melhor as articulações (logo falaremos mais sobre esse assunto). A mudança surtiu efeito e ela foi capaz de voltar a fazer o que tanto gostava.

O saboroso alívio da dor

Procure substituir alimentos e ingredientes que causam inflamação (itens processados e açúcares simples) por superalimentos, que possuem poderes restauradores. Os alimentos-chave guiarão você nessa troca e as refeições no Plano de 21 Dias serão o seu ponto de partida. Quer uma dica matadora de prato com efeitos anti-inflamatórios e de redução da dor? O meu inclui salmão, salada com azeite de oliva extravirgem e um copo de vinho. Vou explicar por quê:

O peixe: Como eu já disse, as pesquisas mais sólidas sobre a dor se baseiam nos ácidos graxos ômega-3, a gordura encontrada em peixes como o salmão e a cavala. Muitos estudos demonstraram que o consumo regular de peixe gordo pode ajudar a evitar o desenvolvimento de doenças inflamatórias. É difícil tirar conclusões abrangentes quando tratamos de temas como dor e dieta alimentar, porque as pesquisas costumam se concentrar em

uma enfermidade específica e não numa questão tão extensa como a dor. Mas é possível extrair dicas dos seus achados. E esses ômega-3 são importantes porque regulam a resposta imunológica, dizendo aos "soldados" do sistema imune que é hora de recuar e não de continuar lutando. Um estudo envolvendo pessoas que consumiram óleo de peixe para tratar de dor no pescoço e de dor nas costas obteve como resposta um número de 60% dessas pessoas afirmando que a dor generalizada que sofriam havia melhorado e também 60% afirmaram que a dor em suas articulações havia melhorado. Mais um exemplo: uma análise recente de dezoito estudos mostrou que as gorduras no peixe e os óleos do peixe diminuíram em 17% os níveis de uma substância inflamatória em pessoas com artrite reumatoide.

A salada: Deixe os seus poderosos vegetais ainda mais poderosos com azeite de oliva extravirgem, que tem propriedades anti-inflamatórias comprovadas. Um estudo demonstrou que uma substância derivada do azeite de oliva virgem, denominada oleocanthal, pode reduzir a dor da artrite. Outro estudo alemão revelou que o azeite de oliva contém diversos componentes com potencial anti-inflamatório, como polifenóis e esteróis vegetais que

UMA PEQUENA ESPREMIDA NA COMIDA

Já se perguntou por que o limão é tradicionalmente servido com peixe? Sim, o gosto fica bom. Sim, ele traz mais benefícios do que o molho tártaro. Mas a prática parece datar da Idade Média, quando as pessoas acreditavam que o suco da fruta podia dissolver todos os ossos que fossem engolidos por acidente.

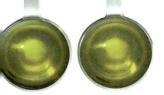

Use de preferência 2 colheres de chá de azeite de oliva extravirgem por porção de molho.

podem diminuir a dor. Essa pesquisa reforça ainda mais o fato de que você não deve temer as gorduras; apenas tome o cuidado de consumir as que são saudáveis. E vegetais são sempre uma boa escolha, porque muitas das suas vitaminas foram associadas à diminuição de vários tipos de dor.

O vinho: Não, eu não estou sugerindo que você encha o seu copo para mascarar a dor. Mas tudo bem abrir a garrafa, porque o vinho é rico em uma substância chamada resveratrol, que também tem propriedades que retardam o envelhecimento. (Nós falamos sobre outros alimentos ricos em resveratrol na página 102.) A maioria dos estudos envolvendo resveratrol e dor utilizam principalmente animais (sem que seja usado vinho de verdade), mas algumas pesquisas associaram a substância com a diminuição da dor em pessoas. Por exemplo, um estudo concluiu que o uso de resveratrol resultou na redução do nível de dor – e quatro entre cinco pacientes com dor causada pela endometriose relataram uma significativa diminuição da dor pélvica depois de dois meses de adição de resveratrol. Outro estudo, embora não estivesse diretamente voltado para a questão da dor, demonstrou que o resveratrol estava associado ao aumento de um hormônio denominado adiponectina, que tem efeitos anti-inflamatórios. Eu não estou sugerindo que um copo de vinho vai curar a dor, mas receber um pouco dos seus poderes anti-inflamatórios não é má ideia.

O mais importante é que o Plano de 21 Dias será o seu kit inicial antidor e o acostumará aos alimentos que serão úteis. Talvez você precise de assistência em algo que não esteja relacionado a comida, dependendo do seu problema e da gravidade dele; porém, você pode ter certeza de que uma das suas mais importantes armas é comer para sustentar o seu corpo, não para prejudicá-lo.

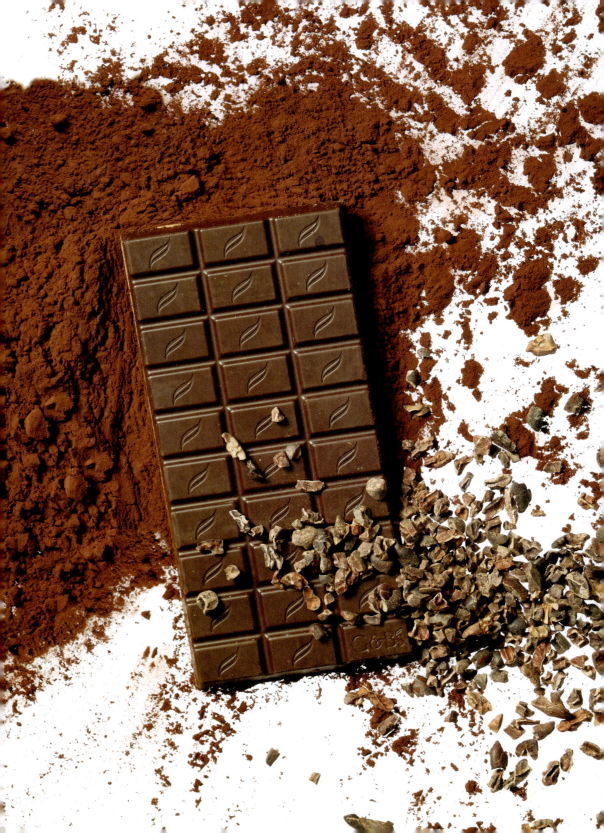

9.

Alimentos-chave para fortalecer o cérebro

A comida pode aprimorar a sua memória, aguçar a sua mente e manter o seu cérebro tinindo.

Todos nós já passamos, alguma vez na vida, pela situação de simplesmente não se lembrar onde estacionou o carro. Ou então, não se lembrar do último dos quatro itens que foi comprar no supermercado. Ou não conseguir se recordar do comando que desfaz o que você acabou de fazer no computador. O nome do marido da sua amiga sumiu da sua mente. Que dia da semana é hoje mesmo? Você esqueceu, assim como vem esquecendo uma porção de outras coisas das quais deveria ser fácil de lembrar. (Alho! Esse é o quarto item!)

Não entre em pânico: é natural que isso aconteça quando se está envelhecendo. A sua memória, a sua visão, o seu tônus muscular e a sua densidade óssea decaem, frequentemente de maneiras que não parecem fazer sentido. Como é possível que você consiga se lembrar do nome do seu professor da terceira série, mas não consiga se lembrar se desligou o ferro três minutos atrás, antes de sair de casa? Como eu já disse, todos nós experimentamos um leve declínio cerebral à medida que envelhecemos; o seu QI diminui cinco pontos por década depois dos 30 anos. Eis um fato que pode surpreender você: a perda da memória começa aos 16 anos (e você desconfiava que a sua mente de adolescente andava desligada por causa do Facebook). Nessa idade, o declínio é tão pequeno que você nem o nota, mas por volta dos 40 anos é possível que você comece a perceber os efeitos.

Não podemos nos livrar totalmente desses pequenos "apagões". Muitas pessoas ficam impressionadas, na dúvida se existe o risco de a coisa ficar pior. Isso acontece porque existe em nós um medo profundo de perder a memória; na verdade, várias sondagens, incluindo uma realizada por mim, mostraram que isso assusta mais as pessoas do que câncer, ataque cardíaco e acidentes. Talvez você sinta medo por ter testemunhado a luta de pessoas amadas contra o Mal de Alzheimer ou a demência ou por ter escutado histórias sobre o sofrimento que as pessoas passam ao enfrentar essas doenças. Eu assisti a uma situação assim em primeira mão, pois a minha avó teve demência na casa dos 90 anos. Ela sempre foi uma avó justa, austera e conservadora, mas quando sua mente se modificou ela se tornou uma pessoa combativa, colérica e frustrada, e quando ela falava, embora suas palavras fossem inteligíveis, suas frases não faziam sentido. Ela tinha um medo paranoico de que as pessoas estivessem falando dela. Nós fazíamos isso, sim, mas não do modo como ela imaginava – estávamos apenas lastimando a situação em que ela se encontrava, porque odiávamos vê-la acabar-se assim. Foi triste demais ver alguém que eu amava agindo dessa maneira, sem perceber o que se passava a sua volta.

Mas a verdade é que Mal de Alzheimer, demência ou problemas relacionados à memória não são necessariamente inevitáveis. Você pode se prevenir contra alguns desses distúrbios, retardar o seu progresso e, em alguns casos, até revertê-los.

O exercício físico provou ser o mais eficaz aliado na proteção do cérebro. Segundo uma revisão de dezesseis estudos, pessoas fisicamente ativas que se exercitam regularmente reduzem seu risco de ter Alzheimer em 45%. O que eu quero dizer com "regularmente"? Não é complicado: 150 minutos por semana de exercícios aeróbicos de média intensidade, o que significa que você vai se exercitar duro o suficiente para que o seu coração bata acelerado, mas não tão duro a ponto de você ficar sem fôlego para falar. Essa simples prescrição ajuda no desenvolvimento de pequenas redes de vasos sanguíneos, permitindo que uma quantidade maior de glicose e nutrientes alcancem mais regiões do cérebro.

Existe outra maneira de reduzir os riscos de declínio cognitivo: os exercícios cerebrais. Exercitar a sua cabeça ajuda a mantê-la flexível e forte. (Por falar em flexibilidade, os cientistas usam a palavra plasticidade para descrever a capacidade do cérebro de aprender e se desenvolver continuamente.) É o velho mantra "use-o ou perca-o" – desafiar o seu cérebro constantemente irá ajudá-lo a ter um bom desempenho. "Usá-lo" é o que constrói programações e conexões que evitam a deterioração neurológica.

Uma última tática se baseia na comida: alimente o seu cérebro com os nutrientes de que ele necessita para funcionar da melhor maneira possível. Mas antes de abordarmos os alimentos específicos para isso, vamos dar uma espiada dentro dessa máquina que é o cérebro, para que você saiba o que está regulando cada vez que come e bebe.

O funcionamento interno do seu cérebro

A melhor maneira de entender o cérebro é imaginar uma rede de telefones celulares. As células nervosas do cérebro, denominadas neurônios, são como usuários individuais. Eles enviam e recebem mensagens uns para os outros. Quando essa informação passa de um neurônio para outro é como uma chamada efetuada, e esse neurônio guarda a informação. É assim que se constrói a memória: neurônios conversando uns com os outros, transmitindo mensagens e arquivando-as para uso futuro.

Na nossa analogia com o telefone celular, não são apenas os neurônios que precisam operar bem para armazenar com sucesso as lembranças – a rede tem de ser totalmente funcional também. Todos nós já estivemos muitas vezes em lugares sem conexão, sem sinal. Não é o seu telefone que está com defeito;

A cúrcuma desempenhou durante muito tempo um papel de grande importância tanto em temperos saborosos como na medicina holística; pesquisas apontam que a cúrcuma contém um antioxidante que traz benefícios à saúde, benefícios esses que podem ser significativos para o seu cérebro. Agora, essa especiaria picante está ganhando status de celebridade. Você irá vê-la despontando como o ingrediente principal em todos os tipos de itens, desde chás a lanches; você pode levá-la para a fileira da frente da sua prateleira de temperos também. Salpique cúrcuma em ovos, lentilhas, vegetais assados, arroz e em tudo o que você tenha vontade de cozinhar.

o problema é na conexão. Eis o que acontece no seu cérebro: o espaço entre os neurônios é chamado de sinapse e os neurotransmissores são substâncias químicas que levam informação de um lado a outro entre os neurônios. A acetilcolina é o neurotransmissor mais comum. Um déficit de acetilcolina pode ser o que causa essas "quedas nas ligações".

Outras coisas podem estragar essa transmissão entre neurônios. Por exemplo, se você não usar a rede com frequência, essa sinapse vai se enfraquecer. Faz sentido, não é? Se você está estudando piano ou uma língua estrangeira, é provável que se lembre mais facilmente do que aprendeu se praticar com mais frequência. Se deixar as lições de lado durante alguns meses, vai se esquecer de muita coisa. Quanto mais usamos as sinapses, mais as fortalecemos, criando um sinal cada vez mais forte. A informação pode fluir porque esse sinal é absurdamente rápido. O ditado "é como andar de bicicleta" pode até se aplicar para andar de bicicleta, mas não funciona nesse caso, porque a memória conta com o uso repetido para que você resgate pedaços de informação.

O outro bloqueador de sinais aparece na forma de um fragmento de proteína no seu cérebro chamado beta-amiloide. Trata-se de uma substância que interrompe sinais (como galhos de árvores caindo nos fios da rede elétrica) e é considerada uma das causas prováveis de Alzheimer. Junto com ela, fibras podem se acumular dentro dos neurônios, desvirtuando-os e causando uma in-terrupção na troca de informação e na memória.

A sua herança genética determina amplamente a quantidade de beta-amiloide que você tem, mas você pode limitar os danos. Como? O seu corpo produz uma proteína chamada APOE, que elimina a beta-amiloide, e pesquisas indicaram que você pode influenciar no aumento dos níveis dela. Exercitar-se regularmente também ajuda nisso. Há também um alimento que contribui para o aumento dos níveis da proteína: a cúrcuma, tempero encontrado na culinária indiana e em muitas das minhas receitas CHAVE e que pode ajudar a aumentar os níveis dessa proteína que promove a limpeza do cérebro.

Outras coisas que podem causar problemas cognitivos: queda nos níveis do neurotransmissor acetilcolina e uma diminuição da substância denominada BDNF, ou *Brain-derived Neurotrophic Growth* [Fator Neurotrófico Derivado do Cérebro], se você quiser o nome pomposo. Eu comparo a BDNF a um fertilizante milagroso para o cérebro, porque ela sustenta nervos que nos permitem aprender. Infelizmente, essa substância diminui quando envelhecemos; inflamação e estresse também podem esvaziar esse suprimento. Como era de se esperar, o consumo de gordura saturada e açúcar refinado também pode provocar queda nos seus níveis de BDNF, devido à inflamação que esses alimentos desencadeiam. Por isso, diminuir a ingestão deles usando o método CHAVE ajudará a proteger o fertilizante natural do seu cérebro.

Mantendo a mente afiada

Quando falamos em benefícios, é claro que não se trata apenas do que você não come, mas também do que você come. Veja agora como conseguir incrementar o seu plano de Reparação para ajudar a desacelerar o declínio cerebral.

Vamos começar pelo mais importante: as gorduras saudáveis. O cérebro é o órgão do corpo que mais tem gordura; por isso, as gorduras boas são essenciais para proteger contra distúrbios relacionados à memória; isso porque as gorduras saturadas são moléculas rígidas, enquanto as gorduras ômega-3 são flexíveis. Quando o nosso cérebro está se restaurando e produzindo neurônios, ele prefere as células flexíveis em vez das rígidas, que não se adaptam tão rapidamente às novas influências. Você pode ajudar nesse processo providenciando o material de construção mais adequado para os neurônios. Peixe é uma fonte fantástica de ômega-3, e muitas pesquisas associam o aumento do consumo de peixe a um cérebro saudável. Um estudo do *Journal of the American Medical Association* mostrou que as pessoas com os níveis mais altos de DHA (as gorduras encontradas no peixe) têm 47% de diminuição no risco de desenvolver demência. E uma revisão de 21 estudos do *American Journal of Clinical Nutrition* concluiu que apenas uma porção de peixe por semana estava associada a redução nos riscos de demência e Mal de Alzheimer.

Há outro tipo de alimento que você pode consumir para manter seu cérebro tinindo e, além disso, manter o seu coração funcionando como um relógio: frutas e vegetais em porções generosas. Nunca é demais enfatizar a importância de uma

TURBINE O CÉREBRO EM TRINTA SEGUNDOS

Precisa de um estímulo rápido para a memória? Um estudo da Universidade Jesuíta de Wheeling revelou que mascar chiclete de canela durante uma avaliação cognitiva ajudou a melhorar o funcionamento da memória. Quando a concentração for fundamental, pode valer a pena conferir essa dica.

alimentação baseada em plantas quando a saúde do cérebro está em jogo. Por exemplo, um recente estudo publicado no periódico *Alzheimer's & Dementia* investigou uma rotina alimentar baseada na dieta do mediterrâneo (que é a que a minha abordagem CHAVE segue). Os pesquisadores descobriram que o consumo de vegetais em grande quantidade (especialmente verduras frescas) pode beneficiar a saúde do cérebro.

Mas os efeitos positivos vão além dos vegetais. Esses pesquisadores também constataram que as pessoas que relataram um consumo maior de frutas vermelhas tiveram uma taxa menor de declínio cognitivo.

Também é uma boa ideia acrescentar sementes à sua dieta. (Quer saber? Junte tudo isso de uma vez e faça uma salada de salmão coberta com frutas vermelhas e sementes). Um estudo de 2015 publicado no *British Journal of Nutrition* investigou os hábitos alimentares e as funções cognitivas de mais de 2.500 pessoas; foi constatado nesse estudo que uma maior ingestão da lignana – substância química encontrada em sementes de gergelim, semente de linhaça e semente de abóbora – estava associada a um menor declínio na função cognitiva, na memória e no processamento da informação. E quanto às pessoas que ingeriram a menor quantidade de lignana? Elas tiveram um declínio na função cognitiva 3,5 vezes maior e um declínio seis vezes maior da memória. Mas à parte o seu poder medicinal e os benefícios que traz ao cérebro, as sementes são um bom tira-gosto (comece com as receitas nas páginas 240 e 241).

Por fim, aproveite as ocasiões especiais reservadas ao açúcar para saborear um chocolate amargo. Pesquisas mostram que os flavonoides – fitonutrientes encontrados em alimentos tais como chocolate, chá, vinho branco e mirtilo – facilitam as conexões cerebrais. Eles também podem proteger as células cerebrais de toxinas e dos efeitos negativos da inflamação. Um pequeno estudo avaliou pessoas que, apesar de idosas, contavam com uma boa memória. Essas pessoas foram separadas em três grupos e beberam um preparado com diferentes quantidades de flavonoides do cacau. O grupo que recebeu quantidades maiores de flavonoides apresentou os maiores progressos nos testes mentais. (Com um benefício adicional: os flavonoides de cacau também reduzem a pressão arterial e melhoram a resistência à insulina.)

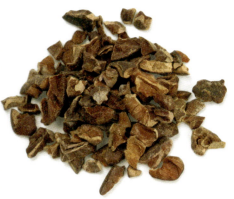

Nibs de cacau. Por serem 100%, esses pedaços de cacau torrados são especialmente ricos em flavonoides. Eles são crocantes e amargos, com sabor de chocolate cru. Experimente no iogurte ou em um smoothie.

Não é legal saber que existe uma fórmula alimentar para manter o órgão mais complexo do seu corpo trabalhando como uma máquina bem lubrificada? Seguindo a minha abordagem CHAVE de alimentação você dará ao seu cérebro o que ele necessita para se tornar resistente e forte – e isso vai ajudar você a se lembrar de todo tipo de informação importante. Responda rápido: Quais são os alimentos que contêm lignana?

MANDE EMBORA O PESO, CONTINUE COM A SUA MENTE

O sobrepeso acabará tornando a sua mente e seus movimentos mais lentos. Um estudo recente da Universidade do Arizona, envolvendo mais de 21 mil pessoas, concluiu que as que são mais pesadas correm um risco maior de sofrer declínio cognitivo no futuro. Por quê? Pessoas com sobrepeso tendem a ter níveis mais altos de inflamação, o que também é associado a problemas de memória.

BEM, MAS E O MERCÚRIO?

Eu como muito peixe, por razões que ficam claras ao longo deste livro. É bom para o cérebro, é bom para controlar o peso, é bom para o coração. Uma possível desvantagem, porém, é que peixe pode ter em seu organismo o mercúrio, que é um metal tóxico. Recentemente eu descobri que os meus níveis estavam mais altos do que deveriam estar. Há evidências de que o mercúrio pode ter um efeito negativo sobre o funcionamento do cérebro. Eu precisei diminuir o meu consumo de peixes maiores, uma vez que esses animais, que integram o topo da cadeia alimentar e por isso vivem mais tempo e comem mais, apresentam níveis mais altos de mercúrio. Embora o

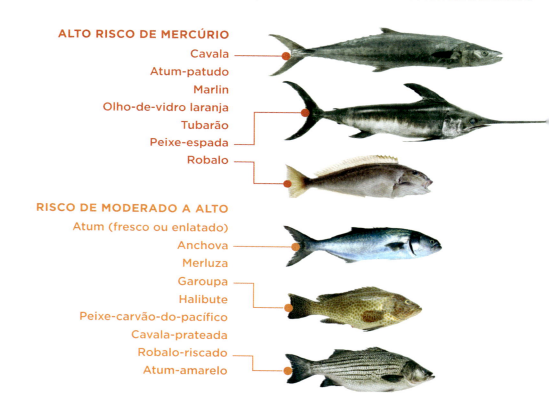

ALTO RISCO DE MERCÚRIO
- Cavala
- Atum-patudo
- Marlin
- Olho-de-vidro laranja
- Tubarão
- Peixe-espada
- Robalo

RISCO DE MODERADO A ALTO
- Atum (fresco ou enlatado)
- Anchova
- Merluza
- Garoupa
- Halibute
- Peixe-carvão-do-pacífico
- Cavala-prateada
- Robalo-riscado
- Atum-amarelo

risco ainda não tenha sido totalmente compreendido, você provavelmente não precisará reduzir o seu consumo, pois a maioria de nós não tem o hábito de comer peixe suficiente. Se o peixe faz parte da sua dieta várias vezes por semana, os benefícios disso superam o risco potencial. Você teria problemas apenas se começasse a comer peixe todos os dias e principalmente se fosse o tipo de peixe que tem altos níveis de mercúrio. Pequenas espécies são mais seguras para o consumo, já que não devoram montes de outros peixes e, por isso, não acumulam altos níveis de mercúrio. Agora, eu como de três a quatro vezes por semana os peixes e mariscos que são considerados de risco baixo e moderado, e, raramente, como os que figuram no topo da lista.

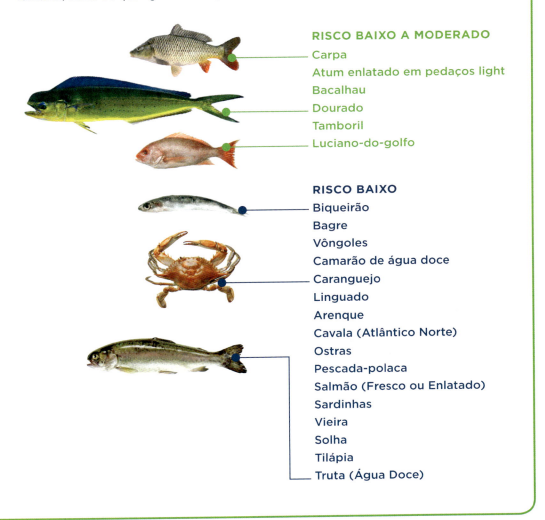

RISCO BAIXO A MODERADO
Carpa
Atum enlatado em pedaços light
Bacalhau
Dourado
Tamboril
Luciano-do-golfo

RISCO BAIXO
Biqueirão
Bagre
Vôngoles
Camarão de água doce
Caranguejo
Linguado
Arenque
Cavala (Atlântico Norte)
Ostras
Pescada-polaca
Salmão (Fresco ou Enlatado)
Sardinhas
Vieira
Solha
Tilápia
Truta (Água Doce)

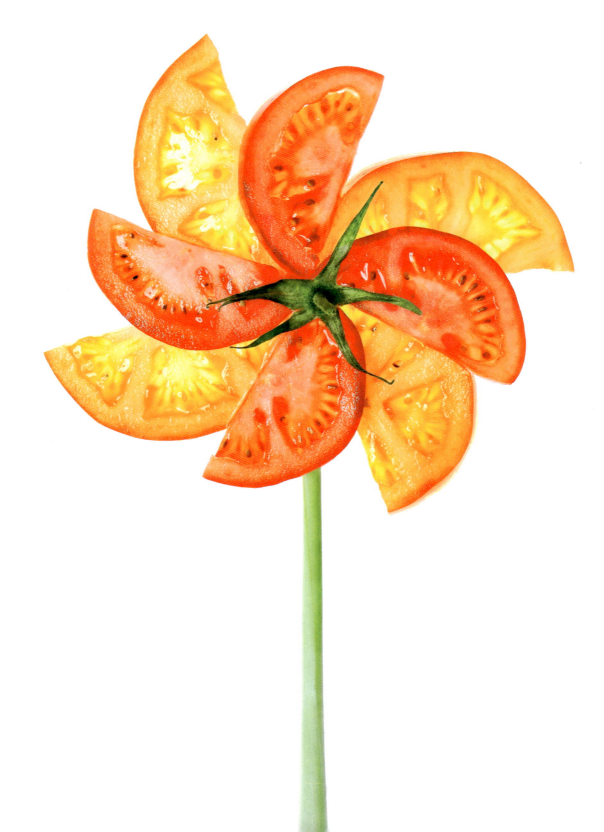

10.

Alimentos-chave para o mau humor

Anda se sentindo meio irritado, temperamental e desligado? Opte pelos alimentos que vão reativar sua sensação de bem-estar.

Nós frequentemente raciocinamos em termos de fórmulas matemáticas no âmbito da Medicina: sintoma X + sintoma Y = condição Z. A resposta para essa equação determina as opções de tratamento. Entretanto, algumas condições não têm fórmulas claras, o que dificulta o seu tratamento. Alguns diagnósticos têm mais a ver com arte do que com ciência.

Sem dúvida, é isso o que acontece quando nos deparamos com casos relacionados a humor instável – uma categoria mista que engloba estresse, ansiedade ou mesmo um sentimento de tristeza. Você não pode simplesmente tirar um raio X, fazer uma tomografia por ressonância magnética, um exame de sangue ou algum outro exame que mostre que algo não vai bem. Não há um biomarcador que possa nos apontar: "Ei, o seu humor está registrando 32 lágrimas por minuto, por isso você vai ser tratado com três comprimidos de *qualquercoisacilina*".

Como qualquer distúrbio de saúde, os problemas de humor têm uma ampla gama de severidade. Alguns são ocasionais e de menor gravidade, enquanto outros podem ser crônicos e representar ameaça à vida. É importante ressaltar que distúrbios mentais graves exigem ajuda profissional. Portanto, por favor, não procure nesse capítulo uma solução mágica para esse tipo de problema. Se você não sabe ao certo se o que está sentindo é sério o suficiente para ter que marcar uma consulta com o médico, então provavelmente é.

O que vou abordar aqui são as flutuações de emoção comuns e normais, incluindo frustração, ansiedade e "baixo astral", que muitos de nós experimentamos ao longo da vida. Pessoas com variações menos expressivas de humor – do tipo com que nós lidaremos nas próximas páginas – podem ter dificuldade em descrever seu estado de espírito. Talvez os artistas captem esse tipo de problema melhor do que ninguém; pense em uma pintura do período azul de Picasso, numa peça de música clássica ou na letra comovente de uma canção pop descrevendo a sensação de que algo vai mal com o mundo.

Mas mesmo que você não saiba exatamente qual é o motivo do seu baixo-astral, instintivamente você sabe qual será sua reação: comer.

Nós nos automedicamos quando estamos amargurados e, muitas vezes, a droga escolhida é a comida. Estou colocando todos esses diferentes "problemas" em uma única categoria porque todos eles têm uma coisa em comum: todos nos deixam mais propensos a comer para aliviar emoções negativas.

Contudo, o instinto de comer não é sempre ruim. A comida pode, de fato, mudar a química do nosso cérebro para equilibrar os hormônios que influenciam nosso estado emocional, quando usada de maneira correta. Infelizmente, a maioria das pessoas prescrevem o tipo errado de remédio para elas mesmas. Algumas vezes esse remédio é a metade de um pote de manteiga de amendoim ou uma tigela gigante de sorvete. Outras vezes é álcool demais. Esse tipo de remédio que fica no balcão da cozinha, por assim dizer, traz riscos reais – incluindo a possibilidade de causar vício. Vamos conferir a dinâmica emocional.

Diferentes forças estão no comando quando você toma decisões. A função executiva, localizada no córtex cerebral, dá a você a capacidade de identificar um problema, analisá-lo, fazer uma escolha e encontrar uma solução. É assim que realizamos as tarefas do dia a dia. Essa é a parte do cérebro que nos ajuda a sobreviver, prosperar e continuar desenvolvendo nossas vidas como indivíduos e como seres sociais. A função executiva permite que você leia esse livro, tome decisões sobre comida e escolha de maneira inteligente o que vai colocar no seu prato.

Outras decisões são mais emocionais e/ou instintivas; você está mais reagindo do que pensando. Essas reações estão associadas a uma parte do cérebro chamada amígdala cerebral, que ajuda a regular o medo, o amor, a tentação e a ansiedade. Ela o estimula a devorar uma bomba de chocolate no shopping porque você viu uma criança comendo e ficou com água na boca. É ela quem lhe faz pegar um pacote de salgadinho quando um parente lhe envia uma mensagem muito irritante. Ela faz suas escolhas alimentícias sem levar em conta o plano alimentar que você segue, apenas por reação.

Frequentemente, as duas funções trabalham juntas. Por exemplo, as suas emoções lhe dizem que você está atraído por uma pessoa e a função executiva permite que você imagine uma boa maneira de convidar essa pessoa para sair. Mas algo bem interessante acontece aqui: a amígdala é extremamente persuasiva, motivo pelo qual a emoção pode prevalecer sobre a lógica e a razão. No fim das contas, os impulsos emocionais podem ser um obstáculo à função executiva e aí entra a importância do autocontrole.

Sem ele, nós podemos ficar à mercê de sentimentos e impulsos em vez de tomar decisões baseadas no bom senso, como os humanos faziam quando a única opção que tinham era enfrentar o inimigo ou correr dele. Nossos antepassados remotos não tinham tempo para entalhar uma lista de prós e contras na parede da caverna. Não havia necessidade de planos de 21 dias porque não sabiam nem mesmo se iriam sobreviver aos próximos 21 minutos. Reações instintivas eram a sua melhor chance de permanecerem vivos.

Agora, considere como as emoções e os impulsos se aplicam às escolhas alimentares nos dias atuais. O que acontece quando você está esgotado, irritado ou sem energia? O seu corpo sabe que precisa de um estímulo e que a maneira mais fácil de conseguir isso é inundando o seu organismo com açúcar. É por isso que você enfrenta aqueles momentos difíceis em que sente um grande desejo

FONTES DE ENERGIA SUSTENTÁVEL: LANCHES

Seria tão bom se existisse uma cirurgia capaz de extrair de nossos corpos os coágulos mentais que a vida traz e os fortes desejos que os acompanham. Mas, por não termos essa sorte, precisamos de alimentos que satisfaçam as necessidades urgentes sem causar os danos trazidos pelos clássicos lanches prontos para consumo. Esteja sempre preparado para os momentos de necessidade com alternativas gratificantes e que vão ajudar você a manter a energia. Seguem algumas ideias para enfrentar o baixo-astral:

Sabor de queijo: Pipoca salpicada com levedura nutricional. Ela é perfeita porque tem menos calorias do que uma porção de queijo cheddar (ou um pacote de bolachas sabor cheddar).

Cremoso: Iogurte grego caseiro com uma gota de extrato de baunilha e alguns mirtilos por cima. Simples e muito saboroso.

Crocante: Grão-de-bico tostado. (Você pode prepará-los ou comprá-los prontos.) O grão-de-bico é rico em proteína, e um substituto dos bons para quando você tem vontade de comer batatas chips.

Salgado: Edamame (soja verde na vagem), com pitadas de sal grosso ou com molho de soja com baixo teor de sódio.

Picante: Homus com molho sriracha. Molhe seus vegetais favoritos nessa misturinha.

Doce: Fruta com manteiga de amendoim. A manteiga sacia a fome e desacelera a absorção do açúcar.

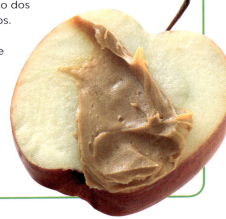

ALIMENTOS-CHAVE • 133

de ter açúcares e carboidratos de ação rápida. Mesmo que a lógica lhe diga que um doce não é a melhor escolha, a grande necessidade de obter mais energia e ânimo pode nos mandar correndo para a padaria mais próxima.

Mas há um problema: esse tratamento funciona como um anestésico nutricional, que vai apenas mascarar temporariamente o seu desânimo. O doce pode aquietar o que está lhe causando dor ou estresse, mas não dará nenhuma ajuda a longo prazo. E, quando o efeito do anestésico passar, a dor continuará. Mas as estratégias alimentares inteligentes podem ajudar você a evitar esses momentos de desânimo, exaustão ou irritação.

Dois problemas comuns envolvendo humor – estresse elevado e sentimento de infelicidade – merecem atenção especial.

Estresse. Seja qual for o motivo que o tenha levado ao limite, o processo é o mesmo. Impulsos nervosos enviam mensagens ao cérebro para que você saiba que seria melhor tomar alguma providência para acalmar a agitação. Quando o impulso chega à amígdala, ela avisa a outra parte do cérebro para produzir alguns hormônios úteis. Um deles é a adrenalina, o que fazia sentido em tempos antigos, quando o indivíduo precisava dessa descarga de energia para se preparar para lutar ou fugir. Outro hormônio é o cortisol, o hormônio do estresse, que pode ser útil porque entra na sua corrente sanguínea e provoca um aumento dos níveis de açúcar no sangue. Ele utiliza-se de estoques para fazer isso e antagoniza com a insulina para que mais glicemia esteja disponível para energia. Por que isso é bom? Porque providencia energia para você, o que é proveitoso quando você precisa lutar pela sobrevivência ou cumprir um prazo. Mas quando você sofre de estresse crônico, esse aumento de açúcar no sangue – como foi explicado no Capítulo 2 – não é bom para o seu sistema circulatório. Você não utilizará todo esse estoque de energia se precisar lutar ou fugir. Ele apenas está lá, estragando as suas artérias. E isso cria um ciclo vicioso no qual o nível de glicose sobe abruptamente e depois despenca, e mais uma vez você se vê correndo atrás desses açúcares simples. Seu corpo fica girando num carrossel que não para: hormônios desajustados, fome desajustada, alimentação desajustada, corpo desajustado.

Infelicidade. Pesquisas sugerem que dois hormônios essenciais – serotonina e dopamina – têm impacto no seu humor. Quando a dopamina e a serotonina estão altas, você se sente bem. E quando você se sente bem, você quer continuar fazendo as coisas que mantêm altos os níveis de dopamina e de serotonina. E o que é que cria um fluxo desses hormônios do bem-estar? Se você pensou em açúcar, acertou. O doce estimula a dopamina no centro de recompensas do cérebro (assim como outras coisas fazem, incluindo estímulo social, sexo, drogas etc.), bem como aumenta indiretamente a serotonina. Então, quando uma pessoa se sente deprimida, não é incomum que ela queira buscar alguma coisa que lhe dê pique de novo, e essa coisa atende pelo nome de guloseima açucarada.

Consumir açúcar regularmente pode mascarar os momentos ruins temporariamente, mas com o tempo a mesma cascata de problemas aparece: excesso de açúcar no sangue, mais danos colaterais em suas artérias, mais ganho de peso etc.

Então qual é a solução?

Sem dúvida eu quero que você use a comida para melhorar seu humor, mas não da maneira convencional. De que modo se deve comer para tratar o problema, não o sintoma? Como podemos usar a comida como receita médica a longo prazo para nos sentirmos bem todos os dias, para vencermos o estresse e para sermos mais felizes?

A essa altura, não será surpresa para você que o meu tratamento ideal para questões relacionadas à mente envolva os alimentos-chave. A expectativa é de que o consumo de proteína com carboidratos de absorção lenta (como batata-doce, oleaginosas e arroz integral) enfraqueça os momentos de forte desejo por açúcar.

Consumir mais frutas e vegetais é também uma boa estratégia para melhorar o humor, como podemos ver em um estudo recente feito por pesquisadores da Escola de Medicina da Universidade de Warwick que envolveu 14 mil pessoas. Nessa pesquisa, cerca de um terço das pessoas que tiveram alta pontuação em testes relacionados a bem-estar mental relataram ter consumido cinco ou mais porções de produtos agrícolas diariamente, em comparação com apenas 7% das pessoas que ingeriram menos de uma porção. Acredita-se que algumas frutas e vegetais contenham antioxidantes que possam influenciar partes do cérebro associadas ao otimismo.

Porém, manter uma alimentação que nos deixe de ótimo humor vai muito além de consumir vegetais e frutas. A minha abordagem CHAVE como um todo – enfatizando óleos saudáveis, grãos e vegetais – serve como base para um cérebro mais feliz e mais saudável. Em um estudo envolvendo 3.500 pessoas idosas, o consumo de grande quantidade de alimentos baseados na dieta mediterrânea foi fortemente associado a diminuição do risco de sintomas ligados a problemas de humor. Os pesquisadores suspeitaram que vitaminas B, nutrientes antioxidantes e gorduras saudáveis (todas presentes no seu plano alimentar CHAVE) fizeram a diferença.

É especialmente importante prestar atenção aos ácidos graxos ômega-3, como os que são encontrados no salmão, em nozes e em sementes. Uma pesquisa de 2015 acerca dos benefícios do

VOCÊ TEM UM PLANO B?

Mais de 30% das pessoas com mais de 50 anos de idade têm deficiência de vitamina B12. Quando envelhecemos, não absorvemos bem a B12 e, por isso, aproveitamos menos dela em nossas fontes de alimento. Qual é o problema com isso? A B12 ajuda as nossas células nervosas a se comunicarem umas com as outras. Quando você tem níveis menores dessa vitamina, torna-se difícil para as células enviar e receber mensagens, o que deixa você mais vulnerável à preocupação e à ansiedade. A B12 é encontrada apenas em produtos de origem animal, como peixes e crustáceos, algumas carnes, ovos e laticínios (todos incluídos no Plano de 21 Dias), e, portanto, é muito importante para os vegetarianos e veganos procurarem fontes alternativas. Essas fontes podem ser alimentos enriquecidos, como soja e cereais.

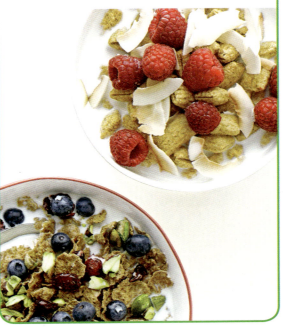

ômega-3 revelou que eles protegem contra distúrbios de humor e ansiedade porque aprimoram o funcionamento do cérebro. E uma meta-análise de treze estudos, de 2016, demonstrou que o ômega-3 tem efeito benéfico sobre sintomas associados a depressão. Por quê? Ainda não está claro, mas provavelmente isso acontece por conta da ação anti-inflamatória dessas gorduras saudáveis. (Supõe-se que a inflamação interrompa sinais no cérebro, o que pode ter relação com a depressão e o humor.) Gorduras saudáveis também ajudam as membranas cerebrais a se tornarem flexíveis para que possam rapidamente criar novas conexões e se adaptar ao estresse.

Lembra-se da história do Luigi e das Zonas Azuis? Bem, também existem zonas azuis para a tristeza. O psicólogo Stephen Scott Ilardi investigou várias culturas cujos índices de depressão eram inexistentes. Um dos grupos era o povo Kaluli, da Região das Terras Altas da Papua Nova Guiné. Ele chamou atenção para o fato de que, dentre os dois mil habitantes de Kaluli que foram entrevistados, havia apenas um caso marginal de depressão. Trata-se de uma descoberta extraordinária quando se leva em conta que a vida deles é muito dura. Ilardi mencionou os altos índices de mortes violentas, de mortalidade infantil e de infecções desse povo. Por que então eles não caem em depressão?

O MAR PODE ESTAR REPLETO DE PEIXES, MAS O SALMÃO É UM DOS MAIS SAUDÁVEIS

O salmão é rico em ácidos graxos ômega-3, que são grandes aliados do coração e do humor. Eles mantêm o colesterol sob controle, protegem seus vasos sanguíneos e reduzem a pressão arterial.

Salmão assado no papel-manteiga. Junte um filé de salmão, vegetais cortados em tiras e fatias de limão e coloque tudo sobre o papel. Dobre o papel-manteiga sobre o salmão pelas bordas e feche num pacote. Asse a 200°C por cerca de 15 minutos.

Mate (de maneira saudável) a vontade de comer sanduíche. Passe queijo cottage numa fatia de pão integral tostado. Cubra-a com salmão defumado, uma fatia de tomate, raspas de cenoura e pepino, e fatias de cebola roxa.

Faça salada de salmão. Com um garfo, amasse salmão enlatado, uma porção de iogurte grego caseiro e esprema limão ou lima. Misture pedaços de abacate se quiser. Passe num sanduíche ou sirva com bolachas e vegetais crus cortados em pedaços ou inteiros.

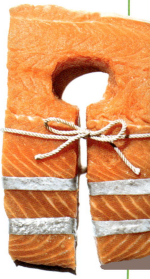

Ilardi se concentrou em seis aspectos de estilo de vida, incluindo exercícios físicos, conexões sociais e, claro, comida: a dieta dos Kaluli tinha o equilíbrio certo entre ômega-3 e ômega-6. Ele argumenta que, nos dias atuais, a dieta norte-americana tem muito ômega-6, que pode ser inflamatório (e pode assim ser relacionado à depressão), e não tem suficiente ômega-3 (encontrado em peixes e em outras fontes), que é anti-inflamatório. Os Kaluli comem peixe em grande quantidade e por isso o seu ômega-3 estava em equilíbrio – um fator importante para o controle do humor.

Não são somente os enormes benefícios do ômega-3 que fazem do peixe uma presença de peso no meu Plano de 21 Dias e um alimento fundamental para a maneira que você irá comer para o resto da sua vida. O peixe contém nutrientes que sustentam o seu cérebro – não apenas para que você fique mais esperto, mas para que se sinta melhor. Está se perguntando se não terá mais vontade de comer açúcar de novo? Claro que terá, e não há nada de errado em consumir açúcar em ocasiões especiais – se for realmente em ocasiões especiais. E quanto às grandes tentações diárias? Lide com elas organizando os ambientes de que eu falei no Capítulo 3. Se você se antecipar e se preparar para lidar com a fome e com as tentações colocando alimentos saudáveis perto de você, é isso o que você terá ao seu alcance, em vez das guloseimas de sempre.

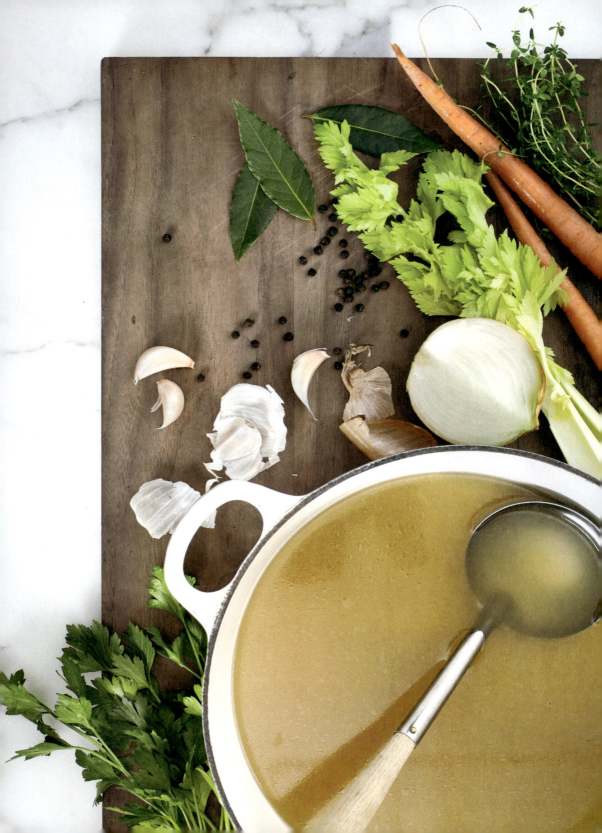

11.

Alimentos-chave para a imunidade

Para se defender de resfriados, gripes e ataques mais sérios de invasores do corpo, você precisa alimentar as tropas que carrega aí dentro.

Alguma vez você já se perguntou: "Como a minha avó sabia?".

Como ela sabia que no minuto em que você ficava doente você devia ingerir suco de laranja e caldo de galinha? Nossas avós – e as avós delas e as avós dessas últimas – sempre tinham um remédio em forma de comida. Elas sabiam que bons alimentos podiam fazer você se recuperar, e elas sabiam disso antes mesmo que a ciência percebesse. Talvez fosse instintivo. Talvez fosse por tentativa e erro. Talvez fosse conhecimento passado de geração em geração, junto com rituais comemorativos e anéis de casamento.

Ou talvez os nossos familiares mais velhos conheçam bem a história de Moisés Maimônides. Acredita-se que o médico e filósofo judeu do século doze tenha sido o primeiro a escrever sobre os benefícios medicinais da galinha e do galo comidos em seu próprio caldo. Ele escreveu que essa mistura "neutraliza a constituição corporal", que é a maneira como se dizia "essa comida vai sanar o seu problema" no século doze.

Na verdade, a sopa de galinha é uma espécie de veículo para duas outras coisas que estão acontecendo – hidratação e calor – ambas podem ajudar a afinar o muco durante um resfriado forte e proporcionar alívio, para que você se sinta melhor quando está doente. Além disso, sopa de galinha costuma ter muito sódio, o que estimula você a beber mais líquidos, o que é sempre bom. Uma pesquisa sugere até que ela atue mudando a função das células do seu sistema imune para que elas sejam mais capazes de mudar e ajudar a fortalecer você. (Essas razões são boas o suficiente para que você congele um pouco de caldo feito em casa e o tenha pronto para quando precisar.)

Embora a vovó provavelmente não soubesse disso tudo, ela sempre pareceu ter a intuição de que esse preparado culinário poderia curar seu resfriado – ou mesmo evitar que você pegasse um.

Eu me lembro da última vez em que estive doente de verdade. Foi um episódio de intoxicação alimentar, eu suspeito que causada por um peixe estragado ou um molho estragado (ou um molho estragado por cima de um peixe estragado). A rejeição do meu corpo foi total e feroz – implacável de norte a sul. No final, acabei ficando tão vazio que poderia até ter feito uma colonoscopia no dia seguinte. Foi horrível. Mas, com exceção desse dia particularmente horripilante e detestável, eu não tenho um histórico longo de enfermidades, porque eu simplesmente não adoeço. Nos últimos dez anos, nunca perdi um dia de trabalho por motivo de doença; posso ter ficado com o nariz entupido ou uma dor de garganta uma ou duas vezes num ano inteiro, mas nada além disso.

DICA FÁCIL PARA MANTER O RESFRIADO LONGE

Gargareje com água por cerca de um minuto. Pesquisadores no Japão descobriram que as pessoas que faziam isso três vezes por dia ou mais pegaram menos resfriados – e se elas acabavam apanhando alguma coisa, alguns dos sintomas eram mais leves do que nas pessoas que não fizeram gargarejo.

O curioso é que eu deveria adoecer mais vezes do que eu de fato adoeço. Normalmente aperto centenas de mãos no decorrer de um dia, e o aperto de mãos é uma das principais causas de doença, pois as bactérias e os vírus passam de pessoa para pessoa. Passei grande parte da minha carreira em um hospital, também conhecido como ambiente perfeito para a transmissão de germes. Mesmo que toda a minha família ficasse doente, eu sabia que provavelmente não pegaria nada. E não, eu não uso luvas de borracha e máscaras cirúrgicas aonde quer que eu vá.

A minha dieta (e o meu sono) me protegem. Porque eu sigo os princípios CHAVE, o meu sistema de defesa imunológico está fortalecido para lidar com os invasores que entram no meu corpo. E um sistema imunológico forte faz mais do que apenas defender o organismo contra pequenas enfermidades; ele ajuda a deter a inflamação, que, como nós já vimos, é a raiz de vários problemas de saúde.

O tipo de comida que fortalecerá o seu sistema imunológico é aquele que tem maior quantidade de vitaminas e minerais, que são encontrados mais

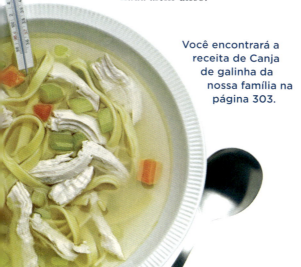

Você encontrará a receita de Canja de galinha da nossa família na página 303.

frequentemente nas onipotentes frutas e vegetais. O pensamento predominante é que micronutrientes (vitamina A, D, C, E, B6, folato, B12, zinco, selênio, ferro e cobre) são os maiores responsáveis por reforçar o sistema imune.

Isso porque esses micronutrientes fortalecem os soldados do sistema imunológico do seu corpo. Se você pensar no seu sistema imune como um exército de combatentes pronto para rechaçar ataques, então você perceberá a importância em

4 IMPORTANTES MINERAIS (E ONDE ENCONTRÁ-LOS)

Minerais de todos os tipos são úteis para o funcionamento do seu corpo; é por isso que você precisa de equilíbrio na sua dieta e é mais um motivo para se tomar um multivitamínico diariamente. Assegure-se de que terá estes quatro minerais:

Cobre: Você precisa apenas de um pouco, que você vai encontrar no seu multivitamínico. E também em ostras, castanha-de-caju, couve, cogumelos e mariscos.

Ferro: Depois dos 50 anos de idade, as mulheres precisam menos de ferro, e os multivitamínicos para essa faixa de idade são baseados nisso. Mas isso não significa que você tenha que ficar longe dos alimentos ricos em ferro como tofu, espinafre e lentilhas.

Selênio: A maioria dos norte-americanos retira da comida quantidades adequadas desse mineral. Nozes e castanhas-do-pará são muito ricas em selênio (coma não mais do que três por dia porque elas podem ser indigestas se consumidas em excesso), e ele também pode ser encontrado no bacalhau, no camarão, no atum e no salmão.

Zinco: Você vai obter zinco em ostras, bife, sementes de gergelim, castanhas-de-caju, sementes de abóbora, espinafre e grão-de-bico. Uma quantidade extra de zinco pode ser útil no combate a um resfriado, mas zinco em excesso pode ser desfavorável, e no final das contas pode gerar uma deficiência em cobre. Se você toma um multivitamínico com zinco, passe a tomar também, no começo do resfriado, um comprimido de zinco a cada duas ou três horas. Só para você saber, esse mineral é necessário porque colabora para que sintamos o gosto das coisas; por isso eu o administro com frequência a pacientes de cirurgia que dizem ter perdido o paladar.

Couve-de-bruxelas, castanha-de-caju, ostras e sementes de gergelim são boas fontes de zinco.

ALIMENTOS-CHAVE • 141

fornecer a esses combatentes alimentos que irão fortalecê-los para que eles façam frente aos invasores mais poderosos. Afinal de contas, você não vai querer abastecer os exércitos do seu país com cereais e nachos. Você vai querer fortalecê-los com alimentos que sustentarão sua energia para que lutem a boa luta sempre que necessário. É exatamente isso que você deve fazer com os seus soldados internos: alimentá-los com coisas boas.

A abordagem alimentar CHAVE vai proporcionar isso, graças à variedade de vitaminas e minerais que você vai consumir todos os dias. Esses nutrientes reforçam as células do sistema imune que protegem o seu corpo – ajudando-as não apenas a combater invasores, mas também a identificá-los melhor a fim de detê-los o mais rápido possível, antes que eles causem estrago em seu corpo.

Entenda como isso tudo funciona:

Imagine que o seu corpo seja um aeroporto. Nada entra no terminal de embarque sem passar pelas várias fileiras de segurança. Parte do seu sistema imunológico opera como os agentes de segurança de um aeroporto, checando as coisas para ver se são seguras ou precisam ser retiradas e destruídas. Algumas vezes os invasores passam pelos agentes de segurança, o que pode causar problemas.

Em nível celular, tudo isso começa com a comunicação. Células chamadas macrófagos estão sempre em situação de alerta, patrulhando o corpo em busca de problemas, como se fossem câmeras de segurança ou cães farejadores de droga. Elas buscam realizar uma varredura por todo o corpo. No geral, elas são capazes de engolir e destruir germes comuns, mas quando localizam um problema mais grave, devem pedir reforços; esses reforços são células de defesa denominadas linfócitos T e linfócitos B.

O seu sistema imune pode reconhecer a presença de qualquer corpo estranho, porque assim como as pessoas que estão na fila para passar pela segurança, cada célula precisa ter algum tipo de identificação. Se o sistema imune identifica células que não têm as credenciais exigidas para o seu corpo, ele entra em ação para destruir os infratores.

Algumas células simplesmente atacam e matam invasores, não importa que sejam germes, bactérias, vírus ou outras coisas com as quais o seu sistema imune não esteja familiarizado. Algumas vezes elas reagem de forma exagerada a esses

GANHAR "C" É MUITO BOM

Quando você pensa em vitamina C a primeira coisa que lhe vem à mente provavelmente é suco de laranja; no entanto, você pode obter no morango um belo incremento para a sua imunidade. Morangos não apenas são ricos em fibras, folato e potássio, como também são uma importante fonte de vitamina C. Bastam apenas dez deles para suprir as suas necessidades diárias. Coloque-os em smoothies ou no iogurte, coma-os como sobremesa ou crie um saudável e gostoso sanduíche de manteiga de amendoim com morangos – passe manteiga de amendoim sem adição de açúcar no pão integral e cubra-o com fatias de morango.

3 MANEIRAS ÓTIMAS DE COMER UMA MAÇÃ

Uma maçã grande tem 5 gramas de fibras e 14% da sua necessidade diária de vitamina C – importante para a sua imunidade e para não ganhar peso. Vá em frente e morda uma maçã como se fosse um lanche ou uma sobremesa, mas se você quiser incrementar as coisas, tente esses métodos:

Faça chips de maçã crocantes: Corte uma maçã em fatias finas, espalhe um pouco de canela por cima e asse a 100°C por cerca de 45 minutos.

Maçã sauté fatiada no azeite de oliva com tomilho fresco e suco de limão. Ponha por cima um fio de vinagre balsâmico.

Pique as maçãs e misture-as com repolho e cenouras raladas para fazer uma salada de repolho. Como acompanhamento, experimente iogurte grego caseiro, suco de limão e um pouquinho de xarope de ácer.

corpos invasores, o que gera uma forte reação inflamatória (sintomas de alergia são uma reação inflamatória que mostra que o sistema imunológico está tentando se livrar de um alérgeno específico, por exemplo). Elas podem até mesmo atacar o seu próprio corpo, pensando que células saudáveis são invasoras, assim como acontece nas doenças autoimunes. São uma espécie de fogo amigo, por assim dizer. A comida proporciona uma proteção vital, porque os nutrientes advindos dos alimentos podem ter um efeito positivo no funcionamento das suas células imunes, fazendo com que elas possam desempenhar bem o trabalho que devem fazer – seja identificando corpos estranhos invasores, destruindo-os ou protegendo contra os muitos conflitos microscópicos acontecendo dentro do seu corpo.

Agora, digamos que o combate aconteça na forma de uma infecção comum. As células imunes atacam com força total e a esmagam. O resultado: uma reação inflamatória que causa os sintomas que você sente como, por exemplo, secreção nasal, dor de garganta ou dramáticas visitas ao banheiro no meio da noite.

Quando envelhecemos, nós perdemos um pouco da nossa capacidade de produzir algumas células imunes e por isso podemos ter mais dificuldade para repelir infecções quando elas surgem. A comida pode fazer a diferença – aumentando e dando potência às forças de defesa.

Para fortalecer mais o seu sistema imunológico por meio da dieta, você precisa de uma combinação balanceada de vitaminas e minerais; por isso, preste especial atenção ao "A" do método CHAVE –

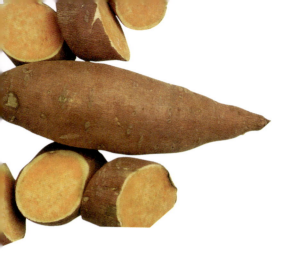

Vitamina A-rrebatadora: Asse uma batata-doce e incremente-a um pouco – considere usar sementes de abóbora ou de gergelim, ou queijo parmesão e verduras.

ou seja, Aumente a Quantidade de Frutas e Verduras. Um prato colorido – misturando todo tipo de frutas e vegetais – é uma das melhores coisas que você pode fazer para reforçar o seu sistema imune, porque essa variedade de combinações do reino vegetal vai fortalecer o seu corpo.

Pesquisas sugerem que a vitamina A é a que tem mais poder de fogo e as deficiências dessa vitamina são associadas a altas taxas de infecção e a função imune inferior. Por que a vitamina A é tão importante? Porque ajuda a produzir as células imunes que combatem os agentes patogênicos. Por isso, para obter o máximo de energia, mantenha o foco em coisas como batata-doce, cenoura, abóbora e folhas verdes.

Além dos alimentos que contêm vitamina A, sabe-se que vários outros alimentos têm o poder de aumentar a imunidade. Alguns deles são:

Alho: O alho tem ação antibacteriana, antiviral e antifúngica. Não é à toa que o alho é um dos alimentos presentes na minha ilimitada lista e eu recomendo que você o coma sempre que puder. Asse-o com vegetais, pique-o e acrescente-o ao molho para salada, ou use-o para temperar frango assado ou outra carne. A propósito, há mais benefícios: o alho abaixa o colesterol LDL, o colesterol total, a pressão arterial e reduz o risco de formação de coágulos sanguíneos e de derrame.

De qualquer maneira, faça uma deliciosa sopa de galinha quando você estiver adoentado. E quando fizer, acrescente muitos vegetais a ela – porque é bem provável que isso mantenha a doença longe de você por um bom tempo.

Cogumelos: Eles contêm poderosos componentes denominados betaglucanos, conhecidos há muito tempo por suas propriedades de fortalecimento imunológico. Eles estimulam o sistema imunológico, ligando-se aos macrófagos e a outros leucócitos, ativando as suas funções de combate à infecção.

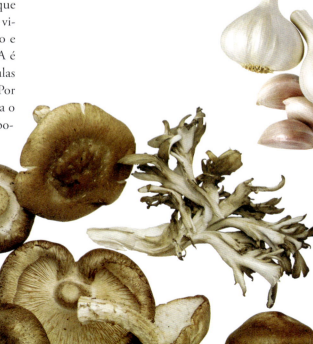

O QUE COMER PARA SE RECUPERAR DE UM RESFRIADO

A minha escolha é sopa de galinha, que ajuda a acalmar as vias respiratórias irritadas. E não acredite no mito de que se você passar fome, a febre vai embora. Quando você está fraco, o seu corpo precisa de nutrientes – e de muita água. Por isso, comer quando você está doente é uma atitude inteligente. Veja algumas outras dicas nutricionais:

Chá-verde e mel. Os nutrientes do chá-verde ajudam a evitar que os vírus se infiltrem no seu corpo e o mel pode recobrir a sua garganta e minimizar a tosse.

Uvas congeladas. Chupar essas uvas vai fazer com que a garganta perca um pouco de sensibilidade, se estiver inflamada; além disso, uvas proporcionam um reforço em vitamina C, um dos principais nutrientes para a imunidade.

Suco de vegetais podem ajudar você a obter os tão necessários nutrientes quando você não sentir vontade de comer.

Iogurte ou Kefir: As bactérias benéficas (probióticos) que existem nesses alimentos podem dar à sua imunidade um fôlego extra. Com efeito, em um estudo, pessoas resfriadas que tomaram suplementos probióticos se recuperaram mais rápido do que as que receberam placebo, e relataram que seus sintomas foram 34% menos severos. Procure (nos rótulos) os produtos que contenham Lactobacillus e Bifidobacterium (também chamado Bifidus).

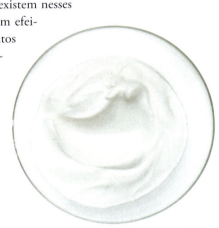

ALIMENTOS-CHAVE • 145

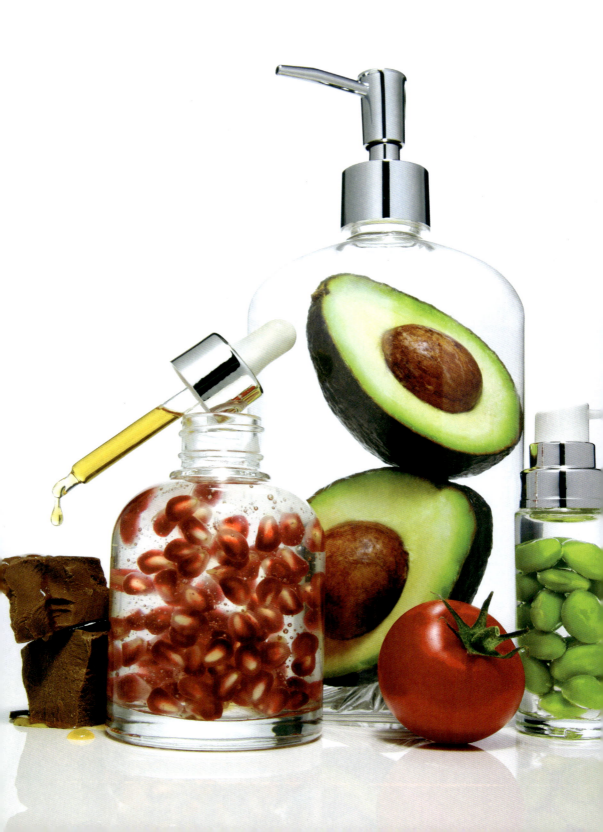

12.

Alimentos-chave para a pele e o cabelo

A beleza exterior começa pelo lado de dentro.

Gosto de brincar que Lisa e eu tivemos um casamento arranjado, porque os nossos pais já eram amigos anos antes de nos conhecermos.

Eu conheci o pai de Lisa, Gerry, quando ele foi à Turquia como professor visitante e eu me ofereci para mostrar o lugar a ele. Mas eu não conhecia nenhum dos filhos dele. Então, certa noite, quando eu era estudante de medicina, os meus pais foram encontrar os pais de Lisa para jantar na Filadélfia, e eu fui junto. Lisa também se juntou a nós.

Na primeira vez que eu a vi, ela parecia uma pombinha. Brilhante, pura, radiante.

Ela pensou que eu fosse o maître.

A nossa história é apenas uma entre tantas histórias de casais que contam como duas pessoas (ou pelo menos uma) vibram e ficam radiantes quando veem uma à outra pela primeira vez.

Para mim, o clichê do amor à primeira vista foi real: Lisa estava simplesmente maravilhosa, e logo de cara a nossa atração física ativou para sempre uma ligação de alma e espírito. Essa faísca levou a uma jornada que produziu as duas gerações seguintes das nossas famílias.

A verdade é que a aparência importa. Não de uma maneira superficial, mas de um modo mais profundo, evolutivo. A beleza é realmente um reflexo da boa saúde. E através da aparência nós avaliamos, bem no fundo do nosso subconsciente, a longevidade de uma pessoa e nossa compatibilidade com ela.

Há mais uma coisa que eu preciso dizer: toda a família de Lisa tem boa aparência. Eles têm a pele luminosa e cabelo abundante. Eles esbanjam boa saúde. Raios, até mesmo os gatos, cães e cavalos deles são extremamente belos e saudáveis.

Eu não tenho a menor dúvida de que isso tudo se deve à maneira como eles se alimentam. Como eu mencionei introdução, eles cultivam vegetais em seu quintal, consomem um mínimo de alimentos açucarados e até os seus bichos de estimação comem ração que não é ultraprocessada.

Eu quero falar brevemente de duas coisas que podem parecer pouco importantes em comparação com doenças e distúrbios sérios: sua pele e seu cabelo. Eles são importantes por duas razões. Em primeiro lugar, problemas com a pele e o cabelo podem indicar outras complicações internas. Em segundo, existe uma relação entre a sua aparência e o funcionamento do seu corpo.

A aparência externa funciona como um barômetro para a saúde interna. Quando nós parecemos fortes e vibrantes, muito provavelmente nós nos sentimos assim também. E o que fazemos na cozinha é tão importante quanto o que fazemos diante do espelho do banheiro. Isso porque a pele e o cabelo são alimentados por vitaminas e nutrientes que os mantêm fortes e vibrantes. Não é de se admirar que antioxidantes e vitaminas sejam ingredientes essenciais em muitos cosméticos, uma vez que esses nutrientes ajudam a alimentar as estruturas de apoio que formam o seu cabelo e a sua pele.

Como você provavelmente já percebeu, adoro histórias sobre civilizações antigas que usavam comida para aumentar a saúde. Eles também sabiam que comida e aparência andavam de mãos dadas. Acredita-se que os antigos Astecas consumiam abacates não apenas devido ao sabor da fruta, mas porque o óleo ajudava a reidratar a pele em climas particularmente rigorosos. Culturas do Extremo Oriente utilizam há muito tempo várias ervas como ingredientes aplicados à pele para revitalizá-la. Os antigos Egípcios usavam óleos como o de gergelim para fazer a pele parecer macia e jovem; eles produziam sabão usando óleo de oliva; e reza a lenda que Cleópatra tomava banhos de leite como uma maneira de exfoliar e suavizar sua pele.

Essas culturas fizeram experimentos intuitivamente para descobrir o que tornaria seus corpos mais fortes e mais belos e passaram a usar o que constataram ser eficaz. É o que fazemos nos dias de hoje. Quando a minha filha Arabella teve problemas com pele seca e sem brilho, sugerimos que ela reforçasse a sua dieta com ácidos graxos ômega-3, por causa das propriedades saudáveis dos óleos.

UM AVISO IMPORTANTE

Tire o máximo dos alimentos que são bons para a pele: os antioxidantes nos tomates e nas cenouras – licopeno e betacaroteno – são mais potentes quando você os cozinha em gordura saudável, como o azeite de oliva. Alimentos com o antioxidante vitamina C (pimentas, brócolis, repolho) proporcionam mais benefícios se comidos crus ou salteados apenas o suficiente para aquecê-los, sem debilitar a cor ou crocância. A propósito, o norte-americano médio consome dez quilos de tomate por ano. 59% disso é consumido na forma enlatada, e boa parte desse tomate chega via pizza. Isso sem mencionar os ketchups e molhos repletos de açúcar – formas processadas no lugar do alimento real. Coma-os do jeito que a natureza planejou.

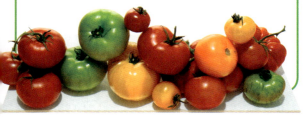

TEM COMIDA NO SEU ROSTO

Você pode fazer a sua própria massagem esfoliante usando alimentos, para descartar cuidadosamente células mortas e dar mais frescor à pele. Faça isso uma ou duas vezes por semana durante a noite, antes de lavar o rosto. Misture e combine os ingredientes a seguir (um de cada coluna) para criar os seus próprios preparados para a pele.

Esfoliante (4 COLHERES DE SOPA)	Aglutinante (4 COLHERES DE SOPA)	Óleo (ALGUMAS GOTAS, OPCIONAL, PARA PERFUMAR)	Estimulante (2 COLHERES DE SOPA)
Bicarbonato de sódio (absorve a oleosidade da pele do rosto)	Óleo de jojoba (não vai entupir os poros porque é leve)	Lavanda (calmante)	Suco de limão (para peles oleosas)
Flocos de aveia (peles sensíveis)	Iogurte natural (o ácido láctico dissolve a pele morta)	Fruto da roseira (contém vitamina A antienvelhecimento)	Cúrcuma (combate a bactéria causadora da rosácea)
Açúcar ou sal (apenas para o corpo, não para o rosto)	Óleo de girassol (contém antioxidantes como a vitamina E)	Ylang-ylang (antioxidante natural)	Mel (super-hidratante)
Grãos de café (apenas para o corpo; a cafeína tensiona a pele)	Óleo de coco (suaviza peles muito secas)	Árvore-do-chá (boa para acne)	Kiwi (os ácidos da fruta removem a pele morta)

(Na verdade, tentamos isso primeiro com os nossos pets, e quando a pelagem deles melhorou de maneira impressionante, resolvemos experimentar com a Arabella. Foi a minha sogra quem teve a ideia de fazer isso, e se não desse certo eu despejaria a culpa nas costas dela!) A iniciativa funcionou, principalmente porque o ômega-3 é rico em dois componentes (DHA e EPA) associados ao aprimoramento da pele. (Embora o problema da Arabella não fosse acne, foi demonstrado que o ômega-3 também alivia essa condição.) Como você deve se lembrar, ômega-3 é um tipo de gordura que encontramos em peixes de águas frias, tais como salmão, atum e sardinhas, porém você também pode obter essa gordura em nozes, semente de chia e semente de linhaça.

TALVEZ O SEU CABELO GOSTE DESSE CARDÁPIO

Seu cabelo pode parecer (e de fato ficar) mais saudável se você usar certos ingredientes extraídos de alimentos como parte do seu processo de limpez. Cerca de uma vez por semana está de bom tamanho!

Óleo de argan: Óleo produzido a partir do fruto de uma árvore do Marrocos, a argânia contém antioxidantes e vitamina E. Ajuda a evitar que os cabelos se tornem quebradiços e dá aos fios um aspecto liso e maleável. Passe no cabelo úmido uma quantidade do tamanho de uma moeda de um real. Penteie para distribuir o óleo por igual, depois modele o seu cabelo como faria normalmente.

Açúcar mascavo: Um esfoliante natural. Ele pode remover células mortas do seu couro cabeludo. Combine-o com óleo de abacate (repleto de vitaminas e antioxidantes). Misture uma poção de óleo de abacate para duas de açúcar mascavo. Umedeça o cabelo e esfregue a mistura no seu couro cabeludo por alguns minutos. Enxague e depois lave normalmente com shampoo e condicionador.

Espresso: Você pode colocar um pouco de café no seu condicionador para dar ao seu cabelo castanho um colorido refrescante, tornando-o intenso e brilhante. Pessoas loiras podem usar chá de camomila e ruivos podem usar uma porção de suco de cenoura e uma porção de suco de beterraba. Misture os ingredientes com o condicionador e passe a mistura no cabelo úmido. Deixe-a assentar por quinze minutos e então enxague bem. Reaplique o condicionador (sem os ingredientes adicionados antes) e volte a lavá-lo.

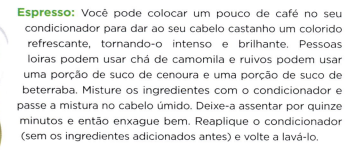

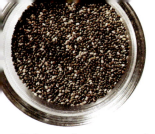

Existem diversas maneiras de usar as principais fontes de ômega-3; aqui vai uma: deixe de molho uma colher de sopa de sementes de chia em uma colher de sopa de água para que as sementes se expandam e depois misture-as no molho para saladas.

ENCARE OS FATOS

Se sua pele está avermelhada por conta de rosáceas ou da acne, pode ser que você esteja com algum problema no seu intestino. Alimentos como a couve, que têm prebióticos (um tipo de fibra que nutre as boas bactérias no seu sistema digestivo), podem ajudar. Nozes são ricas em gorduras ômega-3, que podem também aplacar erupções de pele.

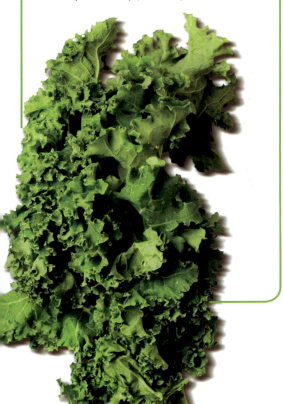

O que isso nos ensina? Que o que é bom para a parte interna do nosso corpo também é bom para a parte externa. Se você experimentar o Plano de 21 Dias e seguir em frente com a fórmula CHAVE, você não apenas vai explorar ingredientes que são benéficos para a saúde de sua pele e seu cabelo, mas também vai eliminar alguns dos vilões que podem roubar o brilho deles. Não é de se surpreender que uma das piores coisas para a sua pele seja o açúcar (e carboidratos refinados). Por quê? Por causa da inflamação, claro. Comer alimentos açucarados produz um aumento de açúcar no sangue por cerca de quinze minutos. Como reação, o seu corpo produz uma quantidade abundante de um tipo de proteína que desencadeia inflamação. A propósito, algumas pessoas relataram o surgimento de problemas de pele após ter consumido alimentos doces, e essa pode ser uma das razões. Além disso, um alto índice de açúcar no sangue pode endurecer as fibras de colágeno, o que pode deixar a pele menos flexível. O açúcar também se junta a proteínas e torna a pele opaca e sem viço. Por isso é que os diabéticos podem, às vezes, ter uma pele descolorida.

A pele é a sua embalagem anatômica. A maioria de nós só se dá conta disso quando ela se queima, se enruga ou fica coberta de bolhas (ou picadas de formiga ou manchas de fungos etc.). No entanto, nós deveríamos mostrar um pouco mais de apreço por nossa pele, afinal de contas, ela é uma estrutura genial. Contendo 70% de água, 25% de proteína e 5% de gordura, a pele é o maior órgão do corpo, e constitui 15% do seu peso corporal. A pele funciona como uma barreira diante do ambiente externo, mas também tem a capacidade de absorver. Por exemplo, existem milhares de substâncias químicas no nosso mundo moderno que podem ser prontamente absorvidas pela pele. Você

ALIMENTOS-CHAVE • 151

quer alimentar a sua pele com nutrientes que não apenas fortalecerão a sua aparência como também reforçarão as suas estruturas subjacentes para ajudar a manter longe do corpo as substâncias químicas nocivas.

A epiderme é a camada externa da nossa pele, aquela que todos nós vemos. Essa camada rejuvenesce a si mesma, descartando suas células mortas a cada trinta dias, aproximadamente. A camada mais interna, denominada tecido subcutâneo, é constituída de gordura e ajuda a isolar o seu corpo.

A ação acontece de fato na derme, a camada média da nossa pele. É nessa região que se encontram os folículos capilares e as glândulas sudoríparas, além de pequenos vasos sanguíneos (que fazem os nutrientes chegarem até a pele) e gânglios linfáticos para ajudar a proteger contra toxinas.

A derme é constituída de células chamadas fibroblastos, que trabalham incansavelmente para produzir colágeno e elastina – proteínas que dão força, elasticidade e vitalidade à pele.

O gradual enfraquecimento do colágeno e da elastina é uma das razões que levam a pele a enve-

LAVE A SUA PELE A PARTIR DE DENTRO

A falta de umidade contribui para que a pele fique danificada. Beber muita água todos os dias (não há um número mágico, mas oito copos é uma bela marca a ser alcançada) ajudará você a conquistar uma pele com brilho de celebridade. Vários alimentos frescos são compostos principalmente de água (96% do pepino é água e 94% do tomate é água). Ataque também um bom pedaço de melancia, porque o elevado conteúdo de água dessa fruta a torna excelente para hidratar a pele. Outras frutas com o mesmo efeito são o melão, a meloa e o morango.

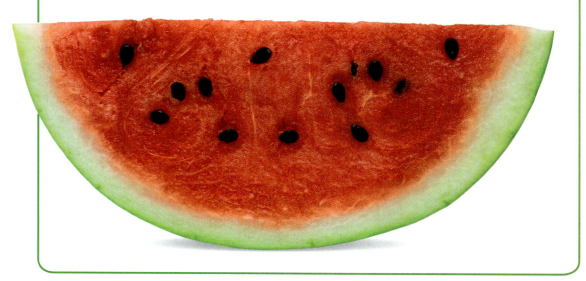

lhecer ou a perder o brilho. Quando eles sofrem danos (decorrentes de envelhecimento, exposição ao sol, toxinas e alimentação de baixa qualidade), a pele perde a capacidade de se esticar. Ela se torna rígida, caída, quebradiça.

A pele está ligada ao músculo e é por isso que dobras se formam quando fazemos movimentos faciais ou corporais. Ao longo do tempo, essa área forma um sulco. É mais ou menos como uma fratura por estresse; movimentos repetidos esgotam a pele com o passar do tempo, gerando inflamação e danificando o colágeno. Os anos passam e esse processo faz o sulco se aprofundar: e aí está a ruga.

Então, se você quiser minimizar os danos que surgem na forma de rugas e frouxidão geral, você precisa proteger a sua pele das agressões externas (usando regularmente protetor solar) e nutri-la com uma variedade de alimentos que mantêm a elastina e o colágeno fortes.

Vamos falar um pouco sobre o seu cabelo agora. A cabeça de uma pessoa tem em média até 150 mil folículos capilares. Esse número se mantém constante com o passar do tempo; o que muda é a espessura e a condição dos fios, e se eles realmente permanecem na sua cabeça. Talvez a coisa mais interessante a se saber sobre saúde capilar é que cada fio tem o seu próprio suprimento sanguíneo – sangue do corpo que desemboca em pequenos vasos sanguíneos no folículo capilar. Essa é a parte viva – o bulbo na base do fio. O fio de cabelo que nós vemos sobre as nossas cabeças é a parte morta, embora seja composta de proteínas que influenciam na sua aparência. Os alimentos certos ajudam a nutrir as células que fazem o cabelo crescer de forma exuberante e melhoram a qualidade dos óleos que lubrificam cada fio para lhes dar uma aparência reluzente.

O meu plano e os alimentos-chave estão repletos de nutrientes que vão melhorar a pele do seu rosto, do seu couro cabeludo e do seu corpo inteiro. Você quer se comprometer de verdade com a saúde da sua pele? Comece o dia com um café da manhã especificamente concebido para deixar você brilhante. Experimente as seguintes sugestões:

Para beber: Comece com uma xícara de chá-verde. Mulheres que beberam esse chá regularmente por três meses sofreram danos 25% menores quando expostas a raios ultravioleta, de acordo com um estudo publicado no *Journal of Nutrition*. O chá-verde contém uma catequina chamada EGCG, um antioxidante ao qual se atribui a capacidade de promover a saúde da

TODO MUNDO GOSTA DESSE SUPERALIMENTO

Um estudo demonstrou que o chocolate de qualidade tem flavonoides que elevam o fluxo sanguíneo até a camada superior da pele em até 100%, enviando oxigênio, vitaminas e minerais à epiderme para que ela possa produzir novas células. Eis quais são os meus três tipos favoritos de chocolate: chocolate amargo com 70% ou mais de cacau, nibs de cacau e cacau em pó sem adição de açúcar.

ALIMENTOS-CHAVE • 153

pele, protegendo-a contra os danos do sol (mas, mesmo assim, não se esqueça do protetor solar). Além disso, certifique-se de que está bebendo água no decorrer do dia.

Coma um desses:

Opção 1: Omelete com vegetais. Ovos contêm lisina e prolina, aminoácidos que ajudam a formar o colágeno. E não tema a gema: ela tem vitamina B12, que pode proteger contra manchas na pele, e tem também nutrientes hidratantes como luteína e zeaxantina. Acrescente os vegetais que você quiser, mas certifique-se de incluir um pouco de espinafre (veja receita na página 310). Folhas verdes escuras são ricas em fitonutrientes chamados carotenoides, que ajudam a manter a pele firme. Pimentão amarelo, cenoura e abóbora também são boas escolhas, por causa dos seus carotenoides. Um estudo realizado por pesquisadores britânicos revelou que mulheres que ingeriam uma maior quantidade desses nutrientes tinham menos pés-de-galinha. Acrescente um pouco do cogumelo shiitake, que é uma boa fonte de zinco, mineral que ajuda a aumentar a capacidade de cicatrização da pele; o shiitake também tem cobre, elemento de que o seu corpo precisa para produzir colágeno.

Opção 2: Aveia com suplementos / Vitamina com suplementos.
Seja qual for a sua escolha – mingau de aveia ou vitamina –, inclua um ou mais dos seguintes ingredientes:

Sementes de chia: duas colheres de sopa dessas sementes têm 5 gramas de ácidos graxos ômega-3. O ômega-3 ajuda a evitar a perda de umidade na pele, retardando assim a formação de rugas. O consumo de ômega-3 também pode ajudar a proteger contra o melanoma.

Sementes de romã: que contêm antioxidantes e vitamina C, que ajudam a estimular a produção de novas células cutâneas. Um estudo concluiu que pessoas que ingeriram uma quantidade elevada de vitamina C em sua dieta ficaram menos propensas a ter pele seca e enrugada.

A ANATOMIA DO GRISALHO

Uma deficiência em vitamina B9 (ácido fólico) ou B12 pode levar uma pessoa a ter cabelo grisalho prematuramente. Essas vitaminas auxiliam na produção de DNA e de RNA e ajudam na produção de metionina, um aminoácido vinculado à cor do cabelo. Aspargos, grão-de-bico, lentilhas, feijão-de-lima, espinafre e macarrão e arroz cozidos são exemplos de alimentos ricos em folato, a forma natural do ácido fólico. A recomendação da ingestão de ácido fólico para adultos é de 400 microgramas por dia (600 microgramas para mulheres grávidas e 500 microgramas para mulheres que estão amamentando).

Framboesas: porque elas contêm o antioxidante ácido elágico, que protege a pele contra danos causados pela exposição ao sol.

Coco ralado sem adição de açúcar, que é rico em gordura anti-inflamatória, o que ajuda a evitar o rompimento do colágeno ao diminuir inflamações.

Opção 3: Descomplicado e rápido. Precisa de um café da manhã que seja fácil e rápido, mas também faça bem para a sua pele? Experimente pão integral tostado com manteiga de amêndoa, fatias de banana e mel por cima. Duas colheres de sopa de manteiga de amêndoa suprirão 50% das suas necessidades diárias de vitamina E, um antioxidante que combate radicais livres que podem levar ao envelhecimento prematuro e ao câncer de pele. Além disso, as amêndoas possuem ácidos graxos insaturados, que combatem a secura e suavizam as rugas. O mel tem micronutrientes minerais (como o manganês e o selênio) para enfrentar os radicais livres e causa menos problemas de picos de açúcar no sangue, que são associados ao envelhecimento da pele, do que o açúcar refinado.

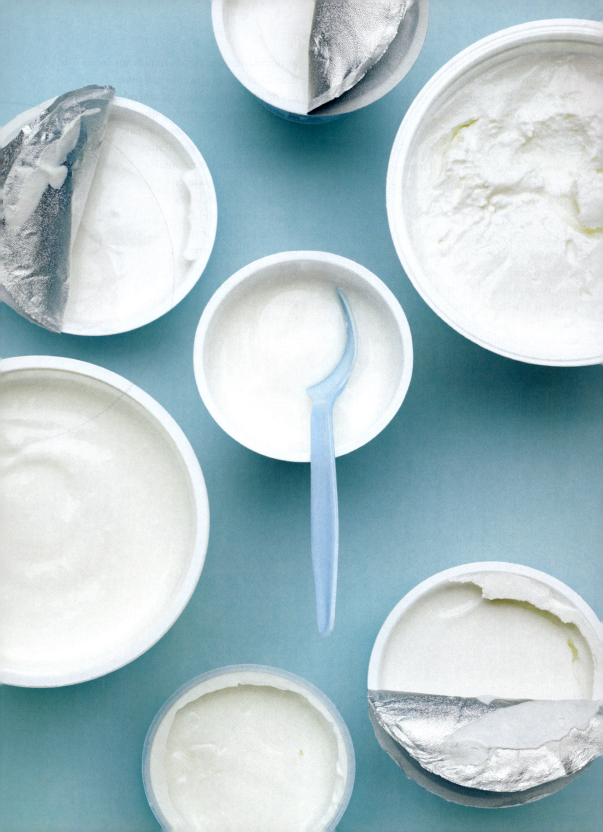

13.

Alimentos-chave para intestinos saudáveis

O sistema digestivo é um dos centros de comando do corpo. Mantê-lo feliz fará mais do que acalmar o estômago – melhorará a sua saúde como um todo.

Quando pensamos na nossa barriga, muitas vezes o que vem à nossa mente são coisas como: *"Por que a minha é tão grande?"* ou *"Por que eu tenho inchaço, gases, constipação e meu estômago vive revirando?"*

Seja o que for que você estiver sentindo agora, eu peço que me dê atenção por um instante e considere o seguinte: o seu estômago e seus intestinos – o intricado sistema de órgãos envolvidos no processo digestivo – são realmente o seu segundo cérebro, porque tem uma grande participação no que acontece com o seu humor, a sua imunidade e muitos outros aspectos da sua saúde geral. Por isso, antes de abordarmos os principais problemas na nossa barriga, é importante para todos – sofrendo ou não de dor de barriga – compreender um dos nossos principais centros de controle.

Assim como o cérebro, o estômago, o cólon e os intestinos comandam muito do que você faz, como se sente, os seus comportamentos e as consequências na sua saúde. Esses órgãos até compartilham os mesmos hormônios com o seu cérebro. Por exemplo: a serotonina, o hormônio do bem-estar, pode ser encontrada em abundância no seu estômago. Vamos então ver de que maneira todos eles trabalham juntos e por que este capítulo aborda bem mais do que simplesmente constipação e sensação de inchaço.

Existem cerca de 100 trilhões de bactérias vivendo no seu corpo – esse mundo é conhecido como microbioma. Tipos diferentes de bactérias realizam diferentes funções e elas se apresentam na clássica versão do bem contra o mal. Algumas podem ser benéficas à saúde e outras podem ser prejudiciais. O seu objetivo não é erradicar as bactérias vilãs; a solução é estabelecer um equilíbrio. Alguns pesquisadores gostam de comparar nosso sistema a uma floresta tropical: é necessária uma ampla variedade para permitir que o ecossistema se desenvolva e prospere. As bactérias do bem, não é de se surpreender, são aquelas que fazem o nosso sistema se desenvolver e florescer. As vilãs, quando são numerosas demais, podem causar problemas e serem nocivas ao corpo.

Uma floresta tropical é feita de diversidade, e o mesmo pode ser dito com relação ao microbioma. Quanto maior for o número de bactérias benéficas que você abrigar, mais saudável você provavelmente será. Existe muito a se descobrir sobre esses micróbios, mas nós sabemos que o estômago guarda a mais rica diversidade deles no corpo – mais de mil espécies. Muitos especialistas acreditam que a saúde do estômago pode ter tanto impacto sobre a nossa saúde geral quanto os nossos genes. Por exemplo, as bactérias no seu estômago podem exercer influência em uma série de coisas:

Inflamação: Algumas das suas bactérias retiram nutrientes da sua alimentação e fazem coisas boas com isso. Quando você come da maneira certa, essas bactérias ajudam o seu corpo a produzir vitaminas e a transformar a comida em outros nutrientes, tais como os ácidos graxos de cadeia curta – que estão entre os mais poderosos agentes anti-inflamatórios no corpo. Mas quando você consome gorduras e amidos pouco saudáveis, as suas bactérias ruins muito provavelmente secretam uma substância chamada endotoxina, que estimula o seu sistema imune a se defender, desencadeando uma inflamação.

Apetite: Cientistas observaram que pessoas magras têm uma população de bactérias diversificada, enquanto as pessoas com sobrepeso têm uma população bacteriana com menor variedade. Uma forma de bactéria parece ter influência sobre os níveis do hormônio grelina, que controla o seu apetite. Suas escolhas alimentares podem ter impacto sobre essas bactérias; por exemplo, componentes não digeríveis na maçã promovem o crescimento de bactérias benéficas do estôma-

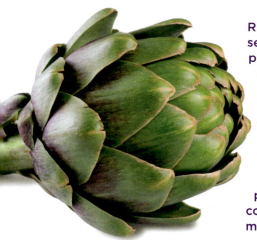

Ricas em fibras, as alcachofras são uma verdadeira sensação, e prepará-las é mais fácil do que se possa pensar. Tire e descarte as folhas externas e apare as pontas das folhas que restarem. Ferva água com o suco de um limão e adicione as alcachofras. Abaixe o fogo, cubra e deixe ferver em fogo brando por 30 a 40 minutos. Sirva com um pouco de limão e uma pitada de sal. Para comer, remova as folhas e morda delicadamente a deliciosa parte macia delas, puxando-a para fora. Quando você alcançar o fundo fibroso que protege o coração da alcachofra, raspe-o. O macio coração que está por baixo é doce e tenro, e é a melhor parte da alcachofra.

go, que equilibram o metabolismo e ajudam você a se sentir saciado.

Imunidade: Quase três quartos das células imunológicas combatentes vivem no seu estômago. Então, o seu sistema imune e o seu estômago comunicam-se um com o outro, decidindo o que será atacado. Os pesquisadores acreditam que quanto mais diversificadas forem as bactérias do seu estômago, mais fina será a sintonia com o seu sistema imunológico.

Humor: Devido à abundância de serotonina no estômago, os seus intestinos influenciam também o seu estado emocional. Ao que parece, ter um microbioma diversificado no estômago ajuda a diminuir os sintomas da depressão.

Uma ótima notícia é que as boas bactérias podem ajudar você a consumir mais alimentos-chave, freando o seu ímpeto por comer porcarias. Quando você come alimentos benéficos, as bactérias no seu estômago os fermentam e produzem ácidos graxos de cadeia curta e gases – esse é um aviso ao seu cérebro para que não coma mais alimentos que podem ter efeitos nocivos.

Você não precisa fazer nada de exótico ou complicado para aprimorar o ecossistema que existe dentro de você. Não há sentido em gerar uma preocupação obsessiva com a variedade de bactérias "boas" que você possa ter, porque os cientistas afirmam que ainda não foi possível identificar por meio de pesquisa quais são os principais fatores nas questões de grande importância como obesidade, doença cardíaca ou saúde do cérebro. Por enquanto, temos de ter em mente que uma dieta saudável é o melhor caminho para se desenvolver um microbioma robusto. Quando você começar a fazer mudanças, as suas bactérias responderão rapidamente, e então a composição das suas bactérias estomacais poderá mudar em questão de horas.

O seu objetivo principal é consumir alimentos ricos em fibras, o que está garantido no CHAVE. A fibra é o alimento que mais agrada o seu microbioma. Embora as suas bactérias comam os mesmos nutrientes que você, é a fibra que alimenta as bactérias "boas". O grande problema com os amidos simples e alimentos com pouca fibra é que poucos deles chegam ao seu cólon, onde vive a vasta maioria das suas bactérias. Carboidratos e açúcares simples são imediatamente absorvidos através do intestino delgado e se deslocam para várias partes do corpo para serem usados como energia ou transformados em gordura. Tudo o que não é usado continua viajando através do seu sistema. Por outro lado, alimentos ricos em fibras não são digeridos no estômago nem absorvidos no intestino delgado, o que significa que eles continuam viajando até encontrarem o cólon, onde se tornam alimento para as bactérias benéficas que existem lá. Alguns alimentos campeões em fibras: amêndoas, alcachofras, cevada, grãos, jicama e aveia. Alguns desses alimentos – a alcachofra e a aveia, por exemplo – são prebióticos, o que significa que ajudam a aprimorar o trabalho das bactérias boas existentes no seu estômago.

Além do mais, adotar uma dieta agrícola poderá ajudar a diversificar o ecossistema do seu estômago. Por isso, não se prenda apenas aos dois ou três vegetais de que você gosta; dê uma chance a uma nova fruta ou vegetal quando for às compras. Isso pode quebrar a mesmice do seu jantar e torná-lo mais prazeroso, além de ajudar a resolver uma porção de problemas físicos.

Mas, afinal de contas, o que podemos esperar dos probióticos? Eles foram apontados como a peça chave para repovoar o estômago com boas bactérias e podem se apresentar em alimentos fermentados de diversos tipos (acredita-se que iogurte, chucrute e kefir contêm microorganismos que melhoram a saúde do estômago). Em termos de saúde do microbioma – ou seja, diversidade da população de bactérias – não há como saber se um determinado tipo de bactéria em determinado alimento é aquele que você necessita para diversificar a sua própria população estomacal. Alimentos fermentados saudáveis são bem-vindos, mas não jogue dinheiro fora com suplementos duvidosos. Em lugar disso, dê prioridade aos alimentos ricos em fibras e a uma ampla variedade de frutas e vegetais.

Dores de barriga

Agora você tem uma visão geral do estômago e sabe como induzi-lo a melhorar a sua saúde como um todo. Mas o que acontece quando você é atormentado por problemas gastrointestinais? Nós estamos falando de um amplo leque de queixas: ir demais ao banheiro, não ir o suficiente, inchaço, comidas que não caem bem ou simplesmente vagos sentimentos tempestuosos fermentando no seu âmago.

Eu me lembro de uma mulher que apareceu em um dos primeiros episódios do meu programa. Seu desagradável sintoma: ela fazia cocô apenas uma vez por semana. Uma vez por semana? Caramba, eu conheci pessoas que faziam o número dois quando o sol nascia e faziam de novo quando o sol se punha, e nesse intervalo ainda era possível que fizessem. Mas eu jamais havia conhecido alguém que evacuasse apenas uma vez a cada 168 horas. A mulher se sentia frustrada e nada confortável, como se o seu estômago estivesse cheio de tijolos. Para piorar, ela tinha certeza de que não havia nada que pudesse fazer a respeito do problema.

Eu dei a ela uma solução simples: mais fibras na sua alimentação. As pessoas consomem, em média, apenas cerca de 16 gramas de fibra por dia, e o nível de consumo dela estava bem abaixo disso; então, nós aumentamos gradualmente o consumo dela até 25 gramas diárias, usando mais frutas, vegetais e grãos. (Nós fizemos isso devagar, porque aumentar subitamente a ingestão de fibras tem como efeito colateral uma carga extra de gases.) A história dela teve um final feliz: ela rapidamente regularizou, por assim dizer, as coisas nesse departamento e se livrou dos sintomas com os quais vinha sofrendo.

Quando se trata de lidar com um estômago agitado, eu recomendo que as pessoas recorram à comida para buscar acalmar a perturbação. E você pode ajustar a receita dependendo do seu problema.

Desconfortos estomacais: Mesmo que o seu diagnóstico médico não indique algo específico como doença celíaca (na qual o glúten danifica o intestino delgado), você pode ter intolerância a certos alimentos ou nutrientes. Nesses casos, você pode querer eliminar alimentos por tentativa e erro para tentar identificar o causador do problema.

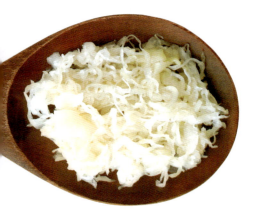

Bactérias boas transformam repolho em chucrute. Não é fã? Experimente missô, molho de soja, kefir, iogurte, kimchi ou picles fermentados.

As pessoas costumam fazer isso eliminando derivados do trigo da sua dieta; para tentar encontrar a fonte da sua dor e desconforto, o indivíduo para de comer todas as formas de trigo, até mesmo o do tipo integral, que é benéfico. Muitas pessoas descobrem que é possível solucionar seu problema estomacal dessa maneira.

Você pode tentar fazer isso com outros grupos alimentares também – por exemplo, com laticínios ou com carne. Tenha em mente que esses grupos não são ruins; isso remete ao que eu disse no começo do livro. Nós todos somos feitos de maneira diferente, e a reação dos nossos corpos a certos alimentos varia de pessoa para pessoa. Pode levar algum tempo até que você identifique com precisão a fonte do seu problema estomacal.

Para fazer uma dieta de eliminação, remova apenas um grupo alimentar por vez (se remover mais de um, você não saberá qual é o desencadeador do problema se começar a se sentir melhor). Faça isso durante uma semana ou duas e, se você não melhorar nem um pouco, volte a consumir os alimentos do grupo que havia eliminado e remova um outro grupo alimentar.

Constipação: Como eu disse à mulher que esteve no meu programa, a resposta está nas fibras; elas ajudam a manter as coisas em movimento no nosso estômago e nós simplesmente não ingerimos a quantidade que seria necessária. Quando combinadas com água, as fibras formam uma substância gelatinosa que se expande em seu trato digestivo para que você não precise mais tentar empurrar um material semelhante a pasta de dente ao longo de um metro e meio de cólon. A fibra também reduz o apetite, já que ocupa mais espaço no seu

DIGA SIM AO IOGURTE

O iogurte – leite fermentado com bactérias – é bom para o seu sistema digestivo porque suas bactérias benéficas podem aliviar alguns sintomas associados a um intestino irritável. Eu gosto do iogurte à moda antiga – iogurte grego – porque ele é coado até que o soro seja removido, o que o torna mais grosso e rico em proteínas. Mas não pense que o iogurte vai ser bom apenas para o seu estômago. O alimento ajuda a melhorar a pressão arterial porque contém potássio (há mais potássio em um copo de iogurte do que em uma banana). Ele fortalece os ossos com seu cálcio; alguns iogurtes são também fortificados com vitamina D, que ajuda na absorção do cálcio e diminui o risco de desenvolvimento de diabetes tipo 2. De acordo com um estudo da Universidade de Harvard, uma porção de iogurte por dia diminui em 18% as chances de se desenvolver a doença, provavelmente porque os seus probióticos acalmam a inflamação e equilibram os níveis de açúcar no sangue. Quer uma excelente maneira de comer iogurte? Acrescente sementes de chia. A chia absorve 27 vezes o seu peso em água, formando um gel espesso que retarda a digestão e pode ajudar a regular os níveis de glicose.

trato digestivo, o que enfraquece a ação dos hormônios que aumentam o apetite e mantém você satisfeito por mais tempo.

Diarreia: Embora os probióticos não necessariamente repovoem o seu microbioma, evidências sugerem que eles podem ajudar no caso de diarreia. Por exemplo: estudos mostraram que dois tipos de bactérias benéficas (Lactobacillus GG e Saccharomiyces) podem abreviar um episódio de diarreia que esteja relacionado à ingestão de antibióticos ou à perigosa bactéria Clostridium difficile, presente no cólon. (Essa bactéria pode ser mortal. Caso você sofra um episódio extenso de diarreia, não se esqueça de ir ao médico para determinar a causa disso.) Além disso, diversos estudos mostraram que os probióticos (B. infantis) podem ajudar a aliviar alguns sintomas de síndrome do intestino irritável (como dor e inchaço abdominais).

Inchaço abdominal: Existem diversos alimentos que podem fazer você se sentir menos como um carro alegórico e mais como você mesmo. Por exemplo:

O aspargo tem um efeito diurético natural que ajuda a drenar o excesso de água do seu corpo. (Por outro lado, o repolho e a couve-flor causam gases.)

A erva-doce ou as sementes de erva-doce podem reduzir os gases e aquela sensação de inchaço.

O gengibre ajuda a expelir alguns gases que podem estar contribuindo para a sua dor.

O mamão contém uma substância chamada papaína, que ajuda o seu corpo a decompor alimentos difíceis de digerir. Ele pode atuar como um laxante para colaborar com os movimentos intestinais e aliviar a constipação que pode estar causando gases e inchaço.

A abóbora pode agir como um diurético leve para ajudar você a se livrar do excesso de água.

Gostaria de contar mais uma história para enfatizar a importância que o sistema digestivo tem para os outros sistemas do seu corpo. Quando a minha filha Zoe tinha 17 anos, seus níveis de hormônios da tireóide estavam tão desajustados que o médico recomendou medicação para regulá-los. Como a maioria dos adolescentes, porém, ela não aceitou a ideia de tomar remédio, porque acreditava que depois seria difícil acostumar seu corpo a ficar sem eles. Então, nós decidimos experimentar uma dieta alimentar. Ela eliminou trigo, laticínios e carne vermelha e também acrescentou poderosos alimentos-chave ao seu prato. Seus níveis de hormônios tireoidianos voltaram ao normal sem remédios; desde então, mais de cinco anos se passaram e ela não teve nenhum problema. Ela continua afastada de carne vermelha e de pão, mas voltou a consumir laticínios, e sua tireóide vai muito bem.

Embora a Zoe não seja celíaca, é interessante notar a conexão entre o estômago e as questões hormonais. Há evidências que sugerem uma ligação entre doença celíaca e problemas autoimunes

ÓTIMAS ALTERNATIVAS PARA OS CARBOIDRATOS

Uma das maneiras mais comuns de aplacar um sistema digestivo instável é deixando de lado açúcar e carboidratos refinados. Mas não fique triste, isso não quer dizer que você vai ter que parar imediatamente de comer massa. Existem muitas alternativas de massa pouco processada; são massas que contêm mais nutrientes úteis e são bastante saborosas. Confira o que essas opções podem lhe oferecer em cada porção:

Macarrão de arroz integral: 4 gramas de fibras; 4 gramas de proteína

Macarrão de grão-de-bico: 8 gramas de fibras; 14 gramas de proteína

Macarrão de quinoa: 4 gramas de fibras; 4 gramas de proteína

Macarrão de sobá: 3 gramas de fibras; 6 gramas de proteína. É feito de farinha de trigo sarraceno. Alguns estudos preliminares mostraram que flavonóides como a quercetina, os quais são componentes do trigo sarraceno, podem ser úteis para a eficiência cognitiva e para a memória. O trigo sarraceno é também uma boa fonte de vitamina B e magnésio.

Se você come macarrão regularmente, livre-se dos efeitos dos carboidratos refinados optando por fibras e gorduras saudáveis (pense nos tomates salteados e no azeite de oliva). Cozinhe a massa até que fique al dente; dessa maneira, você conseguirá diminuir seu índice glicêmico.

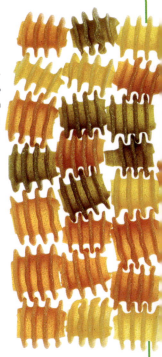

envolvendo a tireoide, mas não se sabe ao certo se um causa o outro ou se pode se tratar de predisposição genética.

Seja como for, a recuperação da Zoe ressalta a importância de se trabalhar a questão da nutrição para ajudar a curar as enfermidades que afligem você. Passe para o próximo capítulo para conhecer o seu exército de superalimentos e comece a nutrir o seu "segundo cérebro" junto com todas as outras partes do seu organismo.

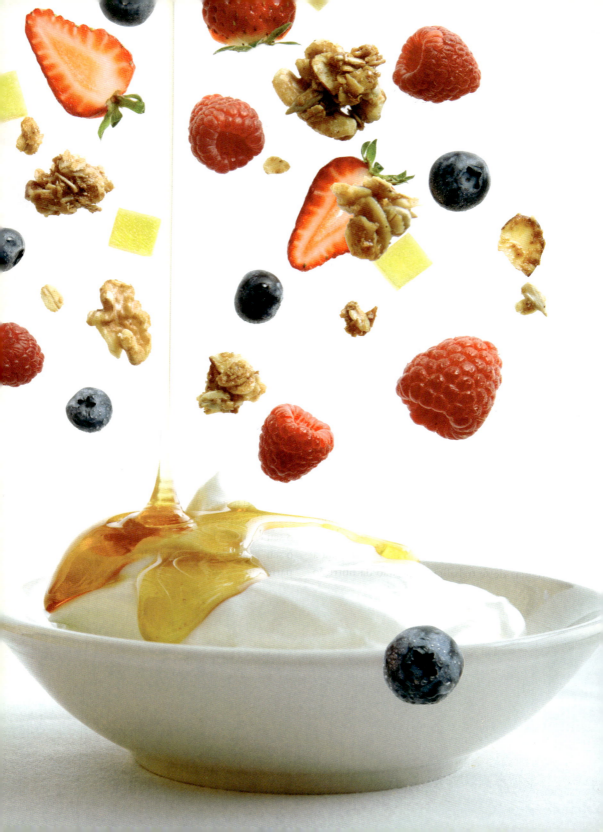

PARTE 3

PARA COMER REZANDO

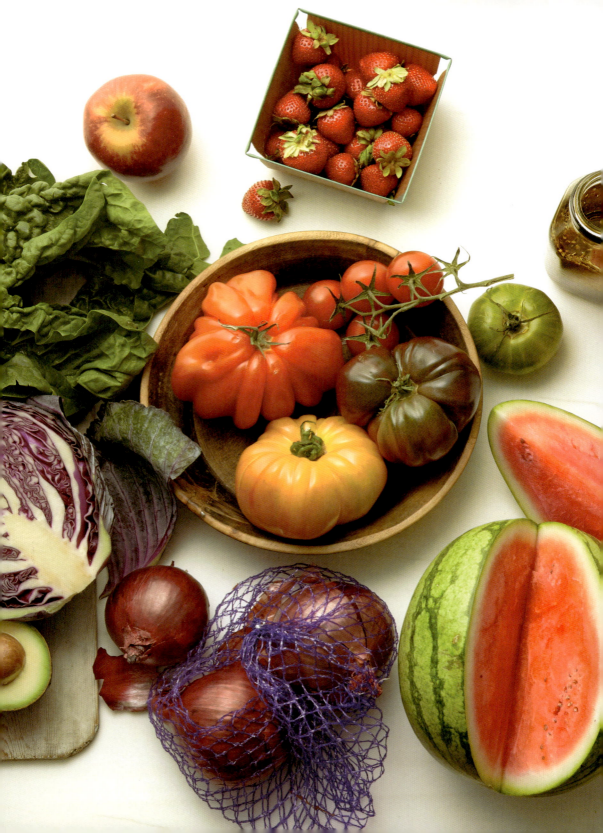

14.

O plano de 21 dias

Para uma criança, esperar três semanas até a chegada do aniversário é como esperar por uma eternidade. Para um adulto, três semanas para concluir um projeto importante passam voando. É uma questão de perspectiva. Quando você considera todo o conjunto da sua vida, 21 dias são um pontinho numa página – apenas um pequeno momento entre tantos.

E isso é tudo o que eu peço a você: que me conceda um desses seus minúsculos momentos.

Fique comigo por três semanas. Isso vai lhe dar o tempo necessário para:

- Reeducar seu paladar;
- Começar a fazer experimentos na cozinha;
- Adquirir novos hábitos saudáveis e fazer com que os velhos hábitos desapareçam;
- Perder um pouco de peso – se você estiver interessado em perder alguns quilos;
- Ensinar ao seu corpo como é boa a sensação de comer alimentos que curam.

Vou ser claro e franco. Não estou anunciando uma dieta radical do tipo "perca 21 quilos em 21 dias" ou coisa do tipo. E não estou de maneira alguma sugerindo que mudar a sua alimentação por algumas semanas irá erradicar doenças cardíacas ou reverter diabetes.

Esse é um plano racional, bem dosado e equilibrado que não vai fazer você se sentir faminto, nem encher a sua mente com imagens de hambúrgueres. Siga-o fielmente e você poderá perder de um a dois quilos na primeira semana – peso esse gerado principalmente pela retenção de líquido, mas que mesmo assim será muito bom! – e de meio quilo a um quilo na semana seguinte. É, ainda, bastante provável que no fim da terceira semana você constate que perdeu de três a quatro quilos, já que o menu tem muitas refeições que saciam e que ajudam o seu corpo a se sentir satisfeito com quantidades menores. Nada mau para um pequeno momento do seu tempo. (Se perder peso não é o que você procura, tudo bem. Uma calculadora de calorias diárias pode ajudar você a descobrir o quanto deverá comer para manter o seu peso atual. Depois que calcular esse valor, você poderá mudar o tamanho das porções e os lanches adicionais conforme necessário.)

Pense neste plano como um primeiro encontro incrível, que estabelecerá um novo relacionamento entre você e a comida – uma ligação revigorante, deliciosa, para toda a vida. Você irá se apaixonar pelos alimentos que lhe trarão satisfação e energia e deixará para trás todas aquelas porcarias calóricas que engordam, debilitam sua saúde e, muitas vezes, fazem com que você se sinta péssimo. No final, esse plano de alimentação – que começa agora e continua para sempre (no Capítulo 16 nós falaremos sobre o 22º dia em diante) – ajudará você a normalizar o seu peso e a reajustar os sistemas do seu corpo.

É dessa maneira que a comida se torna a solução.

Por que 21 dias? Esse intervalo de tempo ganhou força na área da ciência comportamental a partir dos anos de 1960 e passou a ser um período usado com frequência para o processo de fazer mudanças e moldá-las em hábitos. Por pior que sejam, não conseguimos nos livrar de velhos hábitos num estalar de dedos; eles precisam ser substituídos por novos e bons hábitos. Mas, reorganizar o nosso cérebro leva algumas semanas.

Eis o que esperar dessas três semanas: você vai comer mais vegetais do que jamais comeu e vai se apegar a todos os alimentos-chave.

Você comerá alimentos que comprovadamente reduzem em nível químico a ânsia de comer. (Lembra-se do que vimos, quando você aprendeu sobre ácidos graxos que enviam um sinal para o seu cérebro para domar a compulsão por comer? Eles aparecem aqui.)

Você irá abandonar o açúcar adicionado e reeducar o seu paladar para não sentir falta desse item. Vai substituir prazeres que pesam na consciência por alimentos que proporcionam bem-estar. Você consumirá gorduras saudáveis – mais do que pensava que fosse "permitido" e o suficiente para se manter saciado e feliz.

Vai também cozinhar mais, partindo do zero, e achar isso surpreendentemente fácil. Descobrirá dicas culinárias para incrementar os sabores e verá que vegetais podem maravilhar as suas papilas gustativas sem estar empapados em óleo de fritura, cobertos de molho pegajoso ou subtraídos de seu valor nutricional de alguma outra maneira.

O meu plano eleva alimentos integrais ao patamar mais alto, porque eles são importantes para o nosso corpo. Lembre-se da grande lição: as suas células imediatamente reconhecem e compreendem aquilo com que estão lidando. Diferente do que acontece com a comida ultraprocessada, o seu corpo sabe exatamente para onde enviar os nutrientes dos alimentos integrais a fim de cuidar do seu bem-estar geral. Além disso, esses alimentos saciam melhor a fome, são mais saborosos e não vêm com todas aquelas porcarias que fazem o peso do seu corpo aumentar.

Com mais de trinta refeições deliciosas, revigorantes e fáceis de fazer (todas com superalimentos como ingredientes), você não apenas vai encontrar receitas de que gosta como também vai redefinir o seu próprio prazer culinário. E o mais importante: vai começar a reverter os danos causados por seus hábitos alimentares antigos, que deixavam muito a desejar.

Se você é do tipo que prefere se orientar por um esquema detalhado, então siga o Plano de 21 Dias minuciosamente e use-o como o seu mapa nutricional. Mas também é possível trocar refeições para enquadrá-las às suas preocupações pessoais relacionadas à saúde ou para ajustá-las ao seu estilo de vida. Misture e combine cafés da manhã, almoços, jantares e lanches da maneira que achar mais satisfatória e prazerosa. Acima de tudo, esse plano tem de ser fácil de seguir. Com essa finalidade em mente, eu calculei todas as quantidades de calorias necessárias – o café da manhã com menos de 420 calorias por porção, o almoço com 430 ou menos calorias, os lanches com menos de 400 calorias (total em um dia inteiro) e o jantar com 520 ou menos calorias. Por isso, não precisa se preocupar com nenhuma conta. Eu também incluí uma lista de compras (na página 181) para um estoque descomplicado de suprimentos.

Você está a três semanas de se sentir mais leve, mais saudável e mais feliz. E está a três semanas de compreender de que maneira quer comer para o resto da sua vida. Então vamos começar.

O Plano de 21 Dias: linhas gerais

Você comerá três refeições e dois lanches diariamente durante três semanas. Você tem a opção de seguir o planejamento que eu elaborei ou escolher entre cinco receitas de café da manhã, sete almoços, 21 jantares e 21 lanches. Se decidir fazer o seu próprio planejamento, leve em conta estas cinco regras simples:

1 – Coma peixe *pelo* menos duas vezes por semana. Como já vimos em capítulos anteriores, o peixe comprovadamente faz bem ao coração e ao cérebro e promove a longevidade. As sobras são suas melhores amigas nesse caso – você pode fazer uma entrada de salmão para o jantar numa noite e usar um filé excedente para uma salada proteica no almoço do dia seguinte.

2 – Considere a carne vermelha um petisco. Carne bovina e carne de porco não são tão boas para você quanto as fontes mais magras de proteína (como aves, peixe e proteínas de origem vegetal). Não que devam ser descartadas completamente, mas também não se deve comê-las todos os dias, principalmente se você estiver controlando seus níveis de colesterol. Por isso, incluí apenas uma receita com carne vermelha no meu plano – uma salada com bife de fraldinha – e você não deve prepará-la mais do que duas vezes durante esses 21 dias. De modo geral, é melhor escolher os cortes de carne bovina mais magros. Dê preferência à carne de animais alimentados a pasto.

3 – Aposte nos grãos. Cada vez mais pesquisa sugerem que as proteínas de origem vegetal são benéficas para o seu corpo. Pelo menos uma vez por semana, tente preparar um jantar predominantemente vegetal, com grãos, legumes ou tofu desempenhando o papel principal no seu prato.

4 – Cuide da hidratação. Muitas vezes o cérebro confunde sede com fome, levando você a comer demais quando tudo o que você realmente precisava era beber água. Então, busque beber oito copos de água ou mais por dia. Faça o que estiver ao seu alcance para atingir essa meta – mesmo que para isso precise comprar garrafas de água gaseificada sem adição de açúcar, ou despejar suco cítrico fresco na água, ou programar o alarme do celular para lembrar de beber água.

5 – Supere os tabus alimentares. Ao se deparar com um ingrediente pouco familiar, experimente-o. Se encontrar um alimento de que não gosta, dê-lhe uma segunda chance. É bem provável que ele tenha sido preparado da maneira

EXPERIMENTE NOVOS ALIMENTOS

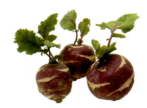

Couve-rábano: Parente do repolho, muito saborosa crua ou cozida, assada ou adicionada à sopa.

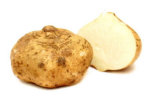

Batata-mexicana (ícama): Cortado em pedaços grandes na salada, é crocante e tem sabor delicioso.

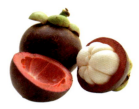

Mangostim: É doce e uma boa fonte de vitamina C.

errada quando você era criança ou que você tenha comido a versão enlatada em vez da fresca, ou ainda que o seu paladar não estivesse pronto para ele na ocasião (mas logo estará). Em outras palavras, não deixe que a lembrança de um tofu insosso ou de um monte de verduras empapadas o impeça de experimentar um bife de tofu perfeitamente temperado ou a nossa Salada Arco-íris Crocante com Creme de Leite. Prepare-se para ser convertido!

Eis o que esse plano proporciona:

Uma dose de proteína em cada refeição. A capacidade de saciedade desses macronutrientes é incomparável. A ingestão no café da manhã, no almoço e no jantar vai contribuir para sua satisfação e para permanecer dessa maneira por um bom tempo.

Pelo menos duas porções diárias de carboidratos complexos. Que venham o arroz integral, as sementes e os grãos integrais. Esses alimentos são excelentes fontes de fibras que, como a proteína, contribuem para a saciedade. As fibras também auxiliam na digestão, ajudam a diminuir o colesterol LDL (o "ruim") e é pouco provável que façam aumentar o seu nível de açúcar no sangue, como fazem os carboidratos simples (coisas como pão branco, massa feita com farinha branca, bolachas e bolos).

Tantos vegetais sem amido quanto você desejar. Coloque na sua mira qualquer um dos vegetais listados na página 172. Vou passar dicas sobre como colocá-los em lanches ou adicioná-los às receitas, mas sinta-se à vontade para misturar um monte deles com qualquer coisa que estiver comendo. E coma vegetais também entre as refeições.

Coma apenas a quantidade adequada de frutas. Ou seja, de uma a duas porções por dia. Há diferenças entre as frutas. Algumas delas — como maçãs, amoras, cerejas, peras, toranjas, siriguelas e pêssegos — têm menor probabilidade de aumentar os níveis de açúcar no sangue e de estimular a vontade de comer do que outras, como abacaxi e melancia. Mas isso não significa que tenha que evitar esta ou aquela fruta. Você só precisa combiná-la com os itens certos. No meu plano, as frutas sempre aparecem com um alimento rico em proteína (como nozes ou iogurte), para ajudar a equilibrar a glicose no nosso corpo, evitando assim os efeitos nocivos. (E se você nunca experi-

SOBRE ATIVIDADE FÍSICA

Esse programa alimentar foi concebido para satisfazer as necessidades de uma pessoa moderadamente ativa – ou seja, alguém que faz cerca de 2,5 horas de exercícios aeróbicos moderados toda semana. Existem várias maneiras de se atingir essa marca. Por exemplo, uma caminhada de duas horas num sábado e uma sessão de ginástica durante a semana; ou três caminhadas rápidas de dez minutos todos os dias, não considerando fins de semana. Você também pode fazer uma sessão de uma hora de ginástica aeróbica aquática, jogar algumas partidas de tênis em duplas e dar uma caminhada em passo acelerado durante trinta minutos. Outra opção seria fazer quatro caminhadas rápidas de quinze minutos, escolher um dia para uma corrida leve de meia hora depois do trabalho, trinta minutos de jardinagem em um final de semana, e duas sessões de quinze minutos de exercícios usando o peso do próprio corpo, tais como flexões e agachamentos. As possibilidades são infinitas!

Qual é o significado disso para a dieta? Se você for menos ativo do que o descrito acima, talvez não precise de dois lanches; apenas um será o suficiente. Se perder peso for um de seus objetivos, tente "pular" um dos lanches em alguns dias da semana. Por outro lado, se a sua atividade física for *mais do que* moderada – isto é, se você pratica exercícios físicos moderados por mais de três horas toda semana *ou* então pratica exercícios mais intensos (como corrida, natação ou treino de alta intensidade), poderá acrescentar outro lanche para ser consumido antes dos treinos.

mentou pizza de melancia, tem que experimentar! Em cima de triângulos de melancia, coloque um pouco de queijo feito com leite de cabra, um pouco de hortelã fresca e uma pitada de sal grosso.) Você terá uma porção de fruta quase todas as manhãs no café da manhã e poderá comer frutas como lanche se tiver muita vontade de comer algum doce mais tarde.

Gorduras saudáveis são bem-vindas. Pesquisas recentes têm mostrado cada vez mais que as gorduras benéficas – as do tipo monoinsaturada – aumentam o "bom" colesterol HDL, mantendo sob controle os seus níveis de glicemia. Além disso, já falamos aqui sobre os benefícios que elas trazem ao cérebro, ao fluxo sanguíneo, à digestão, à inflamação etc. Em vista disso, o ideal é consumir até duas colheres de sopa de óleo de oliva ou de canola diariamente nesse plano. Você também vai ingerir gorduras saudáveis na forma de alimento – no peixe, no abacate, nas oleaginosas, nas sementes e em outras fontes.

Tem alguma coisa faltando no plano? Sim: açúcares adicionados. Você não encontrará nenhum açúcar extra nessas receitas. Apenas durante essas três semanas, eu lhe peço que limite os seus açúcares a não mais do que três colheres de chá por dia. (Seria perfeito se você evitasse o açúcar completamente – mas se tiver receio de se sentir privado e deprimido sem uma colher de açúcar no seu café ou sem um pouco de mel no seu iogurte, então use o açúcar dentro do limite, pois não vale a pena se torturar.) Quando eu digo açúcar, estou me referindo a açúcar em todas as suas formas: branco refinado, mel, xarope de ácer, xarope de agave, açúcar turbinado, xarope de arroz integral e alimentos semiprontos com açúcar na sua lista de ingredientes. O açúcar tende a aparecer em produtos que talvez você nem considere doces – basta verificar os rótulos de molho de to-

A INTERMINÁVEL LISTA DE VEGETAIS

Todos os vegetais são bons, mas os vegetais sem amido realizam um trabalho mais eficiente quando se trata de proporcionar saciedade com poucas calorias. Coma quantos desses quiser, sempre que quiser. Você pode comê-los crus, como um tira-gosto ou um lanche, com um fio de vinagre (como o balsâmico, por exemplo) ou um pouco de limão para dar sabor. Você também pode cozinhá-los no vapor e adicioná-los a qualquer refeição a fim de incrementá-la. Quando encontrar algum desses vegetais numa receita, fique à vontade para usar mais deles do que a receita pede. (Isso funciona especialmente bem com verduras frescas). Eu sugeri maneiras saborosas de prepará-los como lanches e de incluí-los em todos os tipos de refeição, mas, mesmo assim, use sua criatividade. O céu dos vegetais é o limite.

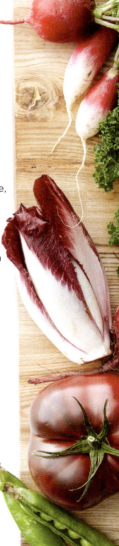

Alcachofras, instruções simples de preparo estão na página 158. Ou use em conserva se elas estiverem imersas em água.

Aspargos

Brotos de bambu, em conserva. Adicione a uma porção de arroz integral para dar sabor, refogue rapidamente em um pouco de óleo bem quente (técnica stir-fry) ou corte-os finos e misture-os na salada.

Beterraba

Brócolis, você pode espiralar a haste e colocá-la num prato de macarrão para dar volume. Ponha os "fios" de brócolis na panela com o macarrão poucos minutos antes de terminar de cozinhá-lo.

Couve-de-bruxelas

Repolho

Couve-flor

Aipo

Pepino

Rabanete-daikon, cozinhe no vapor e esprema limão em cima, ou use como um tira-gosto. São ótimos fatiados e mergulhados na manteiga de amendoim.

Berinjela, experimente cortá-la em fatias finas e cozinhá-las no vapor por 15 minutos. Então adicione a um prato picante, como um refogado stir-fry ou um macarrão.

Verduras, couve-manteiga, couve, alface-romana, espinafre, acelga etc.

Palmito em conserva. Use-o como ingrediente para uma salada, pique e acrescente no molho de tomate ou então cozinhe, bata no liquidificador e adicione caldo para dar uma consistência mais cremosa.

Alho-poró, corte-o em fatias finas e adicione às saladas.

Cogumelos

Quiabo, parta-os em dois, ainda crus, e coma com um pouco de sal e pimenta.

Cebola

Pimentão

Rabanete, corte em fatias finas e use-as em qualquer coisa que precise de um pouco de textura: tacos, sanduíches, pratos de cereais.

Couve-nabo, descasque, ferva e amasse para ter um acompanhamento cremoso.

Brotos de alfafa, de feijão, de ervilha, de soja etc.

Ervilhas de vagem comestíveis.

Tomates, também são bons em conserva.

Nabo, experimente nabos cozidos e amassados com um pouco de sal e pimenta.

Castanha-d'água, em conserva. Corte-a em fatias finas e use em sopas, saladas e em refogados stir-fry.

Abobrinha

mate, iogurte e até de molhos picantes para constatar isso. Lembre-se de que o açúcar às vezes se camufla nos rótulos de alimentos – procure por xaropes; palavras que terminam em "-ose", como maltose, dextrose, sucralose; a palavra "cana"; e suco de fruta. (A lista completa de nomes está na página 53.) Diminuir o consumo de açúcar e prestar atenção às fontes de açúcar sorrateiras são atitudes que irão ajudá-lo a se desapegar da ânsia por comida e a reeducar suas papilas gustativas. No final do processo, talvez você se surpreenda ao descobrir que os alimentos que um dia achou deliciosos passaram a parecer doces demais. Mas a fatia de uma manga lindamente madura? Continuará sempre sendo sublime.

Na verdade, seria preferível que você evitasse completamente o açúcar artificial. Lembre-se: esse plano envolve alimentos completos, reais, e não deveríamos abrir uma exceção nem para o açúcar refinado, nem para os adoçantes artificiais encontrados em muitas comidas e bebidas vendidas nos mercados. Alguns especialistas acreditam até que adoçantes artificiais podem causar alterações no microbioma, tornando as pessoas menos sensíveis ao sabor doce, que resulta numa ingestão cada vez maior de açúcar para garantir a sensação de satisfação. O resultado? Constante ganho de peso.

Quanto às bebidas, consuma apena o básico: água, café e chá. Se for acrescentar outras coisas a essas bebidas, use o bom senso. Tudo bem colocar algumas gotas de leite no seu café, mas não caldas aromatizadas. Para a água gaseificada com um pouco de fruta cítrica espremida, você tem a bênção do Oz. Já no caso de refrigerantes: nem pensar, seja ele *diet* ou normal. E o mesmo vale para sucos industrializados e adoçados, como o de laranja ou o de maçã.

EI, CARA! ESSE PLANO FOI FEITO PARA HOMENS TAMBÉM

Esse programa alimentar foi concebido para se ajustar tanto aos homens quanto às mulheres; porém, como geralmente os homens são maiores e mais pesados do que as mulheres e, portanto, precisam de mais calorias para suprir as necessidades básicas do seu corpo, eles podem precisar comer um pouco mais do que o que está descrito no plano. As calculadoras on-line de ingestão de calorias (ou uma conversa com o seu médico) ajudarão você a fixar a sua meta de calorias. Quando souber o quanto terá de consumir a mais, você poderá decidir de que maneira vai acrescentar as calorias extras: talvez com uma porção dupla de arroz integral no jantar, uma porção extra de oleaginosas no seu lanche da tarde, uma grande porção de peito de frango no jantar ou um pouco mais de queijo espalhado na sua salada.

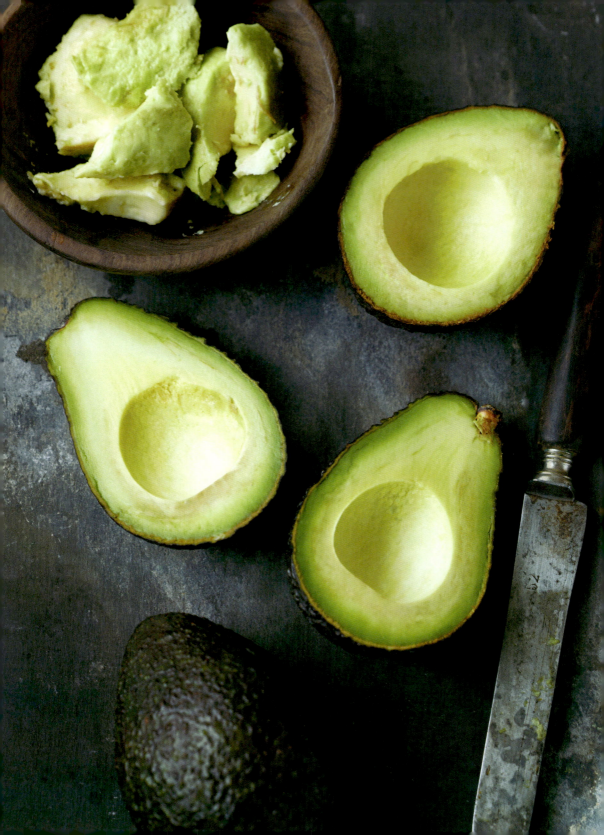

O plano de 21 dias

Nota: sinta-se à vontade para seguir este planejamento à risca ou para combinar cafés da manhã, almoços, lanches e jantares da maneira que desejar.

1ª SEMANA

	1º DIA	2º DIA	3º DIA	4º DIA	5º DIA	6º DIA	7º DIA
Café da manhã	Iogurte grego com frutas vermelhas	Ovos com molho e feijões	Parfait de mirtilo com aveia	Iogurte grego com frutas vermelhas	Smoothie de pêssego	Pasta de amendoim, aveia com iogurte e banana no pote	Ovos com molho e feijões
Lanche	Maçã com manteiga de oleaginosas (nozes, amêndoas, castanhas etc.)	Iogurte grego com oleaginosas ou frutas vermelhas	Tirinhas de queijo e bolachas cream cracker	Ovo cozido com gema dura e bolachas cream cracker	Vegetais e tirinhas de queijo	Vegetais e manteiga de oleaginosas	Frutas e oleaginosas
Almoço	Sanduíche de vegetais	Salada arco-íris com verduras variadas, frango e molho de creme de leite	Supersalada verde com frango e queijo parmesão	Arroz selvagem e ovo	Salmão com vegetais	Salada no pote	Sanduíche de peito de peru
Lanche	Homus defumado com vegetais	Pipoca com tempero de ervas finas e supersementes	Homus defumado com vegetais	Rolinhos vegetais com manteiga de oleaginosas	Palitos de batata-doce	Uvas congeladas com iogurte grego	Palitos de batata-doce
Jantar	Salmão ao molho de limão com brócolis e tomates	Penne integral com frango	Lentilhas temperadas com vagem assada e quinoa	Camarão picante com quinoa	Pizza margherita com massa de couve-flor	Salmão com mostarda em crosta de quinoa e arroz de couve-flor	Hambúrguer de peru ao molho mexicano com batata-doce em tiras assadas no forno

PARA COMER REZANDO • 175

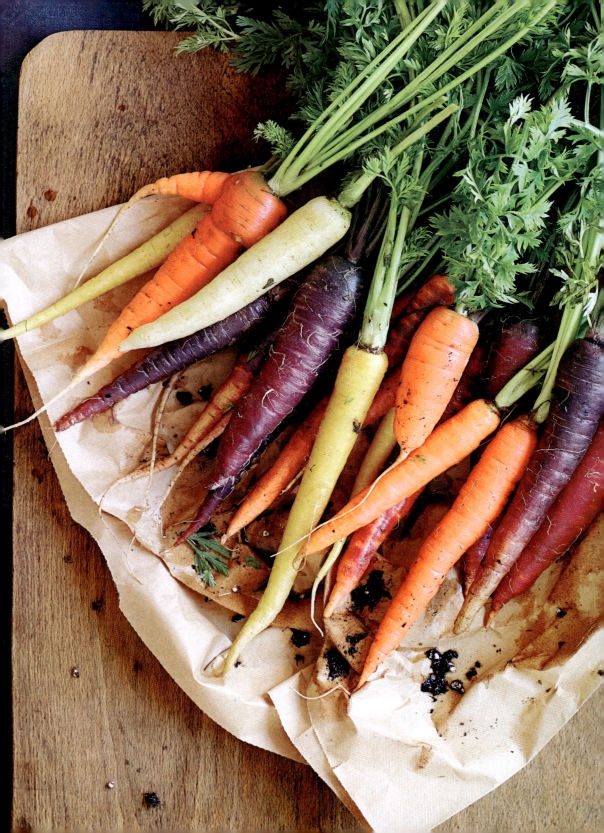

2ª SEMANA

	1º DIA	2º DIA	3º DIA	4º DIA	5º DIA	6º DIA	7º DIA
Café da manhã	Iogurte grego com frutas vermelhas	Ovos com molho e feijões	Parfait de mirtilo com aveia	Iogurte grego com frutas vermelhas	Smoothie de pêssego	Pasta de amendoim, aveia com iogurte e banana no pote	Ovos com molho e feijões
Lanche	Maçã com manteiga de oleaginosas	Iogurte grego com oleaginosas ou frutas vermelhas	Tirinhas de queijo e bolachas cream cracker	Ovo cozido com gema dura e bolachas cream cracker	Vegetais e tirinhas de queijo	Vegetais e manteiga de oleaginosas	Fruta e oleaginosas
Almoço	Salada no pote	Salmão com vegetais	Supersalada verde com frango e queijo parmesão	Sanduíche de peito de peru	Salada arco-íris com verduras variadas, frango e molho de creme de leite	Sanduíche de vegetais	Arroz selvagem e ovo
Lanche	Pasta de alcachofra e vegetais	Pipoca com amêndoas e páprica	Pasta de alcachofra e vegetais	Palitos de cenoura com curry	Sementes de abóbora com pimenta--malagueta	Pasta de abacate e vegetais	Sementes de abóbora com pimenta--malagueta
Jantar	Salmão em pedaços e ovos fritos com gema mole	Arroz, feijão-preto e abacate (opcional: frango grelhado)	Salada de macarrão com camarão e ervas	Hambúrguer de grão--de-bico-mediterrâneo	Panko (farinha de pão integral japonesa) e frango em crosta de ervas	Salada de contrafilé com cuscuz	Tacos de tilápia à New Orleans

PARA COMER REZANDO • 177

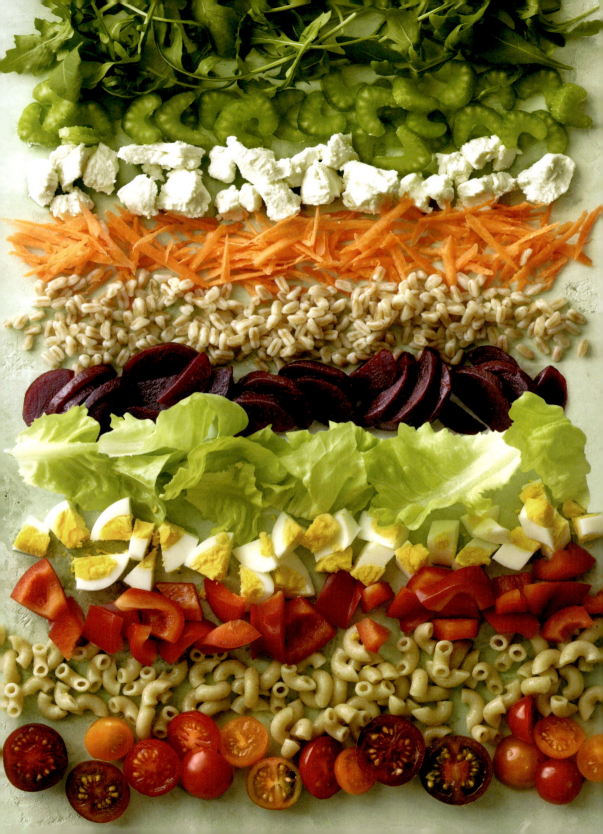

3ª SEMANA

	1º DIA	2º DIA	3º DIA	4º DIA	5º DIA	6º DIA	7º DIA
Café da manhã	Iogurte grego com frutas vermelhas	Ovos com molho e feijões	Parfait de mirtilo com aveia	Iogurte grego com frutas vermelhas	Smoothie de pêssego	Pasta de amendoim, aveia com iogurte e banana no pote	Ovos com molho e feijões
Lanche	Maçã com manteiga de oleaginosas	Iogurte grego com oleaginosas ou frutas vermelhas	Tirinhas de queijo e bolachas cream cracker	Ovo cozido com gema dura e vegetais	Bolachas cream cracker e tirinhas de queijo	Vegetais e manteiga de oleaginosas	Fruta e oleaginosas
Almoço	Salmão com vegetais	Sanduíche de peito de peru	Supersalada verde com frango e queijo parmesão	Salada no pote	Salada arco-íris com verduras variadas, frango e molho de creme de leite	Arroz selvagem e ovo	Sanduíche de vegetais
Lanche	Vegetais com molho pesto de edamame	Pipoca com tempero de ervas finas	Vegetais com molho pesto de edamame	Chips de couve-de--bruxelas	Grão-de-bico torrado	"Pizzas" de tomate	Grão-de-bico torrado
Jantar	Arroz frito com frango	Bife de tofu à moda asiática com espaguete	Massa integral ao molho de brócolis	Salada de rúcula com ovos fritos e aspargos	Frango ao vinagre balsâmico com couve--de-bruxelas e arroz integral	Penne integral à putanesca com atum	Acelga com ovos

PARA COMER REZANDO • 179

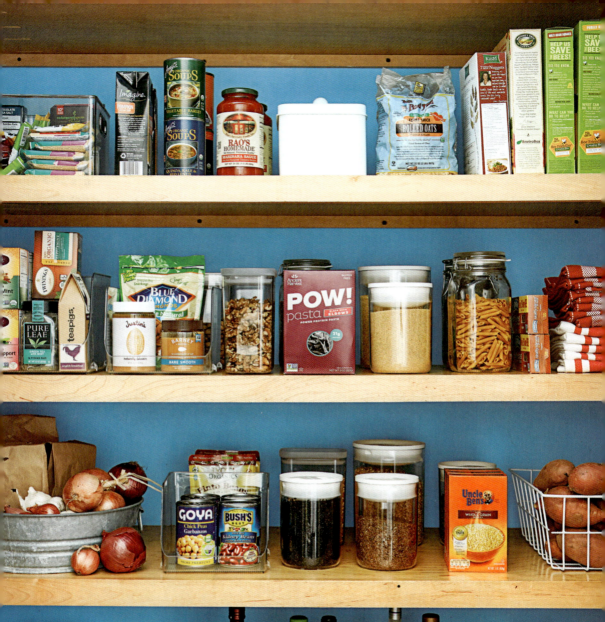

Lista de Ingredientes Básicos

Comece com estes artigos, que serão usados no Plano de 21 Dias. Além disso, produtos perecíveis devem ser comprados uma vez por semana durante a vigência do plano.

DESPENSA

Alcaparras
Arroz integral
Arroz selvagem
Atum conservado no óleo
Azeitona preta grande
Bolachas cream cracker saudáveis: integrais, à base de sementes ou à base de oleaginosas
Caldo vegetal (baixo teor de sódio), feito em casa ou comprado.
Corações de alcachofra em conserva com água
Cuscuz integral
Extrato de baunilha
Feijões-pretos cozidos
Flocos de aveia
Grãos-de-bico
Lentilhas-verdes secas
Limões
Manteigas de oleaginosas: manteiga de amendoim, manteiga de amêndoas etc

Massas: penne integral, espaguete integral, rigatoni integral
Milho de pipoca
Molho de tomate sem adição de açúcar
Molho picante sem adição de açúcar. Se preferir, você mesmo pode prepará-lo
Oleaginosas: amêndoas, nozes, avelã, entre outros
Palmitos em conserva
Panko integral
Pão integral (100% se possível)
Pimentões assados em conserva
Quinoa
Semente de linhaça moída
Sementes de chia
Sementes de gergelim branco.
Sementes de girassol sem casca.
Sementes de mostarda

Tomate em pedaços
Trigo integral

ERVAS E TEMPEROS

Alecrim
Alho em pó
Canela em pó
Cebola em pó
Chili em pó
Coentro em pó
Cominho em pó
Cúrcuma em pó
Curry em pó
Manjericão
Mix de especiarias
Orégano
Páprica
Páprica defumada
Pimenta vermelha em flocos
Pimenta-do-reino
Sal
Sal grosso
Tempero de ervas finas
Tomilho

ÓLEOS E VINAGRES

Azeite de oliva extravirgem
Óleo de canola
Óleo de canola em spray
Óleo de oliva
Vinagre balsâmico
Vinagre de vinho branco ou vinagre balsâmico branco
Vinagre de vinho tinto
Vinagre de xerez

CONDIMENTOS

Molho de soja com baixo teor de sódio
Molho sriracha
Mostarda dijon
Mostarda dijon em grãos

Agora, você está pronto para seguir em frente. Lembre-se: um dos segredos para o sucesso é organizar o seu ambiente para que comer bem se torne uma tarefa mais simples. Por isso, antes de dar início ao plano, elimine da sua despensa, da sua geladeira e do seu freezer toda e qualquer besteira que possa ser tentadora. Limpar aquilo que é desnecessário da sua casa lhe dará a chance de fazer o mesmo pelo seu corpo.

Eu espero que você aproveite os próximos 21 dias. Terminada a experiência, conte-me como foi, como você se sentiu, e como o seu corpo mudou. Basta postar a sua mensagem na minha página no Facebook (Dr. Mehmet Oz) seguida da hashtag #foodcanfixit. *Bon appétit!*

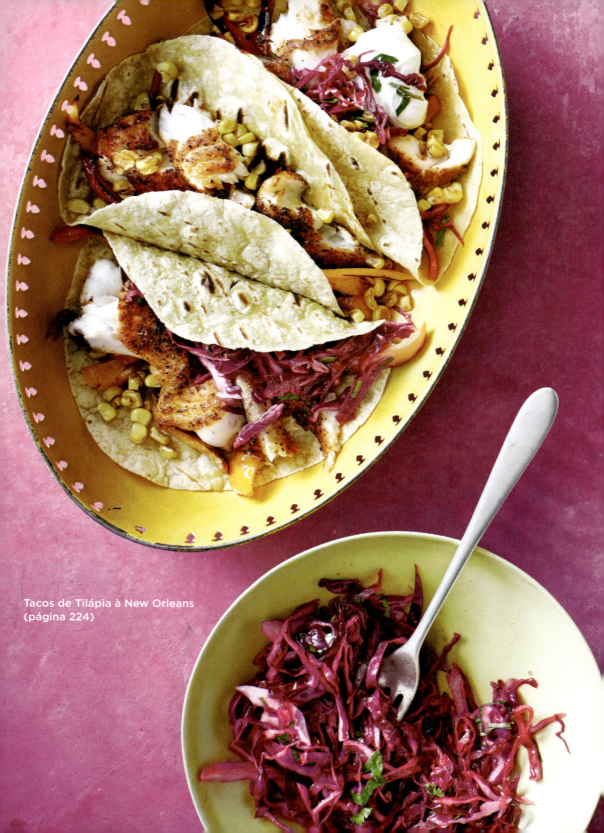

Tacos de Tilápia à New Orleans
(página 224)

15.

Receitas para corrigir hábitos não saudáveis

Estas receitas, projetadas para o seu uso durante o andamento do Plano de 21 Dias e também para quando ele acabar, farão mais do que apenas lhe proporcionar um ótimo equilíbrio nutricional. Elas propiciarão uma conexão com a alegria de preparar pratos saudáveis e deliciosos. Todas as receitas são descomplicadas, porque a intenção é cozinhar, não escolher o chef do ano. Você encontrará listas de ingredientes curtas e um passo a passo simples. E também aprenderá novas e interessantes habilidades na cozinha e conhecerá uma gama de sabores inesperados. Vamos então começar com algumas das minhas refeições favoritas, todas partes integrantes do meu Plano de 21 Dias.

Café da Manhã 185

Almoço 191

Jantar 203

Molhos 235

Lanches 239

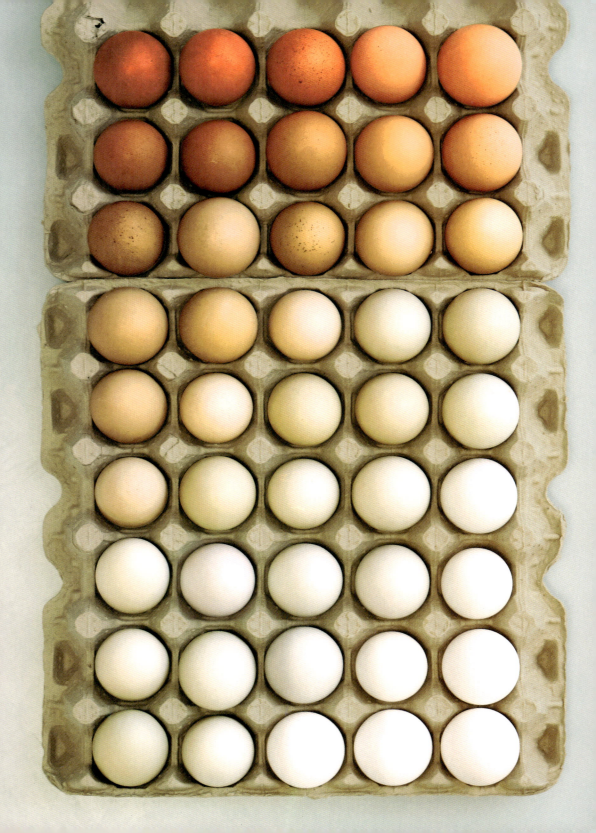

OS REMÉDIOS DA COZINHA

CAFÉ DA MANHÃ

Comece o dia cheio de vigor e sabor com uma potente dose de proteína e fibra.

As porções dos cafés da manhã são todas para uma pessoa.

Iogurte Grego com Frutas Vermelhas

RENDE 1 PORÇÃO

1 xícara de chá de iogurte grego com 2% de gordura

½ xícara de chá de frutas vermelhas (frescas ou congeladas)

Em uma pequena tigela, coloque o iogurte junto com as frutas. (Se o sabor azedo do iogurte incomodar, adicione uma gota de extrato de baunilha puro ou bata o iogurte com as frutas no liquidificador.)

Nota: Se achar que as frutas não foram suficientes, acrescente oleaginosas ou ervas frescas em sua mistura.

---

192 CALORIAS, 5 g GORDURA (3 g SATURADA), 20 g PROTEÍNA, 18 g CARBOIDRATOS, 16 g AÇÚCAR, 2 g FIBRAS, 76 mg SÓDIO

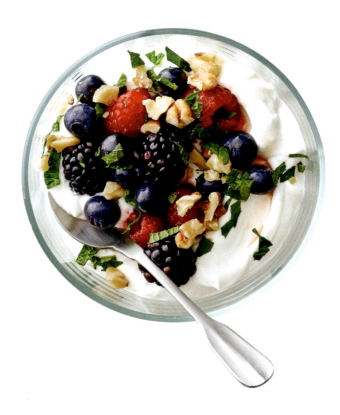

Ovos com Molho e Feijões

Prepare esse rápido molho mexicano caseiro ou use 1/3 de xícara de chá de molho mexicano pronto (certifique-se de que não tenha adição de açúcar). Você pode fazer uma quantidade duas ou três vezes maior desse molho – que tem poucas calorias e vai intensificar o sabor da sua comida – e guardá-lo para futuras refeições (e para mergulhar vegetais nele quando quiser um tira-gosto).

Para preparar o molho: Em uma pequena tigela, coloque o tomate, a cebola, o coentro e a pimenta-jalapeño. Esprema um pouco de limão e acrescente uma pitada de sal. Misture bem todos os ingredientes.

Para preparar os ovos: Esquente uma frigideira em fogo médio e unte com o óleo em spray. Adicione então os ovos e frite-os, mexendo-os para misturá-los, durante aproximadamente 4 minutos. Enquanto os ovos estão sendo preparados, leve os feijões-pretos cozidos ao forno de microondas por 2 minutos. Ponha os ovos em um prato; cubra com os feijões e o molho mexicano.

---

196 CALORIAS, 10 g GORDURA (3 g SATURADA), 15 g PROTEÍNA, 12 g CARBOIDRATOS, 3 g AÇÚCAR, 3 g FIBRAS, 428 mg SÓDIO

RENDE 1 PORÇÃO

Para o molho mexicano

⅓ de xícara de chá de tomate picado

1 colher de sopa de cebola picada

1 colher de sopa de coentro fresco

½ colher de chá de pimenta-jalapeño bem picada

Limão-siciliano

Sal grosso

Para os ovos

Óleo de canola em spray

2 ovos grandes

2 colheres de sopa de feijões-pretos cozidos

COM POTÊNCIA VEGETAL EXTRA: Leve cogumelos à frigideira depois de adicionar o óleo em spray; salteie por 5 minutos e depois acrescente os ovos. Ou então, sirva os ovos sobre uma base de espinafre.

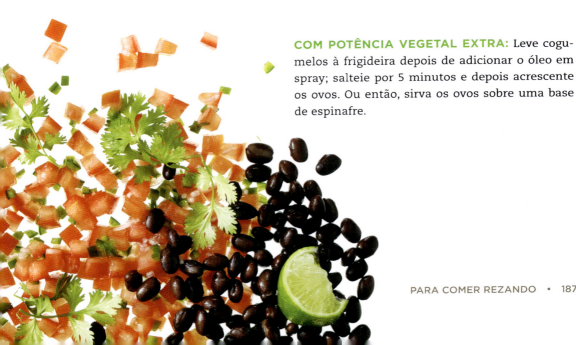

Parfait de Mirtilo com Aveia

RENDE 1 PORÇÃO

¼ de xícara de chá de aveia em flocos

1 xícara de chá de iogurte grego com 2% de gordura

1 xícara de chá de mirtilos (frescos ou congelados)

1 colher de sopa de sementes de chia

¼ de colher de chá de canela moída

Em um pote ou numa tigela, ponha em camadas a aveia, os mirtilos, as sementes de chia e a canela. Antes de comer, mexa para misturar bem todos os ingredientes. (Se preferir a aveia um pouco mais macia, você pode preparar essa receita no dia anterior e deixá-la na geladeira durante a noite.)

362 CALORIAS, 5 g GORDURA (4 g SATURADA), 24 g PROTEÍNA, 49 g CARBOIDRATOS, 24 g AÇÚCAR, 10 g FIBRAS, 78 mg SÓDIO.

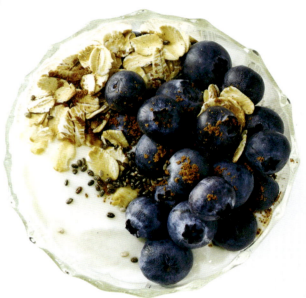

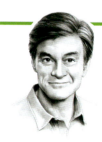

É um superalimento!

Mirtilos são conhecidos por serem ricos em antioxidantes. Eles também estão associados a um risco menor de desenvolver doenças cardíacas.

Smoothie de Pêssego

Em um liquidificador, misture os pêssegos, o iogurte, a banana, a manteiga de amêndoas, a semente de linhaça (se desejar), extrato de baunilha, ¼ de xícara de chá de gelo e ¼ de xícara de chá de água e bata até ficar homogêneo.

---

411 CALORIAS, 22 g GORDURA (5 g SATURADA), 24 g PROTEÍNA, 35 g CARBOIDRATOS, 23 g AÇÚCAR, 6 g FIBRAS, 139 mg SÓDIO.

COM POTÊNCIA VEGETAL EXTRA! Acrescente um punhado de couve ou agrião cru – você nem vai sentir o gosto.

RENDE 1 PORÇÃO

8 pedaços de pêssegos congelados

¼ de xícara de chá de iogurte grego com 2% de gordura

½ banana de tamanho médio

2 colheres de sopa de manteiga de amêndoas

1 colher de sopa de sementes de linhaça moídas (opcional)

½ colher de chá de extrato puro de baunilha

Pasta de amendoim, aveia com iogurte e banana no pote

Em um recipiente, junte o leite, a aveia, a pasta de amendoim, a banana e as sementes de chia (se desejar). Cubra e deixe refrigerar por uma noite. Pela manhã, mexa até misturar bem.

---

340 CALORIAS, 11 g DE GORDURA (4 g SATURADA), 15 g PROTEÍNA, 51 g CARBOIDRATOS, 19 g AÇÚCAR, 6 g FIBRAS, 133 mg SÓDIO

RENDE 1 PORÇÃO

1 xícara de chá de leite semidesnatado

½ xícara de chá de flocos de aveia

1 colher de chá de manteiga de amendoim (ou outra manteiga de oleaginosa)

½ banana pequena, cortada em fatias

1 colher de sopa de sementes de chia ou 1 colher de sopa de sementes de linhaça moídas (opcional)

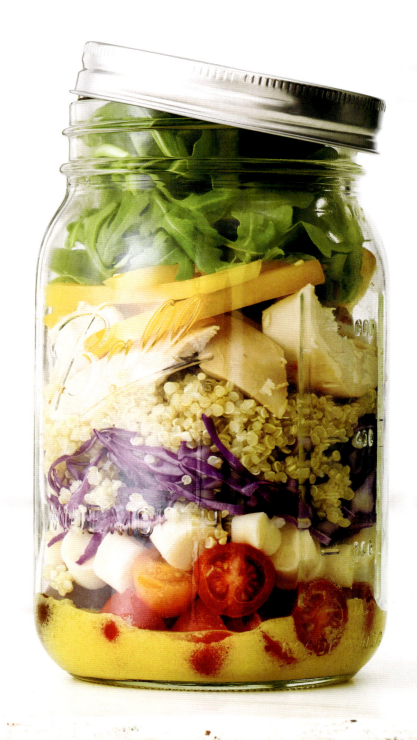

Salada no Pote
(página 198)

OS REMÉDIOS DA COZINHA

ALMOÇO

Despeça-se da preguiça do meio-dia e daquela vontade de afrouxar o cinto da sua calça. Com essas refeições você vai ficar saciado e não se sentirá pesado e sonolento.

As porções dos almoços são todas para uma pessoa.

Salmão com Legumes

RENDE 1 PORÇÃO

½ xícara de chá de arroz integral cozido

90 gramas de salmão cozido (filé ou enlatado)

¼ de pacote (de 500 gramas) de feijões-pretos cozidos

2 colheres de sopa de molho caseiro ou industrializado sem adição de açúcar

Limão

Vegetais à sua escolha, em quantidade generosa e sem restrições

Em uma tigela, coloque o arroz com o salmão, os feijões, o molho e esprema o suco do limão. Acrescente os vegetais que desejar da interminável lista de vegetais (página 172).

Não tenha receio do salmão congelado: ele é menos caro e tão saudável quanto a versão fresca. Se estiver com pressa, descongele-o num saco plástico mergulhado em água fria. Em 10 minutos estará pronto para cozinhar sem perder a boa textura, especialmente se for assado.

---

302 CALORIAS, 4 g GORDURA (1 g SATURADA), 25 g PROTEÍNA, 42 g CARBOIDRATOS, 2 g AÇÚCAR, 8 g FIBRAS, 609 mg SÓDIO

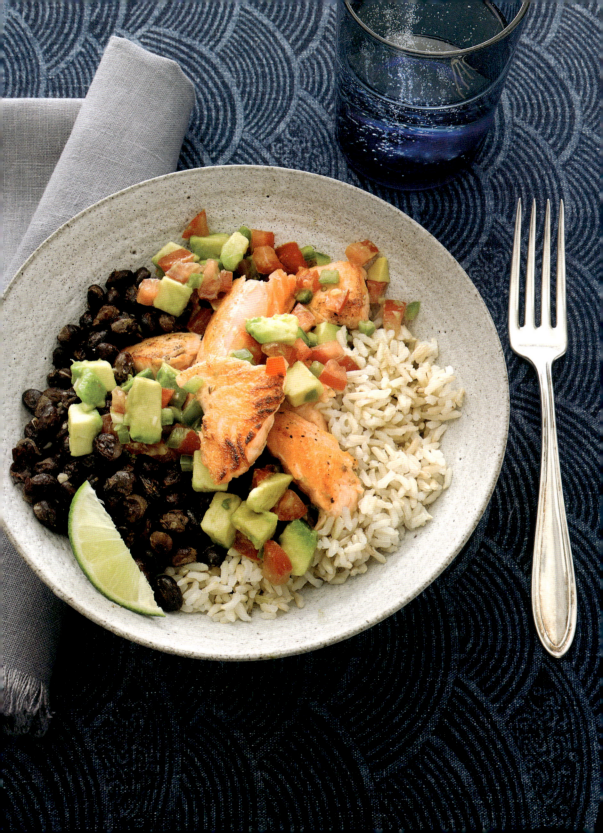

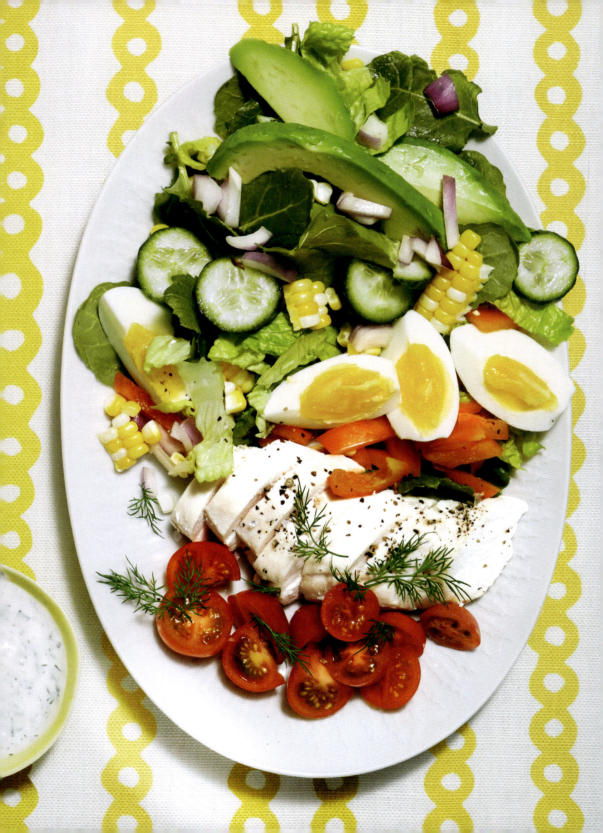

Salada arco-íris com verduras variadas, frango e molho de creme de leite

Em uma tigela ou outro recipiente, disponha a couve-baby--kale e a alface-romana. Cubra com o frango, o ovo, os tomates-cereja, o pimentão, o milho, o abacate, o pepino e a cebola. Regue com um pouco de molho de creme de leite.

(SEM O MOLHO) 364 CALORIAS, 16 g DE GORDURA (4 g SATURADA), 33 g PROTEÍNA, 25 g CARBOIDRATOS, 10 g AÇÚCAR, 8 g FIBRAS, 136 mg SÓDIO

RENDE 1 PORÇÃO

½ xícara de chá de couve--baby-kale

½ xícara de chá de alface--romana picada

100 g de peito de frango cozido fatiado

1 ovo cozido com gema dura dividido em quatro partes

½ xícara de chá de tomates--cereja divididos ao meio

¼ xícara de chá de pimentões picados

¼ de xícara de chá de milho congelado (já descongelado)

¼ de abacate em fatias

¼ de xícara de chá de de pepino em fatias

¼ de xícara de chá de cebola roxa picada

Molho de creme de leite (página 237)

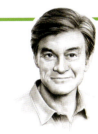

É um superalimento!

Os ovos são sinônimo de proteína – eles contêm todos os nove aminoácidos essenciais de que seu corpo necessita.

PARA COMER REZANDO • 195

Supersalada verde com Frango e Queijo Parmesão

RENDE 1 PORÇÃO

¼ de xícara de chá de de folhas de hortelã frescas

½ colher de chá de azeite de oliva

1 colher de sopa de suco de limão-siciliano fresco

60 gramas de peito de frango sem pele e sem osso

3 xícaras de chá de verduras da sua preferência

¼ de xícara de chá de queijo parmesão ralado (cerca de 30 gramas)

2 colheres de sopa de molho de vinagre de xerez (página 237)

Aqueça uma bistequeira em fogo médio-alto ou prepare uma churrasqueira para grelhar em fogo médio-alto.

Pique bem a hortelã, coloque em uma tigela e acrescente o azeite de oliva e o suco de limão-siciliano. Acrescente o frango à tigela e passe-o na mistura com a hortelã. Coloque o frango no grill e asse de 2 a 3 minutos de cada lado ou até o frango perder sua cor rosada. Coloque a verdura num prato e cubra com o frango. Acrescente o queijo. Então, cubra tudo com o molho de vinagre de xerez e salpique folhas de hortelã como guarnição.

(ANTES DO MOLHO DE VINAGRE) 230 CALORIAS, 12 g GORDURA (5 g SATURADA), 24 g PROTEÍNA, 7 g CARBOIDRATOS, 24 g AÇÚCAR, 10 g FIBRAS, 78 mg SÓDIO

COM POTÊNCIA VEGETAL EXTRA! Ponha aspargos no grill com o frango e prepare-os juntos.

Sanduíche de Peito de Peru

Em uma pequena tigela, misture o azeite de oliva, a mostarda, o suco de limão-siciliano, a cebolinha e a salsa. Espalhe metade do preparado de mostarda sobre o pão tostado. Cubra com o peru, os pimentões assados e os corações de alcachofra. Regue com a outra metade do preparado de mostarda. Finalize com pimenta-vermelha em flocos a gosto, se você quiser. Cubra com as folhas de alface, usando-as como se fossem a outra metade do pão do sanduíche.

385 CALORIAS, 14 g GORDURA (3 g SATURADA), 32 g PROTEÍNA, 29 g CARBOIDRATOS, 0 g AÇÚCAR, 6 g FIBRAS, 862 mg SÓDIO

COM POTÊNCIA VEGETAL EXTRA! Adicione algumas fatias de pepino, cebola-roxa ou rabanetes.

RENDE 1 PORÇÃO

2 colheres de chá de azeite de oliva extravirgem

2 colheres de chá de mostarda Dijon

1 colher de chá de suco de limão-siciliano fresco

1 colher de chá de cebolinha fresca picada

1 colher de chá de salsa fresca com folhas lisas

1 fatia de pão integral tostado

90 gramas de peito de peru fatiado

¼ de xícara de chá de pimentões assados em conserva, drenados

3 corações de alcachofra conservados em água, drenados

Pimenta-vermelha em flocos (opcional)

2 folhas de alface grandes (como chicória ou alface-romana)

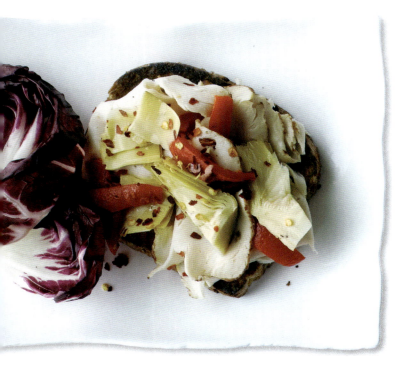

PARA COMER REZANDO • 197

Salada no Pote

RENDE 1 PORÇÃO

2 colheres de sopa de molho vinagrete Dijon (página 236)

½ xícara de chá de tomates-cereja cortados ao meio

½ xícara de chá de de palmitos fatiados

½ xícara de chá de repolho roxo cortado em pedaços

½ xícara de chá de quinoa cozida

90 gramas de peito de frango sem osso e sem pele, cortado em cubos

½ xícara de chá de pimentão fatiado

1 xícara de chá de rúcula-baby

Em um vidro ou um pote, disponha os ingredientes na seguinte ordem: molho, tomates-cereja, palmito, repolho, quinoa, frango e pimentão. Encha o resto do recipiente com a rúcula-baby. Feche o pote e leve à geladeira até o momento de servir. Agite para misturar antes de servir.

Veja a fotografia na página 190.

---

421 CALORIAS, 19 g GORDURA (3 g SATURADA), 29 g PROTEÍNA, 38 g CARBOIDRATOS, 6 g AÇÚCAR, 7 g FIBRAS, 867 mg SÓDIO

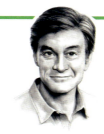

É um superalimento!

Muitas pessoas acham que a quinoa é um grão, mas, na verdade, ela é uma semente. É rica em proteína, magnésio, fósforo e manganês.

Sanduíche de Vegetais

Em uma tigela, use um garfo para amassar os feijões-pretos cozidos junto com o suco de limão, o cominho, o sal e o azeite de oliva. Espalhe no pão tostado. Cubra com a abobrinha, o pepino e o broto (se desejar). Tempere com pimenta. Finalize com alface e tomate.

---

258 CALORIAS, 7 g GORDURA (1 g SATURADA), 12 g PROTEÍNA, 39 g CARBOIDRATOS, 6 g AÇÚCAR, 9 g FIBRAS, 416 mg SÓDIO

RENDE 1 PORÇÃO

⅓ de xícara de chá de feijões-pretos cozidos

Suco de 1 limão

¼ de colher de chá de cominho em pó

1 pitada de sal grosso

1 colher de chá de azeite de oliva extravirgem

1 fatia de pão integral tostado

¼ de xícara de chá de abobrinha picada

6 fatias de pepino

2 colheres de sopa de brotos de qualquer tipo (opcional)

Pimenta-do-reino moída na hora

Alface

Tomate cortado

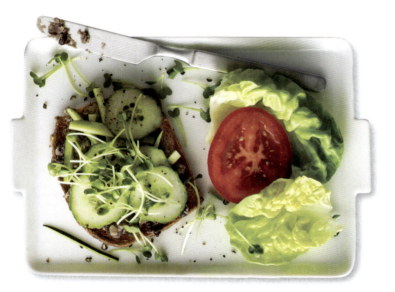

PARA COMER REZANDO • 199

Arroz Selvagem e Ovo

RENDE 1 PORÇÃO

½ xícara de chá de arroz selvagem

2 xícaras de chá de espinafre-baby

Sal grosso

Pimenta-do-reino moída na hora

1 ovo grande frito com a gema mole

Cozinhe o arroz selvagem de acordo com as instruções na embalagem. Quando o arroz estiver pronto, tire-o do fogo, adicione o espinafre e mexa até ele murchar. Tempere com sal e pimenta. Coloque o ovo por cima.

Nota: Você pode cozinhar uma grande quantidade de arroz selvagem e colocar um pouco em sopas, saladas e até mesmo no mingau de aveia para ter um toque extra de exuberância.

---

305 CALORIAS, 10 g GORDURA (2 g SATURADA), 14 g PROTEÍNA, 47 g CARBOIDRATOS, 2 g AÇÚCAR, 9 g FIBRAS, 530 mg SÓDIO

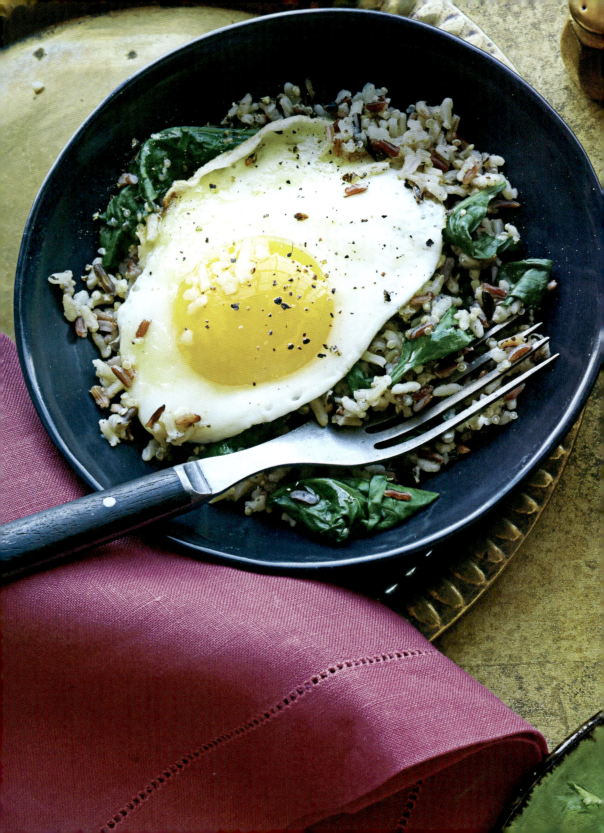

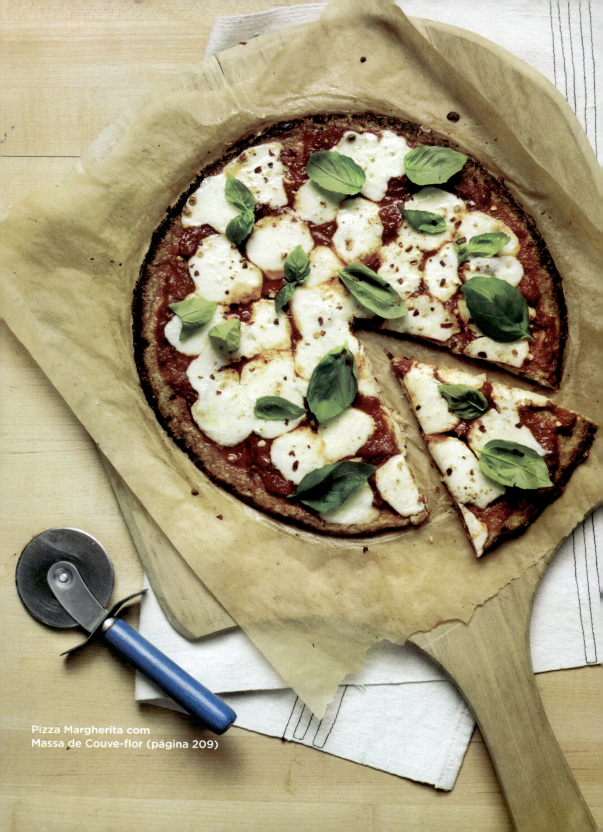

Pizza Margherita com
Massa de Couve-flor (página 209)

OS REMÉDIOS DA COZINHA

JANTAR

Você vai adorar esses 21 jantares, mas com certeza não será o único. A sua família e seus amigos também irão gostar. Cada prato foi concebido para que você tenha o equilíbrio correto de macronutrientes, além de doses generosas de sabor.

As porções dos jantares são para duas ou quatro pessoas – fique à vontade para ajustar as quantidades para mais ou para menos, dependendo de quem virá para o jantar ou da sua disposição em comer as sobras.

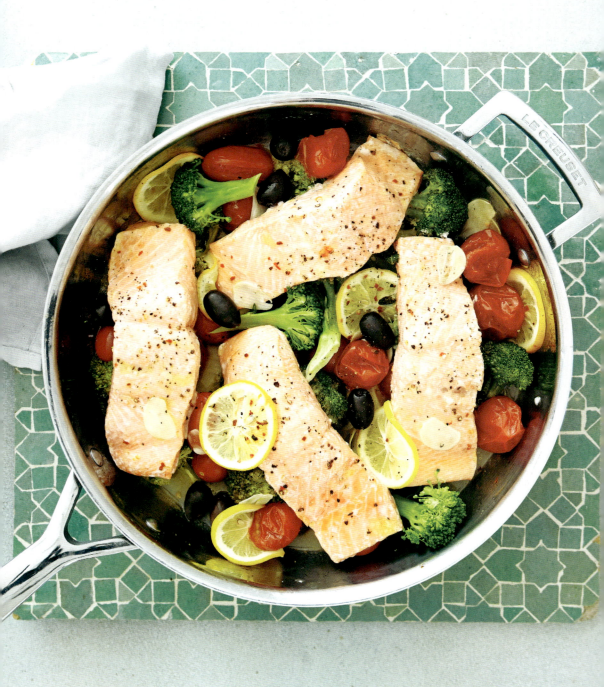

Salmão ao Molho de Limão-siciliano com Brócolis e Tomates

Esprema 1 limão-siciliano em uma tigela pequena (o equivalente a 2 colheres de sopa) e depois misture azeite de oliva ao suco. Corte o outro limão-siciliano em fatias finas.

Coloque os brócolis, os tomates e o alho lado a lado em uma frigideira grande. Polvilhe com pimenta-vermelha em flocos. Distribua os filés de salmão, mantendo a mesma distância entre eles. Tempere com sal e pimenta-do-reino a gosto. Coloque por cima as fatias de limão-siciliano. Despeje metade da mistura de limão-siciliano com azeite de oliva e 1 xícara de chá de água na frigideira. Cubra firmemente. Leve ao fogo alto até ferver, e então reduza o fogo para a potência média. Deixe ferver suavemente, ajustando o fogo quando necessário, durante 10 minutos ou até que o peixe esteja cozido por igual e os brócolis estejam macios. Espalhe as azeitonas por cima. Despeje em cada porção um pouco do molho da frigideira e da mistura restante de limão e azeite.

---

390 CALORIAS, 20 g GORDURA (3 g SATURADA), 40 g PROTEÍNA,
13 g CARBOIDRATOS, 4 g AÇÚCAR, 4 g FIBRAS,
511 mg DE SÓDIO POR PORÇÃO

RENDE 4 PORÇÕES

2 limões-sicilianos

2 colheres de sopa de azeite de oliva

1 cabeça de brócolis (cerca de 400 gramas), aparada e cortada em pedaços de mais ou menos 6 centímetros

280 gramas de tomates--cereja (cerca de 2 xícaras)

4 dentes de alho cortados em fatias finas

$\frac{1}{4}$ de xícara de chá de pimenta vermelha em flocos

4 filés (de 170 gramas) de salmão sem pele

$\frac{1}{2}$ colher de chá de sal grosso

Pimenta-do-reino moída na hora

1 xícara de chá de azeitonas pretas grandes

Penne Integral com Frango

RENDE 2 PORÇÕES

110 gramas de penne integral (cerca de ⅔ de xícara de chá)

2 colheres de sopa de azeite de oliva

3 xícaras de chá de berinjela cortada em cubos

Sal grosso

2 xícaras de chá de abobrinha cortada em cubos

1 xícara de chá de tomates-cereja cortados ao meio

2 dentes de alho picados

170 gramas de peito de frango cozido e fatiado

Pimenta-do-reino moída na hora

Manjericão fresco ou secol

---

515 CALORIAS, 19 g GORDURA (3 g SATURADA), 39 g PROTEÍNA, 56 g CARBOIDRATOS, 10 g AÇÚCAR, 10 g FIBRAS, 798 mg SÓDIO POR PORÇÃO

Coloque água com sal para ferver em uma panela grande. Acrescente a massa e cozinhe-a de acordo com as instruções na embalagem, até ficar al dente; escorra a massa, reservando ⅔ da água em que ela foi fervida.

Enquanto a massa está cozinhando, aqueça o azeite de oliva numa frigideira em fogo médio-alto. Acrescente a berinjela e quatro pitadas de sal. Cozinhe e vá mexendo até dourar (4 a 5 minutos). Acrescente a abobrinha e quatro pitadas de sal. Cozinhe, mexendo, até dourar (6 minutos). Acrescente os tomates e o alho. Cozinhe, mexendo, até os tomates amolecerem (2 minutos). Acrescente o frango, a água reservada e a massa. Cozinhe em fogo alto, mexendo, por 3 minutos. Tempere com pimenta e quatro pitadas de sal. Decore com o manjericão.

COM POTÊNCIA VEGETAL EXTRA! Depois de adicionar o azeite de oliva à sua frigideira, coloque nela um pouco de alho-poró picado. Acrescente um punhado de rúcula à massa e mexa antes de servir.

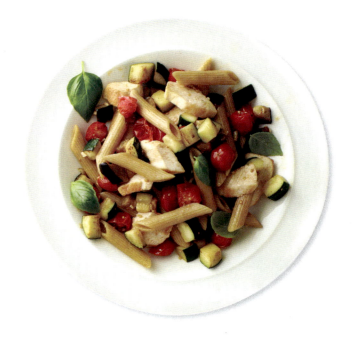

Lentilhas Temperadas com Vagens Assadas e Quinoa

Pré-aqueça o forno a 220ºC.

Em uma panela pequena, junte as lentilhas e o caldo de legumes e ferva em fogo alto. Cubra e diminua a potência do fogo para média-baixa. Deixe cozinhar em fogo brando por 25 a 30 minutos, ou até que as lentilhas fiquem macias; escorra todo o líquido em excesso. Acrescente delicadamente o alho em pó, o coentro, a cebola em pó, o chili em pó, uma pitada de sal e uma pitada de pimenta.

Enquanto as lentilhas estão cozinhando; junte em uma tigela grande as vagens com o azeite de oliva e um pouco de sal e de pimenta. Ponha as vagens numa assadeira com borda e asse, mexendo ocasionalmente, por cerca de 20 minutos ou até amolecerem.

Sirva as lentilhas quentes sobre a quinoa junto com as vagens assadas.

RENDE 2 PORÇÕES

⅔ de xícara de chá de lentilhas verdes secas

2 xícaras de chá de caldo de legumes com baixo teor de sódio

1 colher de chá de alho em pó

1 colher de chá de coentro em pó

½ colher de chá de cebola em pó

½ colher de chá de chili em pó

Sal

Pimenta-do-reino moída na hora

4 xícaras de chá de vagens pré-lavadas

2 colheres de chá de azeite de oliva

1 xícara de chá quinoa cozida

---

380 CALORIAS, 11 g GORDURA (0 g SATURADA), 19 g PROTEÍNA, 55 g CARBOIDRATOS, 11 g AÇÚCAR, 17 g FIBRAS, 290 mg SÓDIO POR PORÇÃO

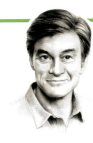

É um superalimento!

Uma simples xícara de lentilhas cozidas contém a incrível quantidade de 16 gramas de fibras que saciam.

PARA COMER REZANDO • 207

Camarão Picante com Quinoa

RENDE 2 PORÇÕES

2 colheres de chá de azeite de oliva

2 ½ xícaras de chá de abobrinha fatiada

2 dentes de alho picados

170 gramas de camarão limpo e descascado

Sal

Pimenta-vermelha em flocos

1 colher de chá de orégano desidratado

1 xícara de chá de tomates-cereja cortados ao meio

1 xícara de quinoa cozida

Aqueça o azeite de oliva em fogo médio em uma frigideira. Acrescente a abobrinha e cozinhe de 2 a 4 minutos ou até começar a dourar. Adicione o alho e o camarão. Cozinhe por cerca de 2 minutos, até o camarão começar a ficar rosado. Acrescente o sal, a pimenta-vermelha em flocos, o orégano e os tomates. Cozinhe por 2 minutos ou até os tomates amolecerem. Coloque por cima da quinoa e sirva.

COM POTÊNCIA VEGETAL EXTRA! Antes de acrescentar a abobrinha, salteie cebolas fatiadas no azeite de oliva. Ou, então, quando estiver quase terminando de cozinhar o camarão, ponha um punhado de folhas verdes (couve, repolho ou espinafre-baby) na frigideira.

---

330 CALORIAS, 17 g GORDURA (2 g SATURADA), 18 g PROTEÍNA, 28 g CARBOIDRATOS, 5 g AÇÚCAR, 4 g FIBRAS, 616 mg SÓDIO POR PORÇÃO

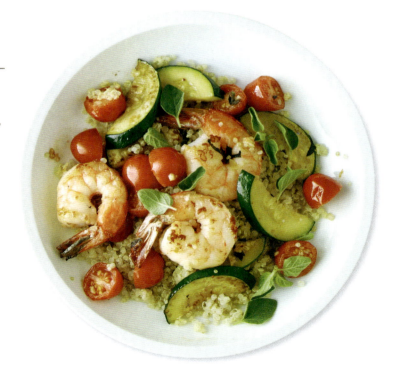

208 • FUJA DA FARMÁCIA

Pizza Margherita com Massa de Couve-flor

Pré-aqueça o forno a 220°C. Forre uma assadeira com papel-manteiga.

Corte as flores da couve-flor do talo. Triture as flores num multiprocessador (mas não bata demais). Transfira a couve-flor para uma vasilha que suporte microondas e cubra com papel-filme, fazendo alguns buracos nele. Deixe no micro-ondas na potência alta por cinco minutos. Tire, descubra, mexa e deixe esfriar um pouco. Coloque a couve-flor em um pano de prato limpo e torça-a para eliminar o máximo possível de água. Transfira a couve-flor para uma vasilha grande e adicione o ovo, a clara de ovo, o queijo parmesão, o orégano e o sal. Mexa bem. Passe para a assadeira e modele a massa num círculo de cerca de meio centímetro de espessura (25 a 28 cm de diâmetro). Asse por cerca de 25 minutos, até as bordas dourarem. Cubra com o molho de tomate e a muçarela. Recoloque no forno e asse por mais 10 a 15 minutos, até que a muçarela derreta. Cubra com manjericão e salpique pimenta vermelha em flocos.

Veja a fotografia na página 202.

COM POTÊNCIA VEGETAL EXTRA! Esquente um pouco de azeite de oliva numa panela (não mais do que 1 colher de sopa), e então salteie fatias de cogumelos, pimentões ou abobrinhas até amolecerem. Acrescente-as à pizza antes de assar.

RENDE 4 PORÇÕES

1 cabeça de couve-flor (cerca de 1 quilo)

1 ovo grande batido ligeiramente

1 clara de ovo grande batida ligeiramente

⅓ de xícara de chá de queijo parmesão ralado

¼ de colher de chá de orégano desidratado

½ colher de chá de sal grosso

½ xícara de chá de molho de tomate comum sem adição de açúcar

170 gramas de queijo muçarela fresco, fatiado ou em pedaços

Manjericão fresco como guarnição

Pimenta-vermelha em flocos para salpicar

---

204 CALORIAS, 13 g GORDURA (7 g SATURADA), 14 g PROTEÍNA, 8 g CARBOIDRATOS, 3 g AÇÚCAR, 2 g FIBRAS, 524 mg SÓDIO POR PORÇÃO

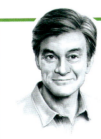

É um superalimento!

Com poucas calorias, a couve-flor é o *Transformer* dos vegetais. Massa de pizza, arroz – ela pode se modificar para tornar-se a base de várias receitas saudáveis. A minha favorita é o purê de "batatas" sem culpa – basta cozinhá-las no vapor, secá-las, salgá-las e bater até obter o purê.

Salmão com Mostarda em Crosta de Quinoa e Arroz de Couve-flor

RENDE 4 PORÇÕES

¼ de xícara de chá de sementes de gergelim-branco

¼ de xícara de chá de quinoa

4 colheres de chá de sementes de mostarda

4 colheres de chá de páprica

1 colher de chá de sal grosso

1 colher de chá de pimenta-do-reino moída na hora

4 filés de salmão (de 170 gramas) sem pele

¼ de xícara de chá de mostarda Dijon

1 colher de sopa + 1 colher de chá de azeite de oliva

Pré-aqueça o forno a 200°C.

Em uma tigela rasa, junte as sementes de gergelim, a quinoa, as sementes de mostarda, a páprica, o sal e a pimenta. Cubra o salmão com a mostarda e depois cubra cada filé com a mistura de sementes de gergelim, apertando-os com cuidado contra as sementes.

Aqueça o azeite de oliva em fogo médio-alto numa panela grande antiaderente. Acrescente o salmão e cozinhe cada lado por 4 minutos ou até que a cobertura fique tostada. Passe os filés de salmão para uma assadeira com borda e deixe assar por 8 minutos.

---

241 CALORIAS, 7 g GORDURA (0 g SATURADA), 5 g PROTEÍNA, 13 g CARBOIDRATOS, 0 g AÇÚCAR, 3 g FIBRAS, 854 mg SÓDIO POR PORÇÃO

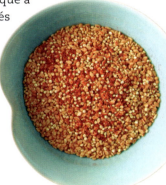

Arroz de Couve-flor

RENDE 4 PORÇÕES

8 xícaras de chá de pequenos buquês de couve-flor

1 colher de sopa de azeite de oliva

½ colher de chá de sal grosso

Pré-aqueça o forno a 220°C.

Triture os buquês de couve-flor num multiprocessador até que ganhem a aparência de arroz (ou rale-os nos buracos maiores de um ralador). Adicione o azeite de oliva e o sal. Distribua sobre uma assadeira com borda e asse por 20 a 30 minutos, mexendo ocasionalmente.

---

83 CALORIAS, 4 g GORDURA (1 g SATURADA), 4 g PROTEÍNAS, 11 g CARBOIDRATOS, 4 g AÇÚCAR, 4 g FIBRAS, 304 mg SÓDIO POR PORÇÃO

Hambúrguer de Peru ao Molho Mexicano com Batatas-doces em Tiras Assadas no Forno

Preparando o molho: Misture os tomates, o coentro, a cebola, a pimenta-jalapeño, o suco de limão e o sal. Reserve.

Preparando os hambúrgueres: Misture o peru moído, o chili em pó, o sal e ½ xícara de chá do preparado de tomate com molho. Molde na forma 2 hambúrgueres. Aqueça o azeite de oliva em uma frigideira antiaderente em fogo médio-alto. Frite os hambúrgueres: 4 minutos de cada lado ou até ficarem dourados, reduza para fogo baixo, cubra e deixe cozinhar por 5 minutos. Sirva com a alface e o restante do preparado de tomate com molho e mais coentro.

---

248 CALORIAS, 13 g GORDURA (3 g SATURADA), 24 g PROTEÍNA, 10 g CARBOIDRATOS, 5 g AÇÚCAR, 3 g FIBRAS, 1541 mg SÓDIO POR PORÇÃO

RENDE 2 PORÇÕES

Para o molho

2 tomates médios cortados em fatias finas

1 xícara de chá de folhas de coentro fresco picadas e uma quantidade adicional para cada porção

¼ de xícara de chá de cebola-roxa picada

2 colheres de sopa de pimenta-jalapeño moída (sem sementes e sem nervuras)

Suco de 1 limão

1 colher de chá de sal grosso

Para os hambúrgueres:

230 gramas de peru moído

½ colher de chá de chili em pó

½ colher de chá de sal grosso

2 colheres de chá de azeite de oliva

2 folhas de alface grandes

Batatas-doces em Tiras Assadas no Forno

Pré-aqueça o forno a 230°C.

Corte a batata-doce em palitos de cerca de meio centímetro de largura; em uma assadeira grande com borda, coloque os palitos com o azeite de oliva e o sal. Asse por 20 a 25 minutos ou até ficarem crocantes, virando-as uma vez.

---

110 CALORIAS, 7 g GORDURA (1 g SATURADA), 1 g PROTEÍNA, 12 g CARBOIDRATOS, 4 g AÇÚCAR, 2 g FIBRAS, 275 mg DE SÓDIO POR PORÇÃO

RENDE 2 PORÇÕES

1 batata-doce média

1 colher de sopa de azeite de oliva

¼ de colher de chá de sal

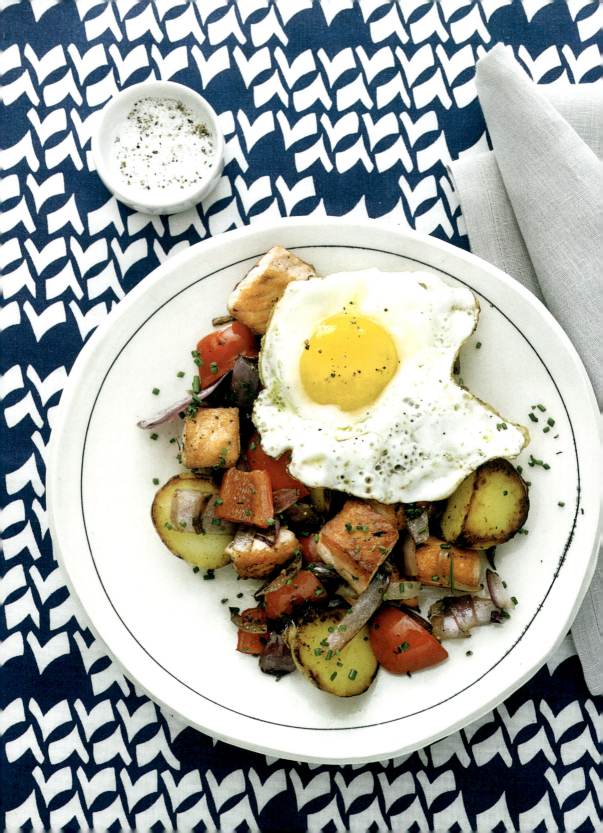

Salmão em Pedaços e Ovos Fritos com Gema Mole

Coloque a batata-doce numa caçarola pequena e acrescente água suficiente para cobrir 5 cm; ferva em fogo médio por cerca de 12 minutos ou até amolecer. Escorra e corte em cubos.

Aqueça 1 colher de sopa de azeite de oliva em uma frigideira de ferro fundido ou antiaderente, em fogo médio-alto. Tempere o salmão com sal e pimenta-do-reino (¼ de colher de chá de cada). Cozinhe-o na frigideira por 3 a 4 minutos, virando-o até dourar. Transfira para um prato. Coloque a batata-doce na frigideira. Cozinhe em fogo médio-alto por cerca de 2 minutos ou até dourar. Adicione e misture a cebola, os pimentões, 2 colheres de sopa de cebolinha e o ¼ restante de colher de chá de sal e de pimenta-do-reino. Cozinhe e vá mexendo de 4 a 8 minutos ou até os vegetais ficarem dourados e macios. Recoloque o salmão na frigideira. Aqueça-a, mexendo com delicadeza e deixando o salmão se descamar até ficar totalmente cozido, cerca de 1 minuto depois. Passe tudo para uma vasilha; cobrindo frouxamente com uma folha de papel-alumínio.

Limpe a frigideira e despeje nela 1 colher de sopa de azeite de oliva. Cozinhe os ovos em fogo médio-baixo por cerca de 3 minutos ou até que as claras estejam no ponto que você desejar. Distribua os pedaços igualmente por 4 pratos e coloque um ovo sobre cada um. Salpique com 1 colher de chá de cebolinha antes de servir.

RENDE 4 PORÇÕES

1 batata-doce grande sem casca

2 colheres de sopa de azeite de oliva

1 peça (570 gramas) de salmão sem pele, cortada em pedaços de cinco centímetros

½ colher de chá de sal grosso

½ colher de chá de pimenta-do-reino moída na hora

1 cebola-roxa pequena picada em pedaços grossos

3 colheres de sopa de cebolinha fresca picada

4 ovos grandes

---

440 CALORIAS, 26 g GORDURA (4 g SATURADA), 39 g PROTEÍNA, 12 g CARBOIDRATOS, 5 g AÇÚCAR, 2 g FIBRAS, 418 mg DE SÓDIO POR PORÇÃO

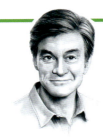

É um superalimento!

Batatas-doces são fonte de beta-caroteno, um composto associado à saúde dos olhos.

Arroz, Feijão Preto e Abacate

RENDE 2 PORÇÕES

Óleo de canola em spray

½ xícara de chá de grãos de milho fresco congelados

1 peito de frango (140 gramas) sem pele e sem osso (opcional)

3 colheres de sopa de tomate picado

2 colheres de sopa de cebola-roxa picada

1 colher de sopa de suco de limão fresco

1 ½ colher de chá + 2 colheres de sopa de folha de coentro fresco picada

½ colher de chá de pimenta-jalapeño picada (sem sementes e sem nervuras)

Um punhado de cominho em pó

Um punhado de sal grosso

1 xícara de chá de arroz integral cozido

1 xícara de chá de feijões-pretos cozidos

½ abacate cortado em fatias, ou ¼ de xícara de chá de guacamole

¼ de xícara de chá de queijo cheddar ralado

Pré-aqueça o forno a 190°C.

Borrife uma assadeira com um pouco de óleo em spray. Espalhe o milho na assadeira e asse por cerca de 15 minutos ou até tostar.

Durante esse tempo, aqueça uma bistequeira em fogo médio-alto ou pré-aqueça uma churrasqueira em fogo médio-alto. Coloque o frango (se optar por usá-lo) na grelha e cozinhe por 2 a 3 minutos de cada lado ou até o frango perder a sua coloração rosada. Corte o frango em cubos.

Em uma tigela pequena, junte o milho, o tomate, a cebola, o suco de limão, 1 ½ colher de chá de coentro, a pimenta-jalapeño, o cominho e o sal.

Distribua o arroz, o feijão, o peito de frango (caso o tenha usado), o milho e o abacate em dois pratos. Cubra com o queijo e arremate com as 2 colheres de sopa de folha de coentro.

(SEM FRANGO) 391 CALORIAS, 14 g GORDURA (4 g SATURADA), 15 g PROTEÍNA, 57 g CARBOIDRATOS, 3 g AÇÚCAR, 6 g FIBRAS, 433 mg DE SÓDIO POR PORÇÃO

(COM FRANGO) 467 CALORIAS, 16 g GORDURA (4 g SATURADA), 29 g PROTEÍNA, 57 g CARBOIDRATOS, 3 g AÇÚCAR, 13 g FIBRAS, 468 mg DE SÓDIO POR PORÇÃO

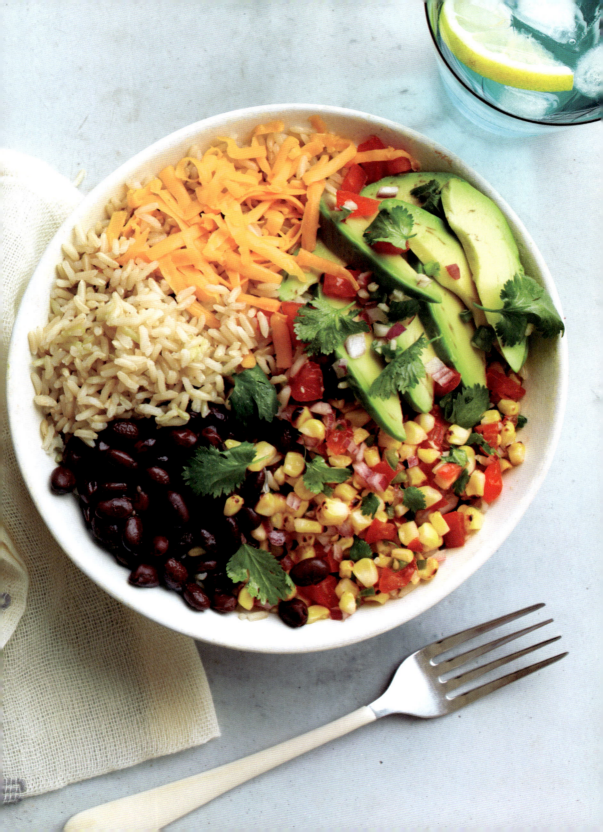

Salada de Penne com Camarão e Ervas

RENDE 4 PORÇÕES

230 gramas de penne integral

¼ de xícara de chá de suco de limão-siciliano fresco

3 colheres de sopa de mostarda em grãos Dijon

280 gramas de camarões grandes, limpos e descascados (cerca de 16)

½ colher de chá de sal grosso

Pimenta-do-reino moída na hora

3 colheres de sopa de azeite de oliva extravirgem

1 erva-doce, cortada em fatias finas no sentido transversal, e as folhas reservadas para a guarnição

⅓ de xícara de chá de cebolinha fresca picada

3 colheres de sopa de estragão fresco picado (opcional)

Ponha água com sal para ferver em uma panela grande. Acrescente o penne e cozinhe de acordo com as instruções da embalagem até ficar al dente. Escorra e deixe esfriar.

Em uma pequena vasilha, misture o suco de limão-siciliano, a mostarda e 2 colheres de sopa de água. Reserve. Seque o camarão. Tempere com ¼ de colher de chá de sal e de pimenta a gosto. Aqueça 1 colher de sopa de azeite de oliva em uma frigideira antiaderente grande, em fogo médio-alto. Dividindo o trabalho em grupos, cozinhe cada lado dos camarões por cerca de 2 minutos ou até dourarem. Adicione os camarões à massa quando eles estiverem cozidos. Tire a frigideira do fogo e coloque nela a mistura de mostarda, desgrudando do fundo da frigideira os pedaços tostados. Misture o molho e o macarrão. Deixe na geladeira até esfriar. Acrescente a erva-doce, as 2 colheres de sopa de azeite de oliva, a cebolinha, o estragão (caso esteja usando) e o ¼ restante da colher de chá de sal. Mexa bem. Tempere com pimenta. Se desejar, arremate com folhas de erva-doce.

---

378 CALORIAS, 13 g GORDURA (2 g SATURADA), 16 g PROTEÍNA, 48 g CARBOIDRATOS, 5 g AÇÚCAR, 7 g FIBRAS, 900 mg DE SÓDIO POR PORÇÃO

COM POTÊNCIA VEGETAL EXTRA! Faça esse prato ficar ainda melhor acrescentando verduras como rúcula, espinafre-baby ou couve picada.

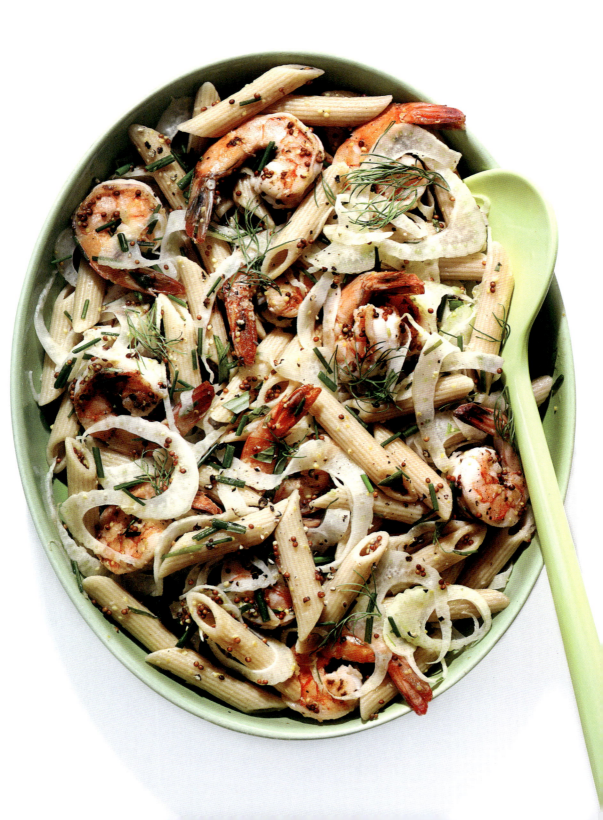

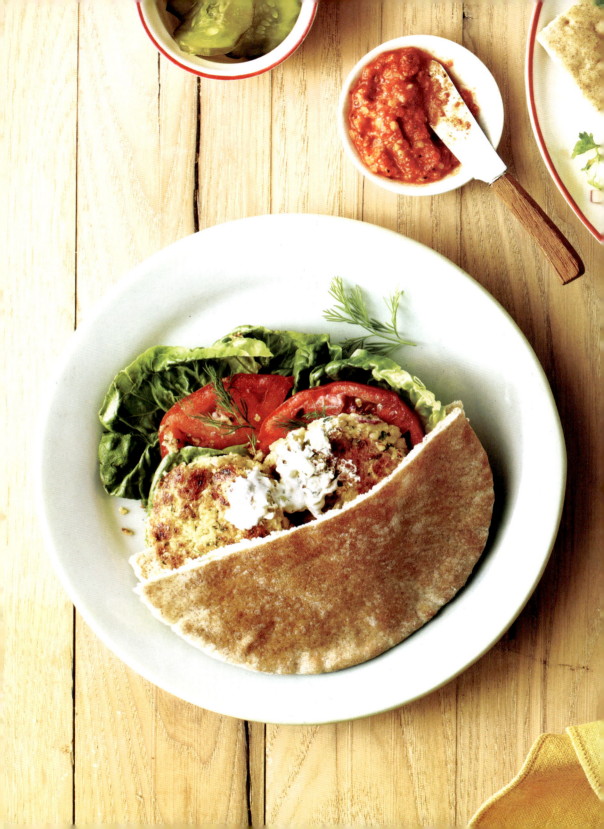

Hambúrguer de Grão-de-bico Mediterrâneo

Coloque ⅔ de xícara de chá de água para ferver numa caçarola pequena. Acrescente o trigo integral. Cubra; reduza o calor e deixe ferver em fogo brando por cerca de 15 minutos ou até que a água seja absorvida completamente.

Passe o trigo para um multiprocessador, adicione o grão-de-bico, o queijo feta, o ovo, a salsa, a cebola, o suco de limão-siciliano, o cominho, o sal e a pimenta e bata até misturar bem. Modele a mistura em 8 discos de hambúrguer (cerca de 5 cm de diâmetro).

Aqueça o azeite de oliva em fogo médio em uma frigideira antiaderente grande. Cozinhe os hambúrgueres, virando-os uma vez, durante 3 a 4 minutos por lado ou até que ambos os lados dourem. Sirva 2 hambúrgueres em cada metade de pão sírio.

---

333 CALORIAS, 13 g GORDURA (3 g SATURADA), 13 g PROTEÍNA, 43 g CARBOIDRATOS, 5 g AÇÚCAR, 9 g FIBRAS, 663 mg DE SÓDIO POR PORÇÃO

COM POTÊNCIA VEGETAL EXTRA! Ponha sobre o hambúrguer os ingredientes costumeiros: alface, cebola-roxa, tomate e pepino.

RENDE 4 PORÇÕES

¼ de xícara de chá de trigo integral

1 pacote de grão-de-bico (400 gramas)

½ xícara de chá de queijo feta (feito de leite de ovelha) em blocos

1 ovo grande, batido ligeiramente

½ de xícara de chá de salsa fresca com folhas lisas, picada

3 colheres de sopa de cebola-roxa bem picada

2 colheres de sopa de suco de limão fresco

1 colher de chá de cominho em pó

1 colher de chá de sal grosso

½ colher de chá de pimenta-do-reino moída na hora

¼ de xícara de chá de azeite de oliva

2 pães sírios integrais cortados ao meio

Panko Integral e Frango em Crosta de Ervas

RENDE 2 PORÇÕES

6 colheres de sopa de farelo de pão integral panko

Raspa de 1 limão-siciliano

2 colheres de sopa de salsa fresca com folhas lisas, picada

2 colheres de chá de pimenta-do-reino moída na hora

½ colher de chá de sal grosso

1 peito de frango (340 gramas) sem pele e sem osso, cortado ao meio

2 ovos grandes ligeiramente batidos

2 colheres de chá de azeite de oliva

Pré-aqueça o forno a 200°C.

Em uma tigela rasa, misture o panko, a raspa de limão, a salsa, a pimenta e o sal. Mergulhe o frango no ovo e depois cubra com a mistura de panko, apertando-a cuidadosamente no frango.

Aqueça o azeite de oliva numa frigideira antiaderente em fogo médio-alto. Acrescente o frango e cozinhe cada lado por 1 a 2 minutos. Transfira para uma assadeira e asse por 18 a 20 minutos. Sirva com uma salada grande como acompanhamento.

Nota: O panko integral tem diversas outras funções além de empanar. Salpique-o sobre pratos que levam mais tempo para cozinhar – como guisado ou chili, por exemplo – para obter uma textura mais crocante.

(SEM CONSIDERAR O ACOMPANHAMENTO DE SALADA)
354 CALORIAS, 14 g GORDURA (3 g SATURADA), 43 g PROTEÍNA, 13 g CARBOIDRATOS, 1 g DE AÇÚCAR, 2 g FIBRAS, 652 mg DE SÓDIO POR PORÇÃO

COM POTÊNCIA VEGETAL EXTRA! Sirva com uma bela porção de feijões-verdes ou aspargos cozidos no vapor.

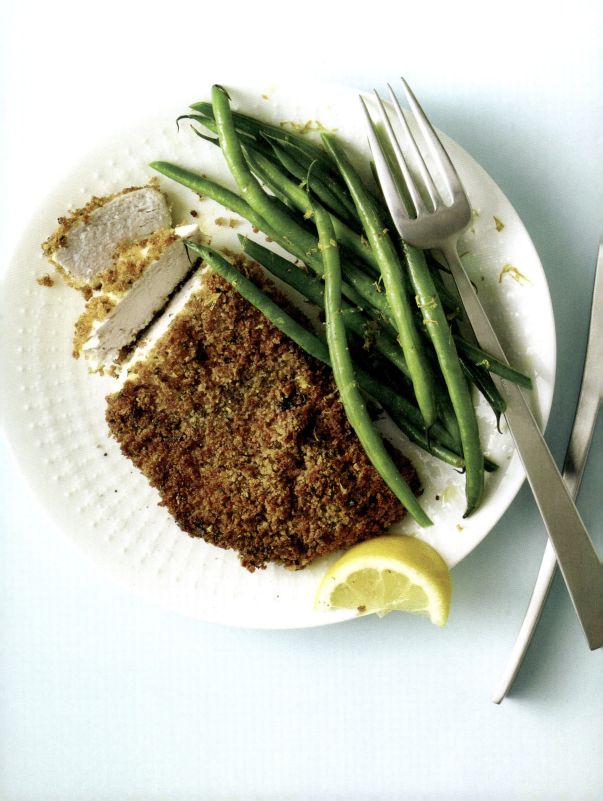

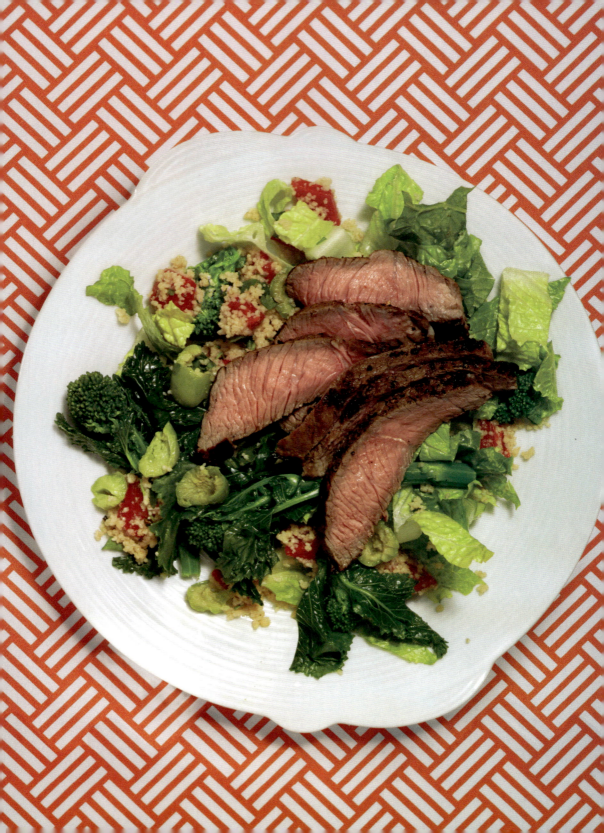

Salada de Contrafilé com Cuscuz

Em uma tigela grande, junte o cuscuz, a alface-romana, o pimentão, as azeitonas, 4 colheres de sopa de vinagrete, a salsa e ¼ de colher de chá de sal. Reserve.

Encaixe um cesto de cozimento a vapor sobre uma panela média com água fervente. Coloque o ramo de brócolis na bandeja para vapor e tampe, deixando cozinhar durante 4 minutos ou até ficar macio. Deixe esfriar.

Tempere a carne com o sal restante e a pimenta-do-reino. Aqueça o azeite de oliva em uma frigideira média antiaderente, em fogo médio-alto. Acrescente a carne e cozinhe até obter o ponto desejado. O tempo de cozimento vai variar de acordo com a espessura da carne, cerca de 5 a 10 minutos. Deixe a peça descansar por 5 minutos e então fatie-a.

Distribua a mistura de cuscuz, ramo de brócolis e filés em quatro pratos. Salpique com as 2 colheres de sopa de vinagrete restantes.

---

416 CALORIAS, 20 g GORDURA (5 g SATURADA), 19 g PROTEÍNA, 39 g CARBOIDRATOS, 4 g AÇÚCAR, 9 g FIBRAS, 586 mg DE SÓDIO POR PORÇÃO

COM POTÊNCIA VEGETAL EXTRA! Cozinhe couve-flor em pedaços junto com o ramo de brócolis.

RENDE 4 PORÇÕES

3 ½ xícaras de chá de cuscuz integral cozido

2 xícaras de chá de corações de alface-romana picados

½ xícara de chá de pimentão-vermelho assado picado

¼ de xícara de chá de azeitonas-pretas grandes sem caroço

6 colheres de sopa de Vinagrete de Vinho Tinto (página 238)

2 colheres de sopa de salsa fresca de folha lisa, picada

½ colher de chá de sal grosso

230 gramas de ramos de brócolis limpos

230 gramas de contrafilé sem osso

Pimenta-do-reino moída na hora

1 colher de sopa de azeite de oliva

Tacos de Tilápia à New Orleans

RENDE 4 PORÇÕES

2 filés de tilápia (de 170 gramas). Caso não goste de tilápia, você pode substituí-la por bacalhau ou outro peixe-branco

2 colheres de chá de tempero cajun

2 colheres de chá de azeite de oliva

¾ de xícara de chá de milho fresco congelado, já descongelado (ou milho fresco tirado de 1 espiga)

1 pimentão-vermelho médio cortado em cubos

8 tortillas de farinha de milho ou de trigo integral, quentes

Limão para servir

Aqueça uma frigideira grande antiaderente em fogo médio-alto por 1 minuto. Cubra os filés com o tempero cajun. Adicione 1 colher de chá de azeite de oliva à frigideira, aqueça por mais um minuto, depois acrescente o peixe. Cozinhe o peixe de 2 a 3 minutos por lado (para a tilápia), até dourar bem. Passe para um prato.

Esquente 1 colher de chá de azeite de oliva na mesma frigideira em fogo alto. Acrescente o milho e o pimentão e cozinhe, mexendo uma ou duas vezes, durante cerca de cinco minutos, até que os vegetais dourem. Corte cada filé em 4 pedaços. Distribua igualmente a tilápia e a mistura de milho entre as tortillas. Sirva com fatias de limão.

Veja a fotografia na página 182.

---

246 CALORIAS, 6 g GORDURA (1 g SATURADA), 20 g PROTEÍNA, 31 g CARBOIDRATOS, 5 g AÇÚCAR, 5 g FIBRAS, 120 mg DE SÓDIO POR PORÇÃO

COM POTÊNCIA VEGETAL EXTRA! Finalize os seus tacos com repolho ou alface ralados, fatias de jalapeño, cebola-roxa picada ou fatias de rabanete.

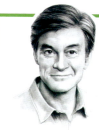

É um superalimento!

Embora o milho tenha má reputação em termos nutricionais, eu sou fã! Ele tem fibras e sua doçura natural pode ajudar você a vencer a ânsia por coisas doces.

Arroz Frito com Frango

Aqueça 1 colher de sopa de óleo de canola em uma frigideira antiaderente grande, em fogo médio. Acrescente os ovos e cozinhe, mexendo bem, durante 2 minutos; transfira para um prato.

Na mesma frigideira, aqueça a colher de sopa de óleo de canola restante. Adicione o arroz, o mix de vegetais e as ervilhas e cozinhe, mexendo, durante 3 minutos. Junte o frango, o molho de soja e os ovos mexidos. Cubra com cebolinha, se desejar.

---

406 CALORIAS, 20 g GORDURA (4 g SATURADA), 20 g PROTEÍNA, 43 g CARBOIDRATOS, 4 g AÇÚCAR, 642 mg DE SÓDIO POR PORÇÃO

COM POTÊNCIA VEGETAL EXTRA! Acrescente castanhas-d'água, ervilhas-tortas e/ou broto de bambu.

RENDE 4 PORÇÕES

2 colheres de sopa de óleo de canola

2 ovos grandes, batidos

3 xícaras de chá de arroz integral cozido

1 pacote (280 gramas) de mix de vegetais congelados

1 xícara de chá de vagens de ervilhas picadas

2 xícaras de chá de frango cozido desfiado

2 colheres de sopa de molho de soja com baixo teor de sódio

Cebolinha picada como guarnição (opcional)

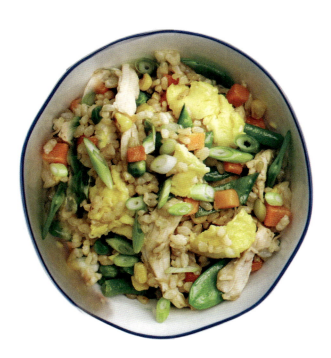

PARA COMER REZANDO • 225

Bife de Tofu à Moda Asiática com Espaguete

RENDE 2 PORÇÕES

2 cabeças de acelga

4 colheres de chá de óleo de canola

Pimenta-vermelha em flocos

170 gramas de tofu firme, drenado e seco

¼ pimentão-vermelho médio cortado em tiras finas

4 cebolinhas picadas, mais ¼ de xícara para guarnição

2 colheres de chá de alho picado

2 colheres de sopa de molho de soja com baixo teor de sódio

1 xícara de chá de espaguete integral cozido

---

310 CALORIAS, 15 g GORDURA
(1 g SATURADA),
16 g PROTEÍNA,
33 g CARBOIDRATOS,
4 g AÇÚCAR, 6 g FIBRAS,
653 mg DE SÓDIO POR PORÇÃO

Corte a acelga em pedaços. Aqueça 2 colheres de chá de óleo de canola numa frigideira média, em fogo médio. Adicione a acelga; cozinhe de 3 a 4 minutos ou até que os talos fiquem macios, porém crocantes, mexendo sempre. Passe para um prato. Recoloque a frigideira em fogo médio e acrescente as 2 colheres de chá de óleo de canola restantes e uma pitada de pimenta-vermelha em flocos. Adicione o tofu; toste cada lado durante um minuto, virando-o uma vez. Acrescente o pimentão, as cebolinhas e o alho. Cozinhe por 1 minuto, mexendo sempre. Acrescente o molho de soja, 2 colheres de sopa de água e o espaguete. Mexa o espaguete durante 1 minuto para que fique impregnado com os ingredientes. Sirva com a acelga. Finalize com o ¼ de cebolinha picada.

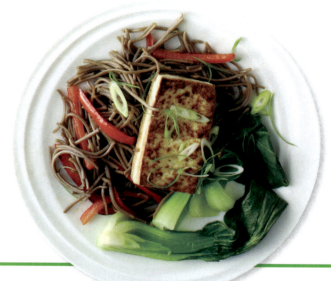

É um superalimento!

Sou um grande fã de fontes de proteínas vegetais como o tofu. Além disso, de acordo com estudos recentes, comer uma boa quantidade desse alimento produzido a partir da soja pode ajudar você a perder peso.

Massa Integral ao Molho de Brócolis

Coloque água com sal para ferver em uma panela grande. Adicione o rigatoni e cozinhe de acordo com as instruções na embalagem até que fique al dente; escorra a massa, reservando ¼ de xícara de chá da água.

Aqueça o azeite de oliva numa frigideira grande em fogo médio. Acrescente o alho e cozinhe por 1 minuto. Adicione os ramos de brócolis e 1 xícara de chá de água. Tampe, cozinhe em fogo médio-alto por 7 minutos e destampe. Cozinhe, despedaçando os brócolis, até que a água evapore. Acrescente a massa, a água da massa reservada e o queijo. Tempere com sal, pimenta-do-reino e uma pitada de pimenta-vermelha em flocos.

COM POTÊNCIA VEGETAL EXTRA! Você pode adicionar couve-flor à mistura de brócolis para dar mais consistência ou servir com uma salada simples como acompanhamento.

RENDE 4 PORÇÕES

340 gramas de rigatoni integral (ou use massas com outros formatos, como penne ou concha)

2 colheres de sopa de azeite de oliva

1 dente de alho picado

5 xícaras de chá de ramos de brócolis

¼ de xícara de chá de queijo parmesão ralado

¼ de xícara de chá de sal grosso

¼ de xícara de chá de pimenta-do-reino moída na hora

Pimenta-vermelha em flocos

---

422 CALORIAS,
11 g GORDURA (2 g SATURADA),
15 g PROTEÍNA,
69 g CARBOIDRATOS,
4 g AÇÚCAR, 10 g FIBRAS,
309 mg DE SÓDIO POR PORÇÃO

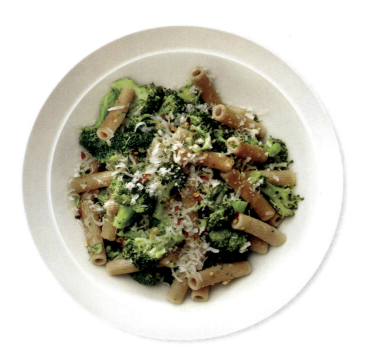

Salada de Rúcula com Ovos Fritos e Aspargos

RENDE 4 PORÇÕES

230 gramas de aspargos limpos e picados

1 colher de sopa de azeite de oliva

4 ovos grandes

8 xícaras de chá de rúcula baby

¼ de xícara de chá de vinagrete de cebolinha (página 238)

½ xícara de chá de raspas de queijo parmesão

Cebolinhas frescas picadas como guarnição (opcional)

Pimenta-do-reino moída na hora

4 fatias de pão integral tostadas

Encaixe uma cesta para cozimento a vapor numa panela média com água fervente. Coloque os aspargos na bandeja, tampe e cozinhe por cerca de 5 minutos ou até amolecer. Deixe esfriar.

Aqueça o azeite de oliva em fogo médio numa frigideira antiaderente grande. Acrescente os ovos e frite-os por cerca de 3 minutos ou até ficarem firmes. Coloque a rúcula em uma vasilha grande, junto com as 3 colheres de sopa de vinagrete. Divida a rúcula entre os 4 pratos. Ponha em cada prato aspargos e um ovo, e despeje o restante do vinagrete. Polvilhe com o queijo, algumas cebolinhas (se desejar) e pimenta a gosto. Sirva cada porção com uma fatia de pão tostado.

Pois é, tem presunto nessa salada – e ele não entra na lista de ingredientes do Plano de 21 Dias. (Ele não é terrível se consumido com moderação – tem até um pouco de ferro –, mas seus níveis de sódio são relativamente altos.) Eu queria que você visse, por meio de um exemplo, como poderá incrementar seus pratos quando as suas três semanas terminarem. Basta acrescentar um ingrediente e *uau!* Você tem uma refeição totalmente diferente. Isso que é criatividade culinária!

(ANTES DE SE ACRESCENTAR VINAGRETE) 275 CALORIAS, 15 g GORDURA (5 g SATURADA), 18 g PROTEÍNA, 17 g CARBOIDRATOS, 5 g AÇÚCAR, 4 g FIBRAS, 432 mg DE SÓDIO POR PORÇÃO

COM POTÊNCIA VEGETAL EXTRA! Experimente transformar os seus aspargos em "macarrões": use um descascador de verduras nos talos crus para produzir tiras longas e finas. Adicione-as às saladas ou aos seus pratos de massa integral.

228 • FUJA DA FARMÁCIA

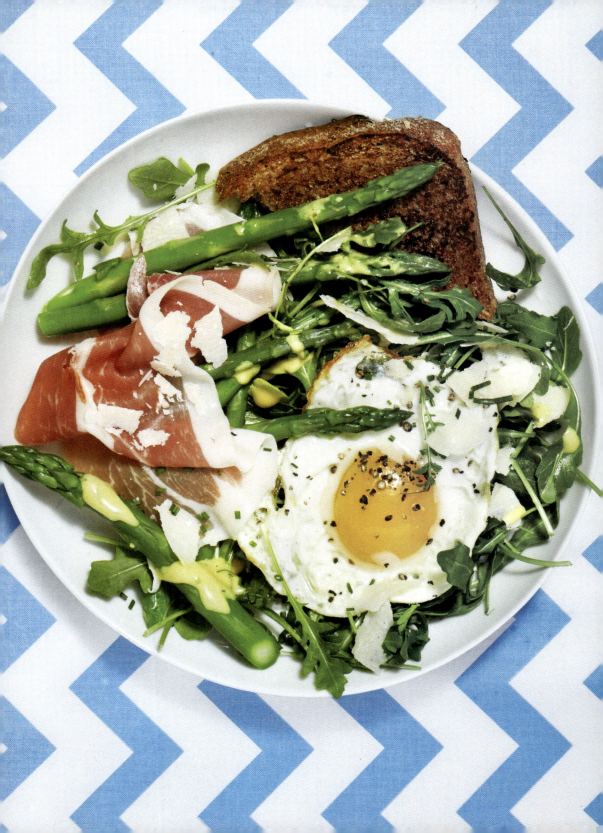

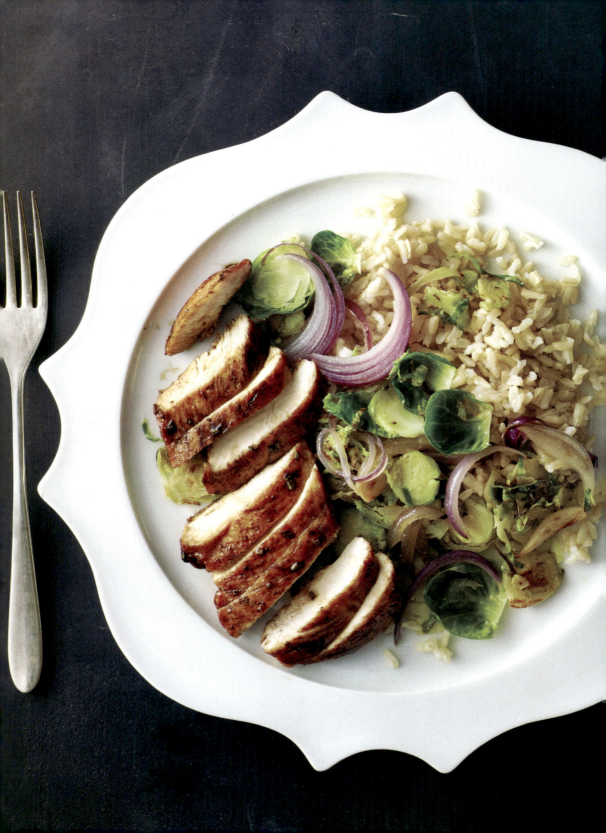

Frango ao Vinagre Balsâmico com Couve-de-bruxelas e Arroz Integral

Aqueça uma frigideira antiaderente média em fogo médio-alto. Tempere os filés de frango com o sal, o alecrim, 1 colher de chá de azeite de oliva e a pimenta. Reduza o fogo para o nível médio e cozinhe cada lado do frango de 2 a 3 minutos ou até dourar bem. Acrescente o vinagre e cozinhe por aproximadamente 30 segundos, virando o frango para deixá-lo caramelizado. Transfira para um prato; mantenha aquecido.

Lave e seque a frigideira. Aqueça 2 colheres de chá de azeite de oliva em fogo médio e adicione a cebola. Cozinhe por cerca de 5 minutos ou até que a cebola comece a amolecer. Acrescente as 2 colheres de chá de azeite de oliva restantes, as couves-de-bruxelas e ¼ de xícara de chá de água. Mexa para misturar bem. Tampe e cozinhe por 1 minuto. Destampe, coloque em fogo alto e deixe cozinhar de 3 a 4 minutos ou até que as couves fiquem tenras. Fatie os filés e sirva com as couves-de-bruxelas e o arroz.

400 CALORIAS, 15 g GORDURA (2 g SATURADA), 30 g PROTEÍNA, 34 g CARBOIDRATOS, 5 g AÇÚCAR, 5 g FIBRAS, 314 mg DE SÓDIO POR PORÇÃO

RENDE 2 PORÇÕES

- 2 filés finos de peito de frango (de 120 gramas)
- ⅔ de colher de chá de sal grosso
- 2 colheres de chá de alecrim fresco picado
- 5 colheres de chá de azeite de oliva
- Pimenta-do-reino moída na hora
- 2 colheres de sopa de vinagre balsâmico
- ½ cebola-roxa média fatiada
- 8 couves-de-bruxelas cortadas em fatias finas
- 1 xícara de chá de arroz integral cozido

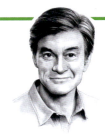

É um superalimento!

Não é à toa que a couve-de-bruxelas tem fama de ser um alimento poderoso: ela é rica em potássio, ferro e vitaminas C e K.

Acelga com Ovos

RENDE 4 PORÇÕES

2 colheres de sopa de azeite de oliva

1 xícara de chá de cebola-amarela fatiada

2 dentes de alho picados

450 gramas de acelga lavada, com as folhas separadas dos caules e grosseiramente picadas (cerca de 12 xícaras de chá)

2 colheres de sopa de iogurte grego com 2% de gordura

3 colheres de sopa de queijo parmesão ralado

1 colher de chá de suco de limão fresco

¼ de colher de chá de sal grosso + 1 pitada

Pimenta-do-reino moída na hora

4 ovos grandes

4 metades de pão-árabe integral ou 4 fatias de pão integral tostadas

Aqueça o azeite de oliva em fogo médio em uma frigideira média (é importante que essa frigideira possa ser colocada no forno). Adicione a cebola e o alho e deixe cozinhar durante 4 minutos ou até ficarem macios, mexendo sempre. Acrescente a acelga em punhados grandes e cozinhe por 5 minutos, misturando, até que amoleça. Tire do fogo.

Adicione o iogurte, 1 colher de sopa de queijo, o suco do limão, o ¼ de colher de chá de sal grosso e pimenta a gosto. Quebre os ovos por cima. Polvilhe-os com as 2 colheres de sopa de queijo restantes e uma pitada de sal. Leve ao forno por cerca de 10 minutos ou até ganharem firmeza. Sirva com 1 metade de pão-árabe por porção.

---

250 CALORIAS, 14 g GORDURA (3 g SATURADA), 13 g PROTEÍNA, 19 g CARBOIDRATOS, 4 g AÇÚCAR, 4 g FIBRAS, 543 mg DE SÓDIO POR PORÇÃO

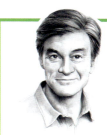

É um superalimento!

Uma porção de acelga fornece mais de 100% das suas necessidades diárias de vitamina K (um nutriente essencial no processo de coagulação sanguínea).

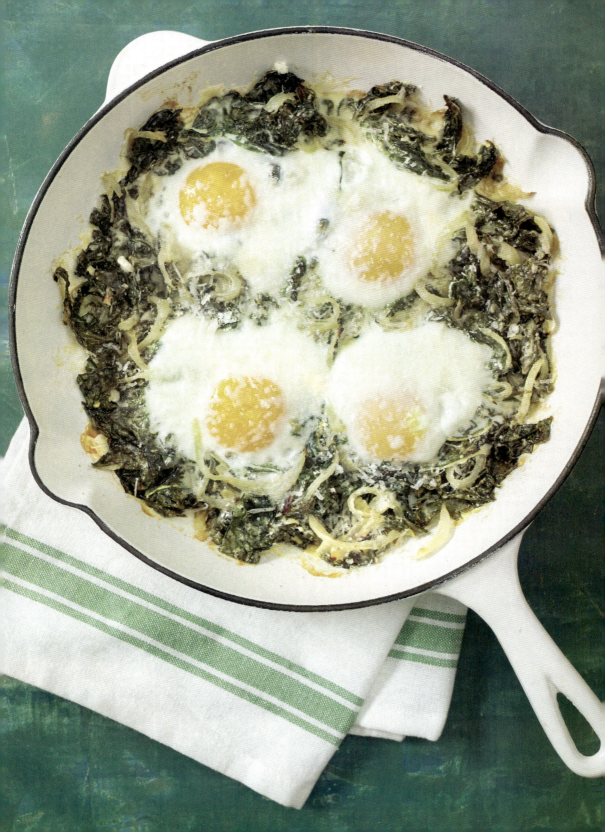

Penne Integral à Putanesca com Atum

RENDE 4 PORÇÕES

340 gramas de penne integral

1 colher de sopa de azeite de oliva

2 dentes de alho picados

¼ de xícara de chá de azeitonas pretas grandes fatiadas

1 colher de sopa de alcaparras picadas

800 gramas (lata) de tomate em pedaços

Pimenta-vermelha em flocos

1 lata (170 gramas) de atum ao óleo, drenado. (O atum conservado em água também é bom, mas o atum conservado em óleo proporciona um pouco mais de textura ao prato e o torna mais suculento. As informações nutricionais relacionadas a esta receita foram calculadas com base no atum conservado em óleo.)

Coloque água com sal para ferver em uma panela grande. Adicione o penne e cozinhe-o de acordo com as instruções na embalagem até ficar al dente; escorra.

Aqueça o azeite de oliva em fogo médio, em uma frigideira grande. Acrescente o alho, as azeitonas e as alcaparras e cozinhe por 3 minutos. Adicione os tomates (com o suco) e uma pitada de pimenta vermelha em flocos. Cozinhe por 5 minutos. Misture o molho de tomate com a massa e o atum.

461 CALORIAS, 10 g GORDURA (1 g SATURADA), 19 g PROTEÍNA, 73 g CARBOIDRATOS, 9 g AÇÚCAR, 9 g FIBRAS, 797 mg DE SÓDIO POR PORÇÃO

COM POTÊNCIA VEGETAL EXTRA! Coloque cogumelos na frigideira junto com o alho, as azeitonas e as alcaparras. Ou então, depois de adicionar os tomates, misture corações de alcachofra (conservados em água) picados.

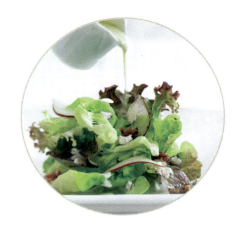

OS REMÉDIOS DA COZINHA

MOLHOS

Fáceis de fazer, esses molhos podem ser guardados na geladeira e estarão prontos para você usar quando quiser incrementar o sabor de saladas, massas e vegetais. Despeje, mergulhe e salpique!

A porção individual para todos os molhos que serão apresentados é de 2 colheres de sopa.

Vinagrete Clássico

PARA APROXIMADAMENTE 6 PORÇÕES

1 cebola média picada

3 colheres de sopa de vinagre de vinho tinto

1 colher de sopa de mostarda Dijon

½ colher de chá de sal grosso

¼ de colher de chá de pimenta-do-reino moída na hora

½ xícara de chá de azeite de oliva extravirgem

Em uma pequena vasilha, junte e misture a cebola, o vinagre, a mostarda, o sal e a pimenta. Adicione o azeite de oliva. Bata até misturar bem e obter uma emulsão. Mantenha sob refrigeração em um vidro ou em algum outro recipiente. (Pode ser guardado na geladeira por até 5 dias).

149 CALORIAS, 18,01 g GORDURA (2,49 g SATURADA), 0,14 g PROTEÍNA, 0,92 g CARBOIDRATOS, 0,39 g AÇÚCAR, 0,18 g FIBRAS, 221,58 mg DE SÓDIO POR PORÇÃO

Vinagrete de Mostarda Dijon

RENDE 8 PORÇÕES

¼ de xícara de chá de suco de limão-siciliano fresco

1 colher de sopa + 1 colher de chá de mostarda Dijon em grãos

½ xícara de chá de azeite de oliva extravirgem

1 pitada de sal grosso

Pimenta-do-reino moída na hora a gosto

Em uma pequena vasilha, junte e misture o suco de limão, a mostarda, o azeite de oliva, o sal e pimenta a gosto. Mantenha sob refrigeração em um vidro ou em algum outro recipiente. (Pode ser guardado na geladeira por até 2 semanas.)

126 CALORIAS, 16,39 g GORDURA (2,26 g SATURADA), 0,04 g PROTEÍNA, 0,67 g CARBOIDRATOS, 0,23 g AÇÚCAR, 0,04 g FIBRAS, 90,61 mg DE SÓDIO POR PORÇÃO

Molho de Vinagre de Xerez

Em uma pequena vasilha, junte e misture o vinagre, o azeite de oliva, a mostarda, a cebola, a salsinha, o sal e a pimenta. Mantenha sob refrigeração em um vidro ou em algum outro recipiente. (Pode ser guardado na geladeira por até 2 semanas.)

156 CALORIAS, 15,44 g GORDURA (2,13 g SATURADA), 0,06 g PROTEÍNA, 0,34 g CARBOIDRATOS, 0,12 g AÇÚCAR, 0,08 g FIBRAS, 172,74 mg DE SÓDIO POR PORÇÃO

RENDE APROXIMADAMENTE 7 PORÇÕES

3 colheres de sopa de vinagre de xerez

½ xícara de chá de azeite de oliva extravirgem

2 colheres de sopa de mostarda Dijon em grãos

1 colher de sopa de cebola picada

1 colher de sopa de salsinha lisa fresca picada

¼ de colher de chá de sal grosso

¼ de colher de chá de pimenta-do-reino moída na hora

Molho de Creme de Leite

Em uma pequena vasilha, junte e misture o creme de leite, o iogurte, a cebola, o alho, o endro, o sal e a pimenta. Mantenha sob refrigeração em um vidro ou algum outro recipiente. (Pode ser guardado na geladeira por até 2 semanas.)

19 CALORIAS, 0,36 g GORDURA (0,23 g SATURADA), 1,48 g PROTEÍNA, 1,57 g CARBOIDRATOS, 1,14 g AÇÚCAR, 0,08 g FIBRAS, 113,59 mg DE SÓDIO POR PORÇÃO

PARA APROXIMADAMENTE 7 PORÇÕES

¼ de xícara de chá de creme de leite com baixo teor de gordura

¼ de xícara de chá de iogurte grego natural com 2% de gordura

1 colher de sopa de cebola picada

1 dente de alho picado

2 colheres de sopa de endro fresco bem picado

¼ de colher de chá de sal grosso

¼ de colher de chá de pimenta moída na hora

Vinagrete de Vinho Tinto

PARA APROXIMADAMENTE 8 PORÇÕES

¼ de xícara de chá + 2 colheres de sopa de vinagre de vinho tinto

2 colheres de chá de mostarda Dijon

2 dentes de alho picados

½ colher de chá de sal grosso

½ colher de chá de pimenta-do-reino moída na hora

¼ de xícara de chá + 2 colheres de sopa de azeite de oliva extravirgem

¼ de xícara de chá de salsinha lisa fresca picada

Em uma tigela pequena, junte e misture o vinagre, a mostarda, o alho, o sal e a pimenta. Acrescente o azeite de oliva e bata bem. Junte a salsinha ao preparado. Mantenha sob refrigeração em um vidro ou algum outro recipiente. (Pode ser guardado na geladeira por até 2 semanas.)

---

100 CALORIAS, 10,15 g GORDURA (1,4 g SATURADA), 0,12 g PROTEÍNA, 0,49 g CARBOIDRATOS, 0,02 g AÇÚCAR, 0,11 g FIBRAS, 152,32 mg DE SÓDIO POR PORÇÃO

Vinagrete de Cebolinha

PARA APROXIMADAMENTE 8 PORÇÕES

¼ de xícara de chá de vinagre balsâmico ou vinagre de vinho branco

2 colheres de sopa de mostarda Dijon

½ colher de chá de pimenta-do-reino moída na hora

¼ de xícara de chá + 2 colheres de sopa de azeite de oliva extravirgem

2 colheres de sopa de cebolinha fresca picada

Em uma pequena tigela, junte e misture o vinagre, a mostarda e a pimenta. Acrescente o azeite de oliva e bata bem. Junte a cebolinha ao preparado. Mantenha sob refrigeração em um vidro ou algum outro recipiente. (Pode ser guardado na geladeira por até 2 semanas.)

---

152 CALORIAS, 12,47 g GORDURA (1,72 SATURADA), 0,05 g PROTEÍNA, 1,25 g CARBOIDRATOS, 0,02 g AÇÚCAR, 0,07 g FIBRAS, 113,81 mg DE SÓDIO POR PORÇÃO

LANCHES

Deliciosas e muito fáceis de fazer, essas 21 receitas de tira-gosto manterão você satisfeito.

É só comer:

Passo 1: Abra a geladeira. Passo 2: Coma. Mais fácil que isso, impossível.

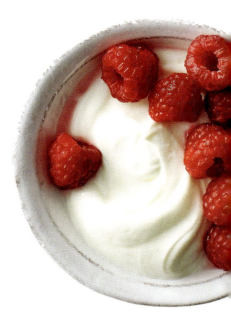

1. Fatie uma maçã ou uma pera e saboreie com 2 colheres de sopa de manteiga de oleaginosas (manteiga de amendoim, de amêndoa, de nozes, de avelã etc.). Salpique com canela, se desejar.

2. Coloque frutas vermelhas ou oleaginosas sobre ½ xícara de chá de iogurte grego natural com 2% de gordura.

3. Mantenha tirinhas de queijo ao seu alcance. Coma uma fatia com uma porção de bolachas cream cracker saudáveis (integrais, à base de sementes ou à base de oleaginosas). Você também pode combinar uma fatia de queijo com vegetais crus da sua preferência.

4. Coma um ovo cozido com uma porção de bolachas cream cracker saudáveis ou uma boa porção de vegetais.

5. Mantenha ao seu alcance vegetais que você possa comer como tira-gosto — tais como minicenouras ou ervilhas-tortas, ou porções de pimentão, rabanete, pepino, abobrinha ou aipo cortadas em fatias ou palitos. Mergulhe-os em uma porção de 2 colheres de sopa de homus. Você pode fazer o seu próprio (veja como na página 241) ou comprar o produto no supermercado, sem aditivos.

6. Você também pode saborear esses tira-gostos vegetais mergulhando-os em uma porção de 2 colheres de sopa de manteiga de oleaginosas.

7. Coma um pouco de fruta – laranja, maçã, banana ou kiwi – com 30 gramas de oleaginosas.

PARA COMER REZANDO • 239

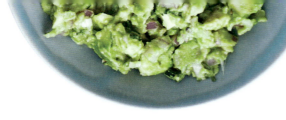

Pouco Esforço

Além de dar água na boca, esses lanches levam poucos minutos para serem preparados:

1. Pipoca com tempero de ervas finas e com supersementes: Despeje ½ xícara de chá de azeite de oliva extravirgem em 2 xícaras de pipoca estourada no vapor, e agite. Polvilhe com ½ colher de chá de tempero de ervas finas e 1 colher de sopa de sementes de girassol tostadas e descascadas, e agite de novo.

2. Vegetais em molho de abacate cremoso: Amasse ¼ de abacate e misture com suco de limão-siciliano e uma pitada de sal. Se desejar, adicione um pouco de cebola-roxa picada. Depois, é só mergulhar os seus tira-gostos vegetais no molho cremoso.

3. Pipoca com amêndoas e páprica defumada: Junte 1 colher de chá de azeite extravirgem com 2 xícaras de pipoca estourada a vapor e agite. Salpique com 2 colheres de sopa de amêndoas fatiadas e torradas, ¼ de colher de chá de páprica defumada e uma ou duas pitadas de sal grosso, e agite de novo.

4. "Pizzas" de tomate: Corte ao meio 3 tomates de tamanho médio e salpique-os com 1 colher de sopa de queijo parmesão ralado (ou prepare um mix de queijo parmesão com muçarela picada). Asse de 1 a 2 minutos ou até dourar. Tempere com ½ colher de chá de vinagre balsâmico. Espalhe neles 1 colher de chá de folhas de manjericão fresco picadas.

5. Palitos de cenoura com curry: Tempere aproximadamente 1 xícara de palitos de cenoura com 1 colher de sopa de folhas de coentro fresco picadas, 2 colheres de chá de suco fresco de limão-siciliano, ¼ de xícara de chá de curry em pó, ¼ de xícara de chá de cominho moído e uma pitada de sal grosso.

6. Rolinhos vegetais com manteiga de oleaginosas: Espalhe 2 colheres de sopa de manteiga de oleaginosas sobre 6 folhas de acelga com talo. Cubra com tiras de pimentão, pepino e aipo. Salpique com folhas de coentro fresco picadas e folhas de hortelã. Tempere com suco fresco de limão-siciliano. Enrole para fechar e corte como rolinhos-primavera.

7. Uvas congeladas com iogurte grego: Despeje ½ xícara de chá de uvas verdes ou vermelhas congeladas em ¼ de xícara de chá de iogurte grego natural com 2% de gordura. (Experimente polvilhar com canela.)

8. Chips de couve-de-bruxelas: Corte as pontas de 12 couves-de-bruxelas grandes e separe as folhas uma a uma. Adicione 2 colheres de chá de azeite de oliva e mexa para misturar. Asse por cerca de 16 minutos a 190°C em uma assadeira untada, mexendo ocasionalmente, até ficarem crocantes e douradas. Acrescente e misture 1 ½ colher de chá de molho de soja com baixo teor de sódio.

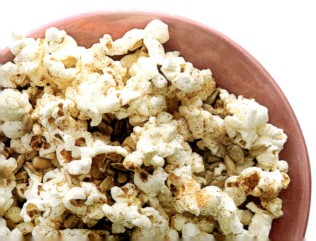

Tamanho família

Os lanches que serão apresentados agora servem até quatro porções – o suficiente para compartilhar com mais gente ou para você guardar e ir comendo durante alguns dias:

1. Sementes de abóbora com pimenta malagueta: Tempere 1 xícara de chá de sementes de abóbora descascadas com 2 colheres de chá de azeite de oliva, ½ colher de chá de chili em pó e ¼ de colher de chá de sal grosso. Espalhe-as numa assadeira com borda e leve ao forno para assar por 8 a 10 minutos à temperatura de 190ºC, mexendo ocasionalmente, até ficarem crocantes.

2. Pasta de alcachofra com fatias de pepino: Em um multiprocessador, bata 1 lata (400 gramas) de corações de alcachofra (lavados e drenados), 6 colheres de sopa de queijo parmesão ralado, ¼ de xícara de chá de iogurte natural grego ou comum com 2% de gordura, 2 colheres de chá de tomilho fresco picado, ¼ de colher de chá de sal grosso e ¼ de colher de chá de pimenta--do-reino moída na hora. Sirva com rodelas de pepino.

3. Vegetais com molho pesto de edamame: Num multiprocessador, junte e bata até virarem purê os seguintes ingredientes: 1 xícara de chá de edamame congelado (já descongelado e descascado), 2 colheres de sopa de azeite de oliva extravirgem, 2 colheres de sopa de manjericão fresco picado, 2 colheres de sopa de amêndoas fatiadas, 2 colheres de sopa de queijo parmesão ralado, 1 colher de sopa de água, ¼ de colher de chá de sal grosso e ¼ de colher de chá de pimenta--do-reino moída na hora. Guarneça com mais manjericão. Sirva com os vegetais da sua preferência.

4. Homus defumado com vegetais: Em um multiprocessador, junte e bata até virarem purê os seguintes ingredientes: 420 gramas de grão--de-bico (lavados e drenados), 2 colheres de sopa de azeite de oliva extravirgem, 1 colher de sopa de suco fresco de limão-siciliano, ½ colher de chá de molho de sriracha (ou um molho picante similar) e ½ colher de chá de páprica defumada. Cubra com mais páprica defumada. Sirva com os vegetais da sua preferência.

5. Palitos de batata-doce: Fatie 2 batatas-doces no sentido do comprimento, cortando-as em palitos finos. Espalhe 4 colheres de chá de azeite nas batatas. Asse à temperatura de 190°C em uma assadeira antiaderente untada, durante 15 a 20 minutos ou até dourarem e ficarem crocantes. Tempere com uma ou duas pitadas de sal grosso. (Você pode guardar as sobras em um recipiente hermeticamente fechado por até 3 dias.)

6. Grão-de-bico torrado: Espalhe sobre 420 gramas de grão-de-bico (lavados e secos) 1 colher de sopa de azeite de oliva, 1 colher de chá de cúrcuma em pó, ½ colher de chá de cominho em pó, 1 dente de alho amassado e ¼ de colher de chá de sal grosso, além de pimenta-do-reino moída na hora a gosto. Disponha os grãos-de-bico em uma assadeira com borda e asse por 18 minutos à temperatura de 220ºC, balançando ocasionalmente a assadeira.

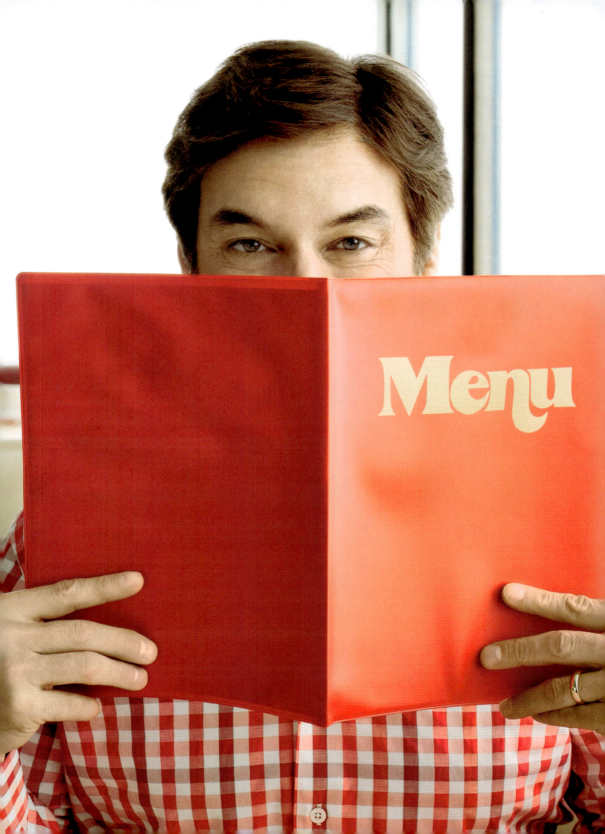

16.

O bem-estar não pode parar!
Do 22º dia em diante

A essa altura você já sabe o suficiente para seguir em frente. Sabe como e por que a comida pode funcionar como medicina preventiva. Sabe também que comida nutritiva pode ser deliciosa. E, além disso, sabe por que os alimentos significam tanto para mim e para a minha família. E o Plano de 21 Dias foi o pontapé inicial para a sua jornada.

Mas e agora, o que vai acontecer depois de cumpridos os 21 dias? Como você vai aplicar no seu dia a dia, pelo resto da sua longa vida, tudo o que aprendeu?

Algo me diz que esses 21 dias imprimiram alguns novos hábitos em você e também inspiraram novas ideias. No final das contas, porém, os primeiros 21 dias são apenas uma parte secundária desse plano. O que realmente importa nesse plano são os milhares de dias que estão por vir. A partir de agora, o que você fizer irá iniciar uma nova receita, uma nova prescrição e uma nova tradição familiar toda sua, imaginada, feita e compartilhada por você. E, por isso, é importante que você seja capaz de lidar com as três principais situações que encontrará na sua vida cotidiana ligadas à sua alimentação: comer em casa, comer fora de casa e comer entre as refeições principais.

Você deve tentar comer em casa com frequência, porque a coisa mais importante que você pode fazer para manter o pique da sua saúde e a maneira mais fácil de controlar o que você come é preparar a sua própria comida. Isso não significa que você nunca mais irá a restaurantes; apenas tente diminuir a frequência com que sai para comer fora: o ideal é que você limite essas saídas a não mais do que três vezes por semana. Com a receita certa, cozinhar em casa pode ser tão excitante quanto jantar fora. (Você não precisa fazer sempre refeições supersaudáveis. Acho preferível que você coma filé de frango à parmegiana em casa em vez de fazer isso num restaurante. Provavelmente seria muito mais saudável do que a comida com alto teor de sal e com muitas calorias que lhe serviriam.)

Você pode continuar fazendo os pratos com os quais se manteve durante o Plano de 21 Dias, mas agora poderá acrescentar as deliciosas e saudáveis receitas deste capítulo. Quando resolver comer fora (ou pedir comida para entrega), use o meu guia para as opções mais saudáveis (confira na página 258).

Ambiente 1: comendo em casa

Antes de mais nada, parabenize-se por completar o Plano de 21 Dias. Três semanas preparando refeições em casa: você deu um passo e tanto e, além disso, fez uma coisa boa pelo seu corpo. Agora, para que os benefícios continuem agindo, há estratégias fáceis que você pode seguir. Elas podem parecer trabalhosas a princípio, mas lhes dê uma semana ou duas e tudo vai se encaixar e se tornar tranquilo, e você notará grandes benefícios ao seu bem-estar geral.

1 – Planeje o menu da semana antes de ir às compras. Antes de ir ao supermercado, decida o que pretende cozinhar durante a semana e elabore uma lista de compras para que você possa se orientar. (Uma lista pode ajudar você a colocar menos calorias no seu carrinho sem nem se dar conta – cerca de 6.500 calorias a menos, de acordo com um estudo.) Isso vai ajudá-lo a não comprar porcarias por impulso e a evitar aquele triste momento que fatalmente virá duas semanas mais tarde, quando você percebe que exagerou e terá de jogar fora um monte de produtos estragados. (Todos nós podemos nos empolgar diante de lindas verduras e acabar comprando mais do que conseguimos consumir). Encare as compras como uma oportunidade de facilitar para você mesmo o trabalho de cozinhar coisas saudáveis, já que o seu supermercado está repleto de alimentos preparados para todos os tipos de necessidade. Por que penar para cortar uma abóbora de inverno quando você pode encontrar a versão já cortada em cubos na seção de produtos agrícolas? Abasteça a sua geladeira, a sua despensa e o seu freezer com produtos fáceis de usar e que economizam tempo, como beterrabas pré-cozidas, cogumelos limpos e fatiados, grãos integrais de cozimento rápido e massa para pizza integral refrigerada.

UMA MANEIRA SENSACIONAL DE COMEÇAR O DIA

Pronto para diversificar o menu do seu café da manhã? Uma das minhas opções favoritas é pão tostado com abacate. Amasse metade de um abacate e espalhe-o numa fatia de pão integral tostado. Coloque um pouco de limão-siciliano e azeite de oliva e salpique com pimenta-vermelha em flocos. Acrescente uma fatia de tomate, se quiser. É delicioso, sacia e só precisamos de alguns minutos para prepará-lo.

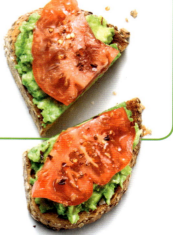

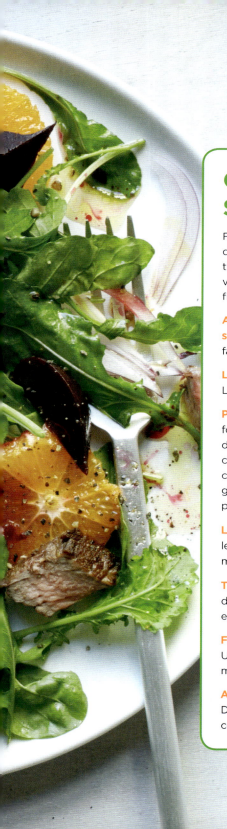

OS ESTRATAGEMAS DOS SUPERMERCADOS

Fazer compras pode ser como passear por um caminho recheado de tentações. Mesmo que saiba o que precisa comprar, outras opções aparecerão para tentá-lo. Mas não tenha medo – aí vão algumas dicas que o ajudarão a realizar sua tarefa com confiança:

Antes de sair de casa para ir às compras, coma um lanche saudável – uma maçã, por exemplo. Um estudo mostrou que, ao fazer isso, você acaba comprando 25% mais hortifrútis.

Leve uma lista de compras sempre que for ao mercado. Lembre-se de que isso ajudará a evitar compras por impulso.

Preencha o seu carrinho de acordo com o seu prato. Quando for às compras, siga a fórmula do prato de jantar: metade do espaço para os hortifrútis, ¼ para as proteínas e ¼ para carboidratos complexos. Frutas e vegetais devem ocupar no seu carrinho o mesmo espaço que é ocupado pelas suas proteínas e grãos integrais juntos. Guloseimas? Reserve um espaço pequeno para elas ou deixe-as de fora totalmente.

Leia toda a lista de ingredientes dos produtos. Isso não deveria levar muito tempo! Quando se trata de ingredientes, em geral, menos é mais.

Trace um itinerário. Ir às compras com percursos planejados diminui a chance de que você se distraia com os alimentos errados.

Faça as compras tranquilamente. Pesquisas feitas na Cornell University mostram que pessoas apressadas ou impacientes tem mais tendência em comprar alimentos de qualidade inferior.

Ainda se sente atraído pelas guloseimas? Masque chiclete. De acordo com uma pesquisa, pessoas que mascam chiclete compram 7% menos alimentos açucarados e processados.

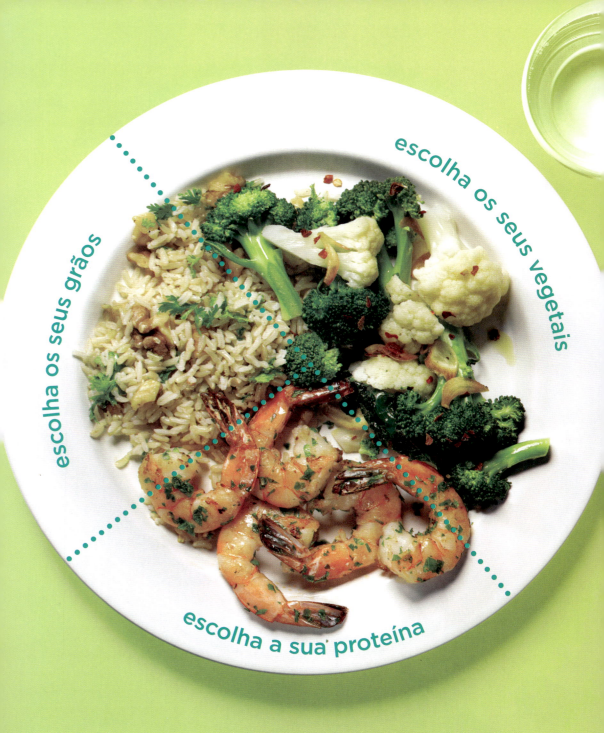

Distribua os alimentos no seu prato da seguinte maneira: metade dele para hortifrútis, ¼ para proteína e ¼ para carboidratos complexos.

2 – Simplifique o seu café da manhã. Escolha uma ou duas refeições que você adore comer no café da manhã e coma-as todos os dias. Quanto menos opções você tiver para escolher, mais fácil fica para tomar uma decisão.

3 – Coma uma salada. Faça isso todo santo dia. Essa é uma regra que eu não deixo de seguir. Na verdade, satisfazer as suas necessidades diárias de vegetais – que são de 2 ½ xícaras de chá no mínimo – não será uma tarefa difícil se houver salada diariamente no seu menu. E isso não significa que você sempre precisará ter um banquete de folhas. Você pode preparar uma salada como acompanhamento para o jantar ou uma salada quente com grãos e verduras cortadas em tiras. Coma isso da maneira que quiser, contanto que você coma.

4 – Use a fórmula infalível dos espaços reservados no prato na hora de jantar. A sua decisão a respeito do que comerá no jantar é muito importante. Essa refeição é com frequência um fator importante para definir dietas: nós nos acostumamos a enxergar o jantar como a principal refeição do dia e, por isso, é fácil exagerar nessa ocasião. Além disso, ela acontece no final da tarde, quando já nos sentimos cansados e lentos e queremos simplesmente nos sentar para devorar alguma coisa gostosa e confortável. Todos esses instintos podem sabotar você, mas existe uma fórmula que pode ajudar a lidar com isso. Pense sempre no seu prato dividido da seguinte maneira: **½ com hortifrútis, ¼ com proteína, ¼ com carboidratos complexos. Simples assim.** Faça isso todas as noites e estará no caminho certo para obter os nutrientes que precisa nas proporções corretas. Em uma noite você pode preparar uma massa integral com brócolis e cubos de frango, e uma salada como acompanhamento. Outra noite você pode optar por um salteado de tofu com legumes, servido junto com arroz integral. Ou você pode preparar uma salada de espinafre com quinoa e salmão. Existem milhões de maneiras de se fazer isso. Você pode começar com a minha lista de sugestões para o jantar na página 250.

Ambiente 2: comendo durante uma viagem

São muitos os prazeres de viajar: ver novas paisagens, viver experiências excitantes, passar um tempo de qualidade com a família. Sem dúvida, comer nessa situação também é um prazer. Porém, voltar para casa com três quilos a mais caindo pela cintura é bem menos prazeroso. É claro que eu quero que você aproveite as suas viagens sem sentir culpa. O que eu não quero é que você volte a comer porcarias por não ter alternativa. Lisa e eu buscamos um meio-termo e encontramos algumas ótimas saídas; confira:

Leve seus próprios lanches com você. Não importa se você está se preparando para ir ao aeroporto ou para uma longa viagem de carro, levar os seus próprios lanches é uma escolha vantajosa. Alguns dos tira-gostos saudáveis favoritos da minha família são embalagens com porções individuais de pistaches, manteiga de amêndoas, azeitonas; sacos zip-zap com minicenouras cruas, brócolis e tiras de pimentão; recipientes com ovos cozidos; e frutas com casca grossa que não precisam ser lavadas, como laranjas, bananas e kiwis.

Comece o dia da maneira certa. Quando você está longe de casa, uma rotina inteligente no café da manhã é a sua maior aliada. O meu café da manhã costumeiro é iogurte grego natural (2% de gordura) com frutas vermelhas, e para onde vou eu levo comigo esse hábito de comer iogurte. Quando vou visitar a família na Turquia, eu misturo iogurte turco com pepino e pedaços de tomate. No bufê de um hotel, eu como iogurte natural e salada de frutas. Acho que você já entendeu. Isso me ajuda a começar bem o dia, nutrido e com energia – e se no jantar eu resolver pisar na bola e pedir um (argh!) hambúrguer, eu sei que o dia não foi inteiramente em vão.

Não se esqueça de se hidratar. Carregue junto com você uma garrafa de água e coma hortifrútis que contenham bastante água. Melancia, morango e pepino são boas fontes de H_2O.

Nas suas férias, passe momentos em lugares onde existe mais natureza. Tire um dia para visitar alguma fazenda nos limites da cidade que venda produtos agrícolas, um lugar em que você possa, por exemplo, colher maçãs do pomar com suas próprias mãos; um lugar que conte com um restaurante para oferecer seus produtos ou por onde você possa passear e fazer um piquenique.

Use a "cozinha" do seu quarto de hotel. Eu não chegaria ao ponto de usar um ferro quente para tostar um sanduíche (embora já tenha visto pessoas fazerem isso), mas gosto de guardar na minigeladeira as minhas próprias coisas, como garrafas de água de coco, copos de iogurte e sobras de jantar. Outro improviso útil é usar água quente da chaleira elétrica ou da cafeteira elétrica para fazer mingau de aveia instantâneo ou cuscuz integral.

Procure os restaurantes mais bem cotados. Verifique em blogs, websites locais e no Instagram quais são os melhores restaurantes perto dos pontos que você deseja visitar. Assim você não perderá tempo nem calorias numa armadilha de baixa qualidade para turistas.

Na dúvida, peça peixe. É o que eu faço – e geralmente é uma escolha inteligente, contanto que não seja frito num mar de óleo.

Não seja tímido com frutas e vegetais. Se você tiver a chance de comer frutas e vegetais de uma maneira diferente, vá em frente. Na Califórnia, eu adoro saborear laranjas na salada com abacate e cebola-roxa. E o succotash (prato feito à base de milho) sulista me dá água na boca; ele leva tomates e quiabo, além de feijão-de-lima e milho. Quando você se deparar com um prato novo e gostar, leve a receita para casa.

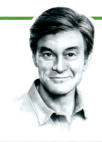

É um superalimento!

Comer 1½ xícara de chá ou mais de morangos por semana pode ajudar a diminuir o seu risco de ataque cardíaco.

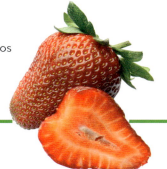

Beba com inteligência. Uma cerveja tem cerca de 150 calorias, e a ciência diz que beber cerveja com moderação pode reduzir o seu risco de ataque cardíaco. O vinho tem cerca de 125 calorias e também tem antioxidantes que são benéficos para as artérias. E uma piña colada? Você pode estar diante de mais de 650 calorias e 80 gramas de açúcar.

Saboreie a comida com tranquilidade. Uma das maiores vantagens de estar de férias é ter tempo de sobra; isso lhe dá a oportunidade de realmente parar para aproveitar as refeições, em vez de engoli-las em cinco minutos. Mesmo que você tenha um longo dia pela frente, cheio de lugares para visitar, reserve uma hora para ter um almoço pleno de verdade.

Dica. Você poderá provar mais comidas diferentes se resolver pedir pratos que possam ser divididos. Geralmente Lisa e eu gostamos de dividir duas entradas e um prato principal grande nos restaurantes, e depois tomamos cappuccinos como sobremesa.

Vá em frente, coma sobremesa. Escolha a sua guloseima e faça isso valer muito a pena, torne isso uma experiência fantástica. Bufês europeus tentarão empurrar para você muffins de mirtilo e bolos, mas lembre-se: você está à procura de algo especial. O que é que você iria preferir: o velho muffin de sempre ou um excepcional pedaço de torta de cereja à moda da casa?

Encaixe frutas e verduras em todas as suas refeições. Não precisa ser sempre uma salada como acompanhamento – se bem que eu jamais diria não a uma salada, como você já deve ter notado. Use a criatividade: se estiver fazendo um churrasco, escolher folhas de couve para acompanhar em vez de macarrão e queijo pode significar 150 calorias a menos para você. Colocar pimentão na pizza em vez de calabresa pode tirar 50 calorias de cada fatia. Adicione maçã picada ao seu cereal matinal. E optar por morangos mergulhados em chocolate amargo em vez de um sundae pode significar para você centenas de calorias a menos e de quebra lhe render um bom ganho em fibras e antioxidantes.

Ambiente 3: comendo em restaurantes

Eu adoro cozinhar em casa, mas todos nós gostamos de sair à noite para ir a um restaurante, e com certeza nós merecemos esse prazer. Na verdade, Lisa e eu saímos para jantar fora uma vez por semana – ela tem um descanso da atividade de cozinhar e nós temos a oportunidade de experimentar pratos que não fazemos em casa. É bom para nós dois.

É bem verdade que os restaurantes são famosos por colocarem em suas comidas muita manteiga e outras gorduras, assim como sal e açúcar; mas se você souber pedir, conseguirá evitar essas armadilhas. Eu preparei uma lista de itens saudáveis à disposição nos restaurantes para que você possa aproveitar seus pratos sem correr o risco de inadvertidamente arruinar todo o progresso que obteve cozinhando e comendo coisas nutritivas em casa.

Você quase sempre conseguirá comer bem se pedir peixe ou frango com vegetais cozidos no vapor ou assados. Comece com uma salada (com azeite de oliva e vinagre) e peça para não lhe trazerem nenhum pão. Quanto às especialidades de cada lugar, consulte a página 258.

USE O RADAR DO JANTAR

Não consegue pensar em nada para fazer no jantar? Siga esta fórmula infalível: uma porção de proteína (¼ do seu prato), uma porção de vegetais (½ do seu prato) e uma porção de grãos (¼ do seu prato). Então, misture e adapte para preparar uma refeição deliciosa, rápida e saudável.

Você pode usar as suas fontes de proteína favoritas do Plano de 21 Dias, além de carboidratos e vegetais fáceis de preparar. Por exemplo:

- Prepare salmão em crosta de quinoa com cuscuz integral e acompanhamento de tomate-cereja cozido.
- Sirva frango ao vinagre balsâmico com "arroz" de couve-flor e mistura de quinoa.
- Faça uma sopa de lentilhas temperadas com espinafre salteado; sirva com acompanhamento de batatas-doces assadas.
- Bife de tofu à moda asiática com um vegetal simples refogado e uma concha de painço.

No restaurante, procure fazer um pedido que considere mais saudável para você:

- Peça frango com brócolis à moda chinesa, uma boa porção de vegetais cozidos no vapor e arroz integral.
- Combine espaguete integral e bolinhos de carne com uma salada grande.
- Peça sushis de salmão e abacate feitos com arroz integral, com acompanhamento de edamame.

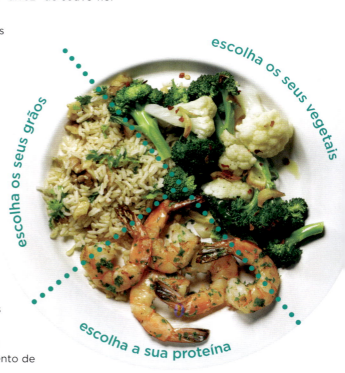

250 • FUJA DA FARMÁCIA

Louco para experimentar um jantar novo (e que possa ser feito durante a semana)? Tente esta escala rotativa de receitas saudáveis, que lhe permitirá misturar e combinar proteínas, grãos e vegetais para obter efeitos deliciosos. Quando você passar a dominar a fórmula, tudo vai ficar mais fácil.

Proteínas

Camarão Salteado com Ervas

Grão-de-bico com Molho de Tomate

Frango com Laranja e Azeitonas

Vegetais

Verduras Salteadas com Cebolas

Vegetais Assados

Brócolis com Couve-flor

Grãos

Quinoa com Limão

Milho-painço, Ervas e Nozes

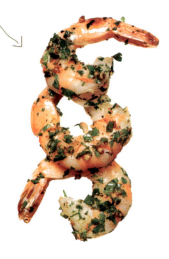
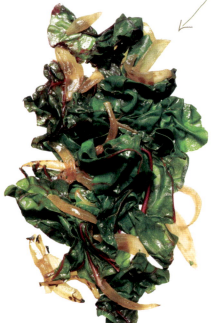
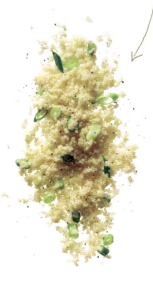

Em primeiro lugar, escolha as suas proteínas:

Camarão Salteado com Ervas

RENDE 4 PORÇÕES

1 colher de sopa de azeite de oliva

1 colher de chá de alho picado

½ quilo de camarões grandes, limpos e descascados (cerca de 20)

¼ de xícara de chá de salsinha lisa ou folhas de coentro frescas picadas

Sal

Pimenta-do-reino moída na hora

Aqueça o azeite de oliva em fogo médio, numa frigideira grande. Adicione o alho e cozinhe por cerca de 1 minuto ou até dourar. Acrescente os camarões e cozinhe por 3 a 4 minutos ou até ficarem opacos. Mexa algumas vezes os camarões enquanto cozinham. Acrescente a salsinha e tempere com sal e pimenta.

113 CALORIAS, 5 g GORDURA (1 g SATURADA), 16 g PROTEÍNA, 2 g CARBOIDRATOS, 0 g AÇÚCAR, 0 g FIBRAS, 644 mg DE SÓDIO POR PORÇÃO

Grão-de-bico com Molho de Tomate

RENDE 4 PORÇÕES

1 lata (430 gramas) de grão-de-bico lavado e drenado

⅓ de xícara de chá de molho marinara (feito em casa ou comprado sem adição de açúcar)

Pimenta-vermelha em flocos

⅓ de queijo feta em blocos (opcional)

Coloque os grãos-de-bico em uma pequena panela ou numa tigela para micro-ondas e adicione o molho marinara e a pimenta-vermelha em flocos à vontade. Deixe cozinhar bem, no fogão ou no micro-ondas. Espalhe o queijo feta por cima, se desejar (isso vai acrescentar 1 g de proteína, 25 calorias e 2 g de gordura por porção).

126 CALORIAS, 4 g GORDURA (1 g SATURADA), 7 g PROTEÍNA, 17 g CARBOIDRATOS, 4 g AÇÚCAR, 5 g FIBRAS, 310 mg DE SÓDIO POR PORÇÃO

É um superalimento!

Além de acrescentar uma quantidade generosa de fibras e proteína ao seu prato, o grão-de-bico contém de 10 a 25% das suas necessidades diárias de ferro, dependendo da sua idade.

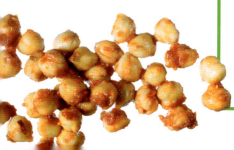

Frango com Laranja e Azeitonas

Pré-aqueça o forno a 180°C.

Aqueça o azeite de oliva em fogo médio-alto numa frigideira média que possa ser usada no forno. Tempere os peitos de frango com sal e pimenta e ponha-os na frigideira. Cozinhe por 2 a 3 minutos de cada lado, até ficarem bem dourados. Passe a frigideira para o forno e cozinhe por 15 minutos ou até que o frango não esteja mais rosado no centro. Tire o frango da frigideira e reserve; coloque a frigideira de volta sobre a boca do fogão. Acrescente a raspa da casca de laranja e o seu suco e deixe ferver em fogo médio-alto, removendo os pedaços escurecidos do fundo da frigideira. Adicione as azeitonas, cozinhe até que a mistura ganhe um pouco de corpo e, por fim, recoloque o frango na frigideira para que ele absorva o molho.

171 CALORIAS, 6 g GORDURA (1 g SATURADA), 24 g PROTEÍNA, 3 g CARBOIDRATOS, 2 g AÇÚCAR, 0 g FIBRAS, 254 mg DE SÓDIO POR PORÇÃO

RENDE 4 PORÇÕES

1 colher de chá de azeite de oliva

2 peitos de frango (230 gramas) sem osso e sem pele

Sal

Pimenta-do-reino moída na hora

Raspas de casca e suco de 1 laranja-da-baía

¼ de xícara de chá de azeitonas-pretas grandes, picadas ou fatiadas

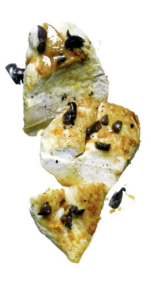

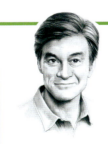

É um superalimento!

Azeitonas são uma grande fonte de ácidos graxos monoinsaturados, que são aliados do coração, pois ajudam a diminuir os níveis de colesterol ruim.

Agora, escolha o seu vegetal:

Brócolis com Couve-flor

RENDE 4 PORÇÕES

½ **cabeça de brócolis média, cortada em buquês**

½ **cabeça de couve-flor média, cortada em buquês**

1 **colher de sopa de azeite de oliva**

2 **dentes de alho cortados em fatias finas**

½ **limão-siciliano**

Sal

Pimenta-vermelha em flocos

Coloque os buquês de brócolis e de couve-flor no cesto para cozimento a vapor em uma panela média com água fervente. Tampe e deixe cozinhar por cerca de 4 minutos ou até ganharem uma consistência entre crocante e macia. (Se não tiver brócolis ou couve-flor frescos, você pode levar ao micro-ondas cerca de 3 ½ xícaras de chá de buquês congelados.)

Enquanto isso, aqueça o azeite de oliva em uma pequena frigideira em fogo médio-alto. Acrescente o alho à frigideira e cozinhe por cerca de 3 minutos, mexendo algumas vezes até dourar. Tire os vegetais da bandeja, misture-os com o alho e o azeite e esprema o limão por cima. Tempere com sal e pimenta vermelha em flocos.

---

63 CALORIAS, 4 g GORDURA (1 g SATURADA), 3 g PROTEÍNA, 7 g CARBOIDRATOS, 1 g AÇÚCAR, 3 g FIBRAS, 32 mg DE SÓDIO POR PORÇÃO

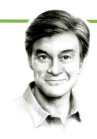

É um superalimento!

Há uma quantidade surpreendentemente grande de vitamina C em 1 xícara de couve-flor – mais que a metade das suas necessidades diárias. O vegetal também oferece uma boa quantidade de fibra, vitamina K e ácido fólico.

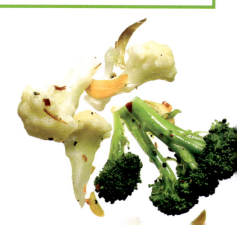

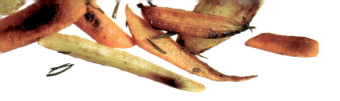

Vegetais Assados

Pré-aqueça o forno a 220°C.

Misture todos os ingredientes em uma vasilha grande e espalhe-os numa assadeira. Asse por 25 minutos, então vire-os e asse-os por mais 10 minutos ou até dourar.

---

138 CALORIAS, 7 g GORDURA (1 g SATURADA), 2 g PROTEÍNA, 18 g CARBOIDRATOS, 7 g AÇÚCAR, 5 g FIBRAS, 78 mg DE SÓDIO POR PORÇÃO

RENDE 4 PORÇÕES

3 ou 4 cenouras descascadas e cortadas ao meio no sentido do comprimento

3 pastinacas sem casca, cortadas no sentido da largura e depois no sentido do comprimento

2 nabos pequenos, cortados em fatias

2 colheres de sopa de azeite de oliva

Sal

Pimenta-do-reino moída na hora

½ colher de chá de páprica

1 colher de sopa de alecrim fresco picado (opcional)

Verduras Salteadas com Cebolas

Aqueça as 2 colheres de chá de azeite de oliva em uma frigideira grande, em fogo médio-alto. Acrescente a cebola e tempere com sal e pimenta. Cozinhe por 8 a 10 minutos, mexendo ocasionalmente, até a cebola dourar. Adicione o caldo de galinha, reduza o fogo para médio-baixo e deixe ferver em fogo brando por 6 minutos. Transfira a cebola para uma vasilha e volte a colocar a frigideira em fogo médio-alto. Acrescente 1 colher de sopa de azeite de oliva; depois, adicione a acelga. Tempere levemente com sal e pimenta e cozinhe por 2 a 3 minutos, agitando a mistura. Recoloque a cebola na frigideira, mexa bem e sirva.

---

71 CALORIAS, 6 g GORDURA (1 g SATURADA), 2 g PROTEÍNA, 4 g CARBOIDRATOS, 2 g AÇÚCAR, 1 g FIBRAS, 182 mg DE SÓDIO POR PORÇÃO

RENDE 4 PORÇÕES

1 colher de sopa + 2 colheres de chá de azeite de oliva

1 cebola pequena, cortada em fatias finas

Sal

Pimenta-do-reino moída na hora

¼ de xícara de chá de caldo de galinha com baixo teor de sódio

680 gramas de acelga (1 maço grande ou 2 médios), com caule, as folhas rasgadas em partes grandes (se preferir, substitua por outras verduras)

Por fim, escolha um grão.

Quinoa com Limão

RENDE 6 PORÇÕES

1 ¾ xícara de chá de caldo de galinha com baixo teor de sódio

1 xícara de chá de quinoa

Suco de ½ limão-siciliano (1 a 2 colheres de sopa)

1 colher de sopa de azeite de oliva

4 cebolinhas bem picadas

Sal

Pimenta-do-reino moída na hora

Em uma pequena panela, ponha o caldo para ferver em fogo alto. Acrescente a quinoa, reduza o fogo para o nível baixo, tampe a panela, e cozinhe por aproximadamente 15 minutos ou até que a água seja absorvida. Remexa os grãos com um garfo, transfira para uma vasilha e misture o suco do limão, o azeite de oliva e a cebolinha. Tempere com sal e pimenta.

130 CALORIAS, 4 g GORDURA (0 g SATURADA), 4 g PROTEÍNA, 19 g CARBOIDRATOS, 0 g AÇÚCAR, 2 g FIBRAS, 134 mg DE SÓDIO POR PORÇÃO

Milho-painço, Ervas e Nozes

RENDE 6 PORÇÕES

1 xícara de chá de milho-painço ou comum

⅓ de xícara de chá de nozes picadas grosseiramente

¼ de xícara de chá de folhas de coentro ou salsinha lisa fresca e picada grosseiramente

¼ de colher de chá de sal

Pimenta-do-reino moída na hora

Em uma caçarola média, coloque o milho junto com 2 copos de água. Cozinhe em fogo alto até ferver, depois reduza o fogo para o nível baixo e tampe a panela. Cozinhe por cerca de 15 minutos ou até que a água seja absorvida. Tire do fogo e deixe descansar, tampada, por 10 minutos. Remexa com um garfo, passe para uma vasilha e acrescente as nozes e o coentro. Tempere com sal e pimenta.

148 CALORIAS, 5 g GORDURA (1 g SATURADA), 3 g PROTEÍNA, 24 g CARBOIDRATOS, 1 g AÇÚCAR, 2 g FIBRAS, 100 mg DE SÓDIO POR PORÇÃO

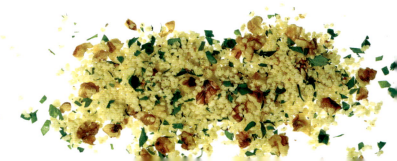

Farro Pilaf

Aqueça o azeite em uma panela média em fogo baixo. Adicione a cebola e cozinhe por 8 a 10 minutos, até dourar. Adicione os cogumelos e uma pitada de sal e cozinhe, mexendo, até os cogumelos amolecerem, de 3 a 4 minutos. Adicione o farro e mexa por 2 minutos. Adicione o restante dos ingredientes e deixe ferver. Diminua o fogo, e cozinhe por 25 a 30 minutos, até que todo o líquido seja absorvido.

---

144 CALORIAS, 3 g GORDURA (0 g SATURADA), 5 g PROTEÍNA, 25 g CARBOIDRATOS, 1 g AÇÚCAR, 4 g FIBRA, 201 mg DE SÓDIO POR PORÇÃO

RENDE 6 PORÇÕES

1 colher de sopa de azeite

1 cebola amarela pequena picada

1½ xícara de cogumelos fatiados

Sal

1 xícara de farro

2 xícaras de caldo de frango com baixo teor de sódio

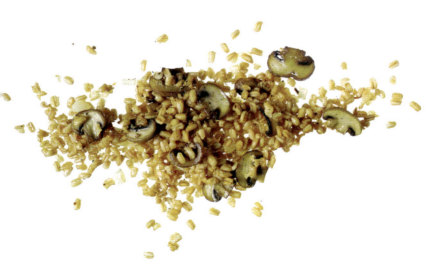

COMENDO FORA

COMIDA CHINESA

QUEIJO DE SOJA COM BRÓCOLIS

Queijo de soja, também conhecido como tofu, contém proteínas que saciam a fome. Acrescente a ele um vegetal poderoso, como o brócolis, e você terá meu selo de aprovação.

BUDHA'S DELIGHT (DELEITE DO BUDA)

Esse prato vegetariano à base de tofu, bastante comum em restaurantes chineses, não vai deixar você com uma barriga de Buda. Tem cerca de apenas 300 calorias.

ALMÔNDEGAS

São menos calóricas quando cozidas no vapor em vez de fritas, mas apenas em torno de 10 a 30 calorias por pedido. O que elas têm por dentro é mais importante: escolha as de vegetais ou de camarão em vez das de carne de porco, para cortar cerca de 100 calorias por pedido.

ARROZ FRITO

Parece assustador, mas não é; basta que você faça a escolha apropriada: uma porção individual de arroz. Quer que fique ainda melhor? Peça arroz integral. Cada grão contém quatro vezes mais fibras do que o arroz branco.

REPOLHO-CHINÊS BABY SALTEADO

Esse vegetal verde é repleto de nutrientes e de componentes que ajudam a combater doenças.

COSTELETA DE PORCO

Não vou mentir: é um prazer ao qual eu não resisto. Meu truque? Eu como apenas uma ou duas. Uma porção inteira de costeletas equivale quase à quantidade diária recomendada de gordura saturada.

VEGETAIS COZIDOS NO VAPOR

Eu me farto de brócolis e de vagens (e de outros vegetais cozidos no vapor que estejam no menu).

PEIXE INTEIRO

É uma boa fonte de proteína magra e um ótimo prato para dividir. Peça-o grelhado ou cozido no vapor (não "crocante", ou seja, frito).

SOPA WONTON

Essa sopa sacia bem a fome, e se você comer a porção menor consumirá apenas cerca de 70 calorias.

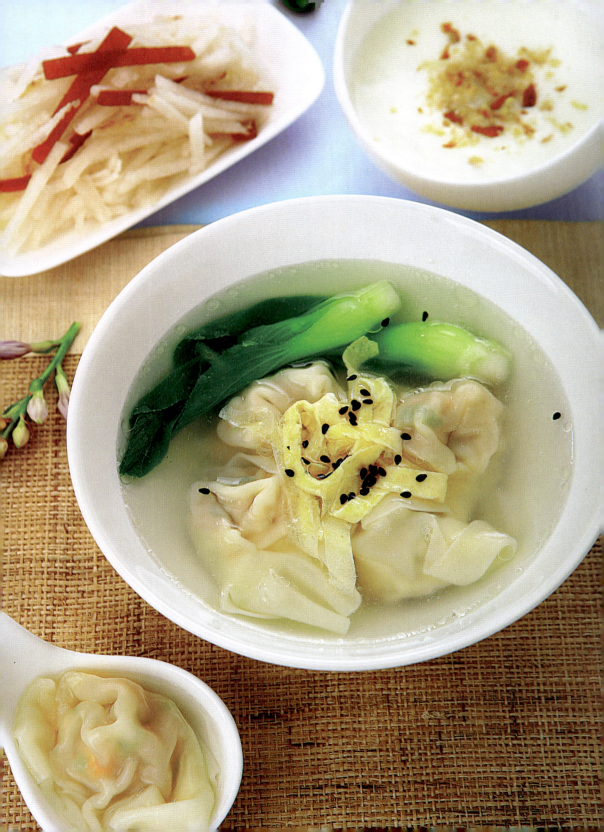

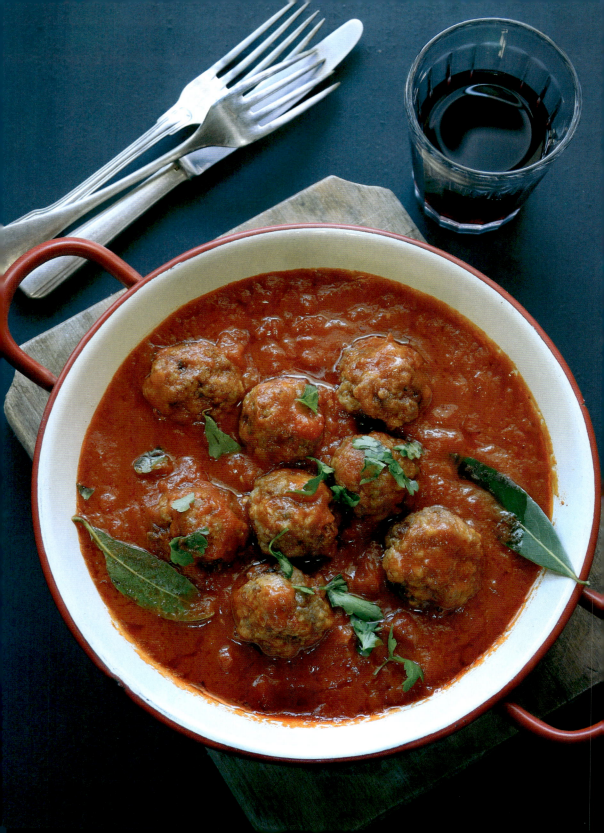

COMENDO FORA
COMIDA ITALIANA

ANTEPASTO

Se for possível, escolha um antepasto que inclua vegetais marinados no azeite – não apenas carne e queijo. Não se preocupe com a possibilidade de consumir azeite demais; você acabará ingerindo apenas algumas poucas colheres de chá (cerca de 80 calorias) e, provavelmente, será do tipo de azeite de oliva saudável ao coração.

FRANGO À CAÇADORA COM COGUMELOS

Proteína magra e vegetais – uma escolha inteligente.

SALMÃO GRELHADO COM CROSTA DE ERVAS

Onde quer que eu coma, salmão é um dos meus pratos favoritos.

ALMÔNDEGAS AO MOLHO MARINARA

Divida parte desse prato com as pessoas à mesa. Uma pequena almôndega tem cerca de 40 calorias e muitas proteínas que espantam a fome.

MINESTRONE

Começar a sua refeição com uma sopa à base de legumes pode reduzir o total de calorias que você vai ingerir. Além disso, essa sopa geralmente tem feijões, que são ricos em fibras e proteínas.

MEXILHÕES COM MOLHO MARINARA

Mexilhões são ricos em proteína e vitamina B. Eu prefiro os meus ao molho marinara; o molho de vinho branco pode conter manteiga demais.

ESPINAFRE SALTEADO COM ALHO E AZEITE

Esse é um dos meus aperitivos favoritos. Sacia o apetite e costuma ter menos de 100 calorias.

CAMARÃO COM MASSA

É uma opção bastante interessante. Mas peça uma massa integral e coma mais camarão do que massa.

COMENDO FORA
COMIDA MEXICANA

FEIJÕES-PRETOS OU FEIJÕES-RAJADOS

Os dois tipos de feijão são fontes poderosas de fibras e proteínas. Eu evito os feijões refritos, que podem conter gordura demais.

BURRITO NA TIGELA

Outra boa escolha. Eu troco o arroz branco habitual por arroz integral.

BURRITOS

Se optar por um burrito tradicional, recuse o arroz. Ele não acrescenta em nada ao sabor e a própria tortilla já oferece carboidratos suficientes.

MOLE DE FRANGO

O molho mole é feito com pimentas, temperos, sementes e chocolate e, por isso, é delicioso e cheio de antioxidantes. Abuse dos vegetais que vêm como acompanhamento!

CHIPS E GUACAMOLE

Eu adoro esse aperitivo! Abacates contêm gorduras saudáveis. O segredo é maneirar nos chips.

FAJITAS

Eu gosto de fajitas que tenham muitas pimentas e cebolas. Mas não se sinta na obrigação de limpar o prato: porções grandes demais podem elevar a quantidade de calorias. (Além disso, elas dão ótimas sobras.)

TACOS

Tacos de frango grelhado, de peixe grelhado ou de feijão são ótimas escolhas. Eu peço um molho à parte e uso apenas um pouco.

SANGRIA

Hmmm... antioxidantes. Peça um copo e coma a fruta para aproveitar as fibras.

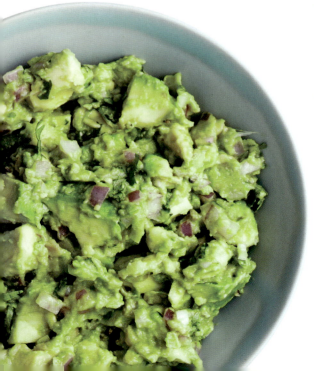

COMENDO FORA
BUFÊ DE SALADAS

BASES

Mix de verduras: sempre uma boa aposta, com quase nenhuma caloria.

Repolho-roxo: "Folhas roxas" podem não ter o mesmo apelo que têm as folhas verdes, mas isso não tira o grande mérito do repolho-roxo. A coloração roxa do repolho vem de seus componentes benéficos ao coração. Esse repolho vai muito bem em saladas previamente preparadas; suas folhas não ficam empapadas como as de outras bases.

Espinafre ou couve: Eu coloco esses vegetais no topo da minha lista sempre que posso escolher – carregam muitos nutrientes e quase nada de calorias. Sempre escolho os que têm folhas mais escuras, porque elas tendem a ter mais antioxidantes.

PROTEÍNAS

Grão-de-bico: Deliciosas proteínas de origem vegetal.

Ovos: Uma pesquisa recente mostrou que consumir vegetais crus com ovos cozidos pode nos ajudar a absorver mais nutrientes dos vegetais.

Frango grelhado: Grelhar incrementa o sabor sem acrescentar mais calorias.

ACOMPANHAMENTOS

Azeitonas: São ricas em gorduras benéficas e bastam apenas algumas para que seu prato se encha de sabor.

Nozes: Nozes e sementes deixam qualquer salada mais crocante. As nozes estão entre as minhas favoritas – são ricas em ômega-3, que é saudável para o coração. Uma porção tem 30 gramas – aproximadamente ¼ de xícara de chá.

VEGETAIS

Cenouras: Cenouras são ricas em carotenoide, que, caso você não saiba, são substâncias que previnem doenças. Os pimentões-laranja também são ricos dessa substância.

Cebolas-roxas: Sempre uma escolha acertada, pois são muito saborosas e quase não têm calorias.

Tomates: É muito bom saber que tomates-vermelhos têm grande quantidade de licopeno, que pode reduzir o risco de doença cardíaca e de algumas formas de câncer.

Pimentões-amarelos: São antioxidantes poderosos. Alguns outros hortifrútis amarelos e alaranjados também são poderosos antioxidantes.

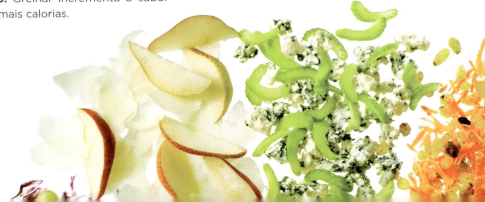

COMENDO FORA
CASA DE LANCHES

EXTRAS

Abacates: Cremosos e muito saudáveis para o coração.

Maionese: Uma colherada está de bom tamanho. (É feita basicamente de ovos, azeite e suco de limão). Outros itens que também têm minha aprovação: óleo, vinagre e todos os tipos de mostarda.

CARNE E QUEIJO

Peça a carne grelhada ou assada: Carnes preparadas dessa maneira superam os embutidos – que tendem a ter aditivos que não são saudáveis, além de muito sódio. Frango e peru são minhas favoritas.

Use esta dica para cortar calorias: Opte por carne ou por queijo – mas não pelos dois juntos. A maioria dos queijos se equivale em termos nutricionais; por isso, escolha seu favorito e não pegue mais do que duas fatias.

TRÊS COMBOS QUE EU ADORO

A.F.A.T: Abacate, frango grelhado, alface, tomate, mostarda, sal e pimenta.

De legumes: Pimentão, pimenta-banana e/ou pimenta-jalapeño, pepinos, tomate, cebola-roxa, provolone, azeite e vinagre.

Almôndega saudável: Almôndegas, molho de tomate, pimentas-doces, azeitonas, espinafre e tempero italiano.

VEGETARIANOS

Vegetais crus: Quanto mais, melhor! Quer saber? Monte logo uma salada inteira nesse sanduíche. (E daí se você precisar de um garfo pra conseguir comer?) Pepinos, cebola-roxa, pimentão, tomate...

Sinal verde para as verduras: Alface é excelente; espinafre é ainda melhor. Na dúvida, peça os dois para o seu sanduíche.

Pimentas picantes: Elas oferecem muito sabor e bem poucas calorias. Mas consuma apenas um tipo e em pequena quantidade, por causa do sódio que pode haver na pimenta em conserva.

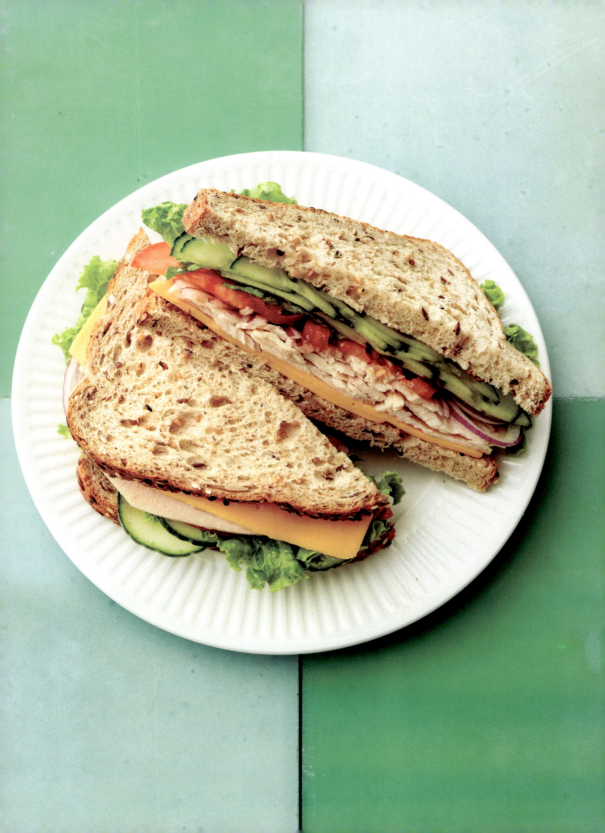

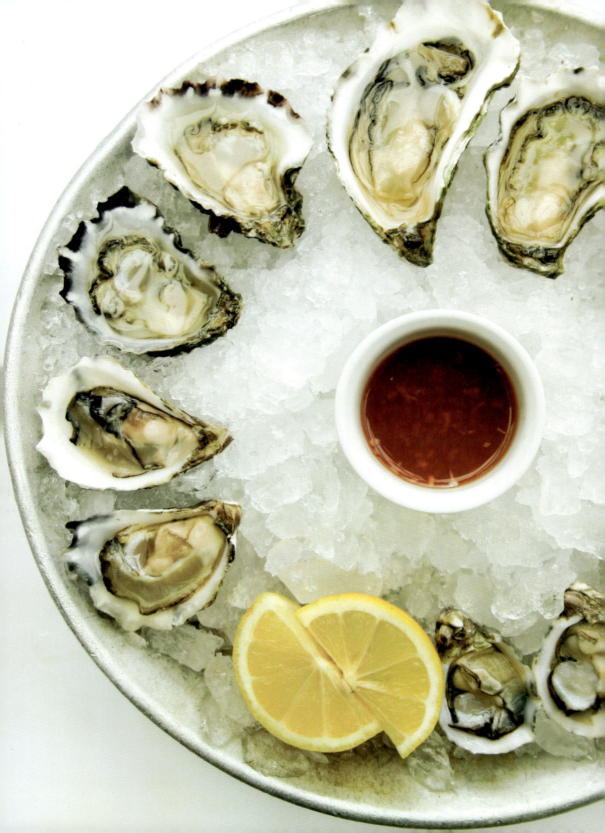

COMENDO FORA

PEIXES E FRUTOS DO MAR

FILÉ DE BAGRE GRELHADO

Uma escolha inteligente e saborosa, que proporciona gorduras boas, vitaminas e muita proteína.

PEIXE DO DIA

O tipo de peixe tem menos importância do que o modo como é preparado. Se o peixe que você pedir puder ser grelhado, esse será um dos pratos mais saudáveis do menu.

PATAS DE CARANGUEJO

Uma única pata contém cerca de 25 gramas de proteína, além de nutrientes importantes, como zinco e selênio.

ROLOS DE LAGOSTA

Claro que há maionese ou manteiga na salada de lagosta, mas isso não significa que você vai estourar os limites de calorias. Uma porção tem cerca de 320 calorias.

SOPA DE MARISCOS À MODA DE MANHATTAN

Uma tigela da sopa de marisco vai ajudar você a se sentir saciado. A minha preferida é a sopa à moda de Manhattan. Tem cerca de dois terços das calorias da sua similar, à moda da Nova Inglaterra.

OSTRAS

Uma escolha rica em nutrientes como ferro e zinco. Coma-as cruas ou grelhadas. Ostras assadas tendem a ter manteiga e óleo demais, e suas calorias aumentarão muito se forem fritas em imersão. (Procure evitar tudo que for frito em imersão. Um prato de peixe frito com batatas fritas num grande restaurante chinês contém inacreditáveis 1.990 calorias.)

COQUETEL DE CAMARÃO

Uma delícia que você pode comer sem culpa (seis camarões grandes = cerca de 60 calorias). Molhe-os no suco de limão-siciliano para que fiquem ainda mais saborosos.

MARISCOS NO VAPOR

Uma porção dessas belezinhas saudáveis (cerca de 10 pequenos mariscos) cobre 130% das suas necessidades diárias de ferro e, além disso, fornece muita vitamina B12.

LAGOSTA NO VAPOR

Só se for agora! Mesmo com molho de manteiga, 600 gramas de lagosta têm menos de 550 calorias.

PARA COMER REZANDO • 267

COMENDO FORA
BUFÊ DE SOPAS

SOPA DE FEIJÃO-PRETO

Quente e perfeita – tem poucas calorias e toneladas de fibras e proteína. (Eu também sou fã da sua saborosa prima, a sopa de lentilha.)

MINESTRONE

Essa sopa contém poucas calorias e uma grande quantidade de fibras proveniente de vegetais, massa e feijões. Além disso, fornece uma boa e saudável dose de vitamina A.

SOPA DE TOMATE

É rica em antioxidantes, como o licopeno, que age contra o câncer. Eu a considero a porção vegetal da refeição e a combino com proteína e carboidratos complexos.

SOPA CREMOSA (BISQUE)

Vale a pena perguntar do que ela é feita. A bisque cremosa pode se transformar em uma refeição completa em termos de calorias; a que é feita com purê de legumes é a melhor escolha nesse sentido.

FUJA DA FARMÁCIA

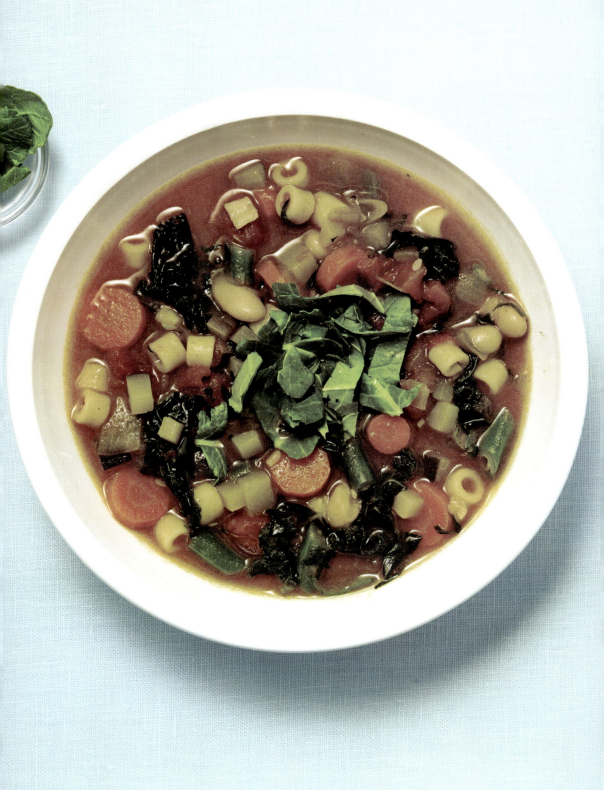

COMENDO FORA
SUCOS E SMOOTHIES

Suco de beterraba: Esse vegetal é rico em ácido fólico, que pode ser encontrado em maior quantidade na beterraba crua do que na cozida ou enlatada.

Smoothie de iogurte e frutas vermelhas: Uma grande pedida se for feita com iogurte natural – e ainda melhor se for iogurte grego – e frutas de verdade. (Alguns lugares usam iogurte congelado ou sorvete de frutas, que são menos saudáveis.)

Suco de cenoura: Um pequeno copo supre as suas necessidades diárias de vitamina A por quase uma semana.

Suco verde: Verduras são sempre uma fonte de nutrição poderosa, mas sucos feitos com elas muitas vezes são misturados com suco de abacaxi, de laranja ou de banana adoçados. Se o suco de fruta não for o ingrediente principal, vá em frente e beba.

Smoothie de banana com pasta de amendoim: Se os ingredientes realmente consistirem apenas de banana, manteiga de amendoim e talvez um pouco de leite ou iogurte, vá em frente. Mas quando chocolate e iogurte congelado começam a aparecer, é possível que isso esteja mais com cara de sobremesa do que de lanche ou café da manhã saudável.

INGREDIENTES ADICIONAIS

Sementes de chia: Uma porção de 2 colheres de sopa dessas supersementes tem cerca de 8 gramas de fibras e, por isso, eu gosto de adicioná-las ao suco, que costuma ter pouca fibra. Desse modo, você se manterá satisfeito por mais tempo.

Gengibre: Além de adicionar um toque picante à sua bebida, o gengibre também pode diminuir o seu colesterol.

Verduras: A maioria das casas de suco colocará um punhado de verduras em tudo o que você pedir. E vai valer muito a pena. Além de realçar o sabor, elas enriquecem o seu pedido em termos nutricionais.

Germe de trigo: É a parte mais nobre do trigo, e seus aminoácidos, vitaminas e minerais têm um efeito positivo poderoso na nossa saúde.

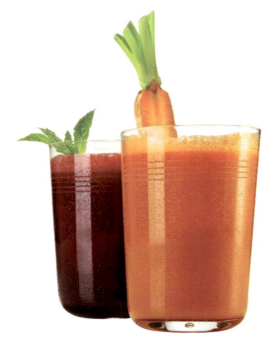

COMENDO FORA
CAFETERIA

Como fazer um pedido saudável numa cafeteria? Na verdade, basta pedir café. Café normal. Não há como errar com o velho e bom cafezinho e um belo pingo de leite. Experimente usar canela em vez de açúcar para obter energia extra em cerca de 25 calorias. (Mas se não quiser abrir mão do açúcar, isso não vai ser o fim do mundo. Mesmo que você coloque dois envelopes de açúcar na sua xícara de café, ainda assim a sua bebida deve se manter em torno de 50 calorias.)

Evite o latte. Até os que são "magros". Claro que eles são feitos com leite desnatado – só que com muito leite. (Um copo com 473 ml numa grande rede de cafeterias tem 120 calorias.) Em vez disso, peça um café au lait – metade café, metade leite, e cerca de metade das calorias.

Cappuccinos são feitos com espuma de leite, que é literalmente vaporosa – e tem poucas calorias. Um cappuccino de 240 ml feito com leite 2% vai lhe custar apenas 80 calorias.

Procure sempre evitar **caldas e xaropes com sabores**. Em uma cadeia de cafés famosa, cada dose acrescenta cerca de 20 calorias.

Evite colocar creme de chantilly. Uma porção de chantilly pode somar à bebida pelo menos 70 calorias e 8 gramas de gordura. É mais do que contém um biscoito Oreo.

Está na rua e quer parar para um bom desjejum? **Vá a uma cafeteria é e peça um sanduíche**. As principais redes de cafeterias têm opções de sanduíche para o café da manhã que somam 300 calorias ou menos. Nada como a proteína dos ovos para matar a fome.

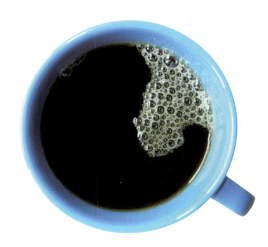

PARA COMER REZANDO • 271

O QUE COMER EM UM
COQUETEL

As cabeças de cogumelo recheadas e os canapés de salmão parecem tão pequenos quando você está acabando com eles colado a uma bandeja ou à mesa do bufê, mas a soma disso pode ficar grande. Siga as minhas dicas para aproveitar a festa com estilo.

DIGA "SIM" A TODOS ESTES ITENS:

Bruschetta: Azeite de oliva e tomate são uma dupla poderosa. Mas fique atento às porções: quando as torradas são do tamanho de um sanduíche aberto, só pego uma.

Tábua de queijos: Pegue apenas um pouco; dois ou três cubos de queijo já estarão de bom tamanho. E se você vir uvas na bandeja, pegue-as. Mesmo que só estejam ali como enfeite.

Espetinhos de frango: São saborosos e saciam a fome. Calcule uma quantidade de frango que cubra a palma da sua mão, aproximadamente; essa porção será suficiente.

Morangos cobertos de chocolate: Só cerca de 50 calorias cada!

Crudités de legumes: Ninguém se espanta quando me vê atacando uma bandeja de vegetais. (Outra ótima pedida: espetinhos de vegetais e azeitonas.) Se eles vêm com patê, eu me sirvo de duas colheradas.

Ovos do diabo: Sim, eles têm mais calorias do que os ovos simples, mas ainda assim têm proteína e um nutriente vital chamado colina, que é associado à saúde do cérebro. Não são tão diabólicos assim.

Miniquiches: Oferecem os benefícios nutricionais dos ovos e de alguns vegetais, mas a crosta amanteigada faz delas mais do que um simples aperitivo.

Mix de oleaginosas: Coma um punhado delas e se sentirá satisfeito.

Coquetel de camarão: Rico em nutrientes, além de ter poucas calorias. Pegue seis (ou três, caso esteja ingerindo outra fonte de proteína).

Salmão defumado e rolinhos de cream cheese: Salmão faz bem para o coração e é sempre bem-vindo no meu prato, e eu adoro essa mistura de sabores.

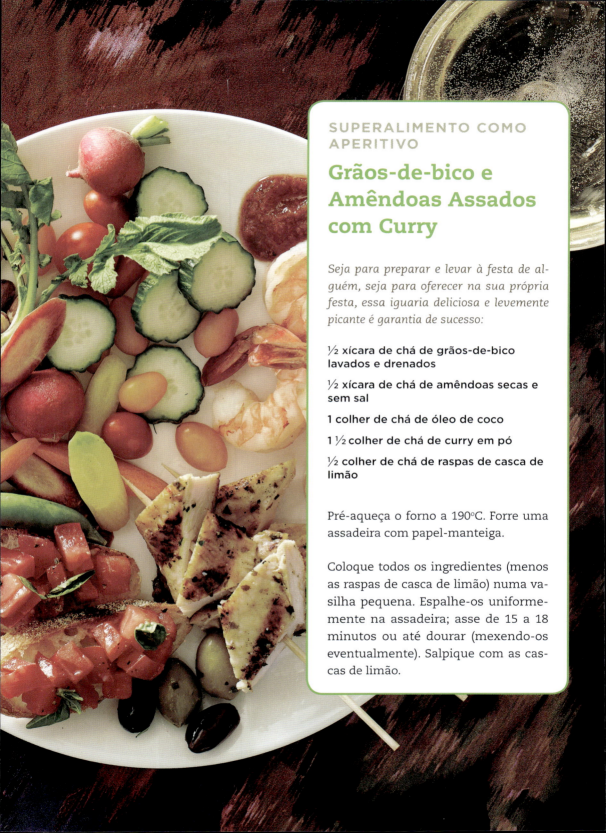

SUPERALIMENTO COMO APERITIVO

Grãos-de-bico e Amêndoas Assados com Curry

Seja para preparar e levar à festa de alguém, seja para oferecer na sua própria festa, essa iguaria deliciosa e levemente picante é garantia de sucesso:

½ xícara de chá de grãos-de-bico lavados e drenados

½ xícara de chá de amêndoas secas e sem sal

1 colher de chá de óleo de coco

1 ½ colher de chá de curry em pó

½ colher de chá de raspas de casca de limão

Pré-aqueça o forno a 190°C. Forre uma assadeira com papel-manteiga.

Coloque todos os ingredientes (menos as raspas de casca de limão) numa vasilha pequena. Espalhe-os uniformemente na assadeira; asse de 15 a 18 minutos ou até dourar (mexendo-os eventualmente). Salpique com as cascas de limão.

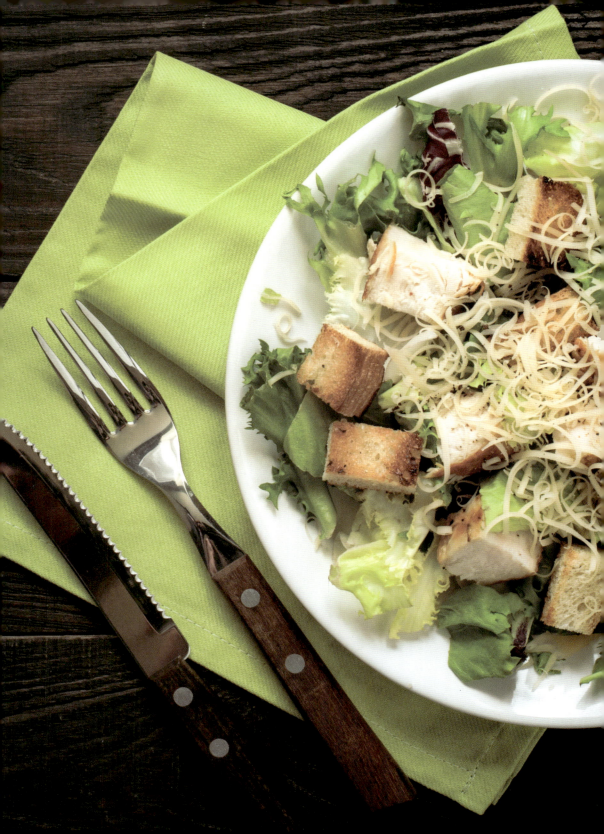

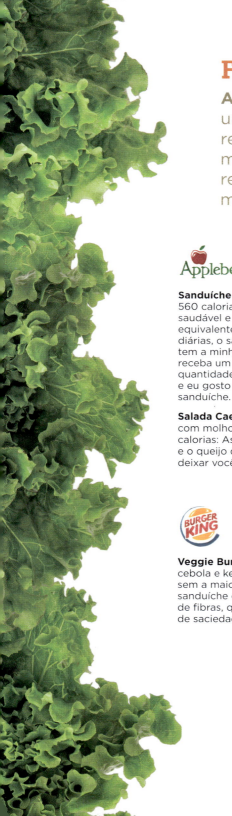

FAST-FOOD

Acredite se quiser: É *possível* comer uma refeição saudável em um restaurante fast-food. Eu vasculhei os menus de algumas grandes cadeias de restaurantes para mostrar as opções mais saudáveis de cada um.

Sanduíche de Peito de Peru Clássico, 560 calorias: Por ter uma quantidade saudável e satisfatória de proteína, equivalente a ⅔ das necessidades diárias, o sanduíche de peito de peru tem a minha aprovação. Ainda que receba um pouco de maionese, a quantidade de calorias é aceitável, e eu gosto da alface e do tomate no sanduíche.

Salada Caesar com Frango Grelhado com molho (tamanho médio), 400 calorias: As folhas verdes, o frango e o queijo dessa salada Caesar vão deixar você plenamente saciado.

Veggie Burguer com alface, tomates, cebola e ketchup no pão de gergelim, sem a maionese – 310 calorias: Um sanduíche com muita proteína, além de fibras, que aumentam a sensação de saciedade.

Sanduíche Chicken Supreme Grill, 462 calorias: Esse sanduíche é uma boa escolha e dá conta do recado melhor do que as saladas da casa; além disso, tem 37 altamente respeitáveis gramas de proteína para manter você saciado por mais tempo.

The Outback Special (miolo da alcatra), 225 gramas, com legumes no vapor e brown rice, 603 calorias: eu gosto de comer filé uma vez ou outra, em ocasiões especiais. Coma uma boa porção de vegetais junto com a carne para obter uma combinação de proteína e fibras que manterá a fome longe.

Presunto no pão integral de 9 grãos com pepinos, pimentão-verde, alface, cebolas-roxas, tomates e uma combinação de azeites de oliva, 290 calorias: Quem diria que um sanduba de presunto poderia fazer bem ao coração? Não economize nos vegetais.

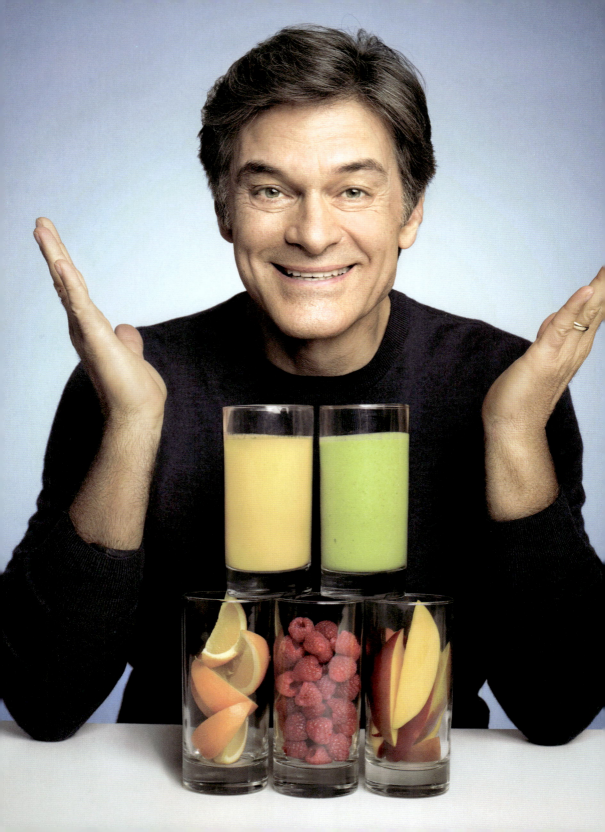

17.

3 dias de desintoxicação alimentar

Pense na sensação deliciosa de estar em um ambiente que acabou de ser limpo, como a sua cozinha, quando todos os borrifos e resquícios de sujeira somem e dão lugar a um brilho e um perfume de limpeza, ou o seu carro, quando todos os papéis de embrulho, o lixo e a sujeira são varridos, recolhidos e jogados fora. Ou então pense no seu armário depois que você acabou de organizá-lo – depois que você examinou e separou todas as coisas, livrou-se de tudo que não precisava mais e transformou aquele depósito caótico de bugigangas novamente em um armário limpo, organizado e funcional, devolvendo o equilíbrio ao espaço.

Isso é o que faz a purificação alimentar: ela promove uma espécie de faxina interna, "reinicializa" todos os seus sistemas e prepara você para seguir vivendo ativamente.

Depois de completar o Plano de 21 Dias e se habilitar a prosseguir com o método CHAVE de alimentação todos os dias, é possível que você sinta necessidade de realizar uma purificação de vez em quando. Pense nisso como um tipo de trabalho temporário. Você resolve que ocasionalmente é necessário realizar esse trabalho alimentar e durante três dias faz o que tem de ser feito; e quando houver necessidade, no futuro, esse trabalho voltará a ser feito. Eu faço purificação quatro vezes por ano – uma vez a cada mudança de estação – como uma maneira de me reenergizar e me manter inspirado nutricionalmente. Você pode escolher fazer o processo de purificação uma vez a cada dois meses (eu não faria com uma frequência maior que essa) ou imediatamente depois de alguns dias de excessos, como após uma viagem de férias, um feriado ou um fim de semana de exageros.

O objetivo é dar ao seu corpo um rápido choque, alimentando os seus órgãos com uma dose maciça de comidas saudáveis e nenhuma dose das que não são saudáveis, restringindo as calorias que você consome para ajudar o seu estômago a perceber que não, não, você não precisa de toda a comida que você imagina que ele precisa, e fazendo você se sentir mais íntegro porque está comendo de maneira mais íntegra. Em outras palavras, uma purificação vai lhe ajudar a remover o seu "lixo" interno e recolocar você no caminho da boa alimentação.

Você não vai perder uma incrível quantidade de quilos com a minha purificação de três dias (mas certamente notará algum movimento no ponteiro da balança, por uma série de razões). Mas este ajuste nutricional vai colocá-lo na direção certa. Eu indiquei especificamente o que comer durante esses três dias; antes, porém, quero expor algumas orientações gerais:

Restrinja as suas calorias, mas não passe fome. Esse regime compreende 1.250 calorias por dia, quase 20% menos do que você comeu durante o meu Plano de 21 Dias. Mas você não está negando nutrientes ao seu corpo, como faria numa purificação ou "detox" radical, baseada na privação alimentar; na verdade, você está entregando ao seu corpo apenas bons nutrientes. O objetivo nesse processo é limpar e purificar, não passar fome durante três dias até querer mastigar os móveis da casa. Então, pode ser que você sinta um pouco de fome durante o processo, o que é aceitável; você com certeza não sentirá como se estivesse morrendo de fome.

Aja com determinação. Eu não acredito que devamos seguir regras rígidas em nosso cotidiano alimentar (como bem mostra o "E" do esquema CHAVE: em ocasiões especiais, diga sim ao açúcar), mas a limpeza de setenta e duas horas é uma exceção: nada de açúcar adicionado nem de alimentos muito processados, e nada de álcool nem de cafeína. (Se você estiver disposto a experimentar um afastamento da cafeína, talvez seja melhor preparar o corpo diminuindo um pouco o consumo da substância algumas semanas antes de iniciar

uma purificação: corte em 25% a ingestão habitual na primeira semana, em 50% na segunda semana e em 75% na terceira semana. No momento em que você estiver pronto para começar a purificação, vai ser capaz de cortar a cafeína de uma vez.) Isso é muito importante para colocar os intestinos em ordem. Com a riqueza nutritiva dos ingredientes que você irá consumir, os seus órgãos terão a sensação de estar nadando nas águas do Caribe.

Por falar em águas, nesses dias água e chá de ervas descafeinado serão seus companheiros inseparáveis. Durante esses três dias, quero que você encare a hidratação como uma prioridade. (Você pode beber água com gás; se quiser acrescentar um pouco de sabor, esprema um pouco de limão no líquido.)

Restaurar e rejuvenescer – pense nisso como um mantra. Isso é o que os alimentos purificadores farão quando começarem a deixar os seus órgãos, sistemas, tecidos e circulação sanguínea prontos para trabalharem como deveriam.

E vamos agora aos meus três dias de disciplinamento. Prepare-se para colocar ordem na casa.

Menu da purificação

Nada de ingredientes estranhos nem de equipamentos especiais – apenas a boa e simples comida saudável. Você tem duas alternativas: pode comer um mix de alimentos sólidos e itens solúveis ou pode optar por uma purificação só à base de líquidos. A vantagem que a opção só com líquidos oferece é que ela reduz a carga sobre os seus intestinos, dando a eles um breve descanso. Se esse caminho lhe parecer atraente, siga por ele. Se não, fique com a proposta do mix de vitaminas e de refeições sólidas.

Os 3 dias de desintoxicação alimentar

Aqui está o seu plano. Sempre que você sentir fome nesses três dias, tome uma sopa nutritiva (veja na página 284).

DIA 1	DIA 2	DIA 3
Café da manhã		
Ovos mexidos com fatias de frutas	Aveia em flocos com maçãs e amêndoas	Smoothie energizante de mirtilo
OU	OU	
Smoothie de frutas	Supersuco de maçã com amêndoas	
Almoço		
Salada de rúcula com quinoa	Sopa de brócolis com feijões--brancos	Smoothie megaverde
OU	OU	
Smoothie de abacate com espinafre	Salada de couve com abacate, frutas cítricas e nozes	
Jantar		
Sopa de cenoura com curry	Chili vegetariano com arroz integral	Sopa de lentilhas com vegetais
	OU	
	Supersuco de couve com pepino	
Lanche		
Qualquer lanche pronto para comer (ver página 239)	Qualquer lanche pronto para comer (página 239)	Qualquer lanche pronto para comer (página 239)
OU	OU	OU
Smoothie pequeno de pêssego com mirtilo	Smoothie pequeno de melão tipo honeydew com amora-preta	Smoothie pequeno de nectarina com cenoura

Café da manhã

Ovos Mexidos com Fatias de Frutas

RENDE 1 PORÇÃO

Óleo de canola em spray

1 tomate grande em pedaços

1 ovo grande

2 claras de ovo grandes

Sal

Pimenta-do-reino moída na hora

1 banana pequena cortada em fatias

1 laranja pequena sem casca e fatiada em rodelas

1 colher de sopa de semente de linhaça

¼ de colher de chá de canela em pó

Cubra uma pequena frigideira com spray de óleo de canola e coloque-a em fogo médio. Acrescente o tomate e salteie-o durante cerca de 2 minutos ou até que amoleça. Em uma pequena tigela, junte e bata o ovo e a clara dos ovos; passe para a frigideira e mexa. Tempere com sal e pimenta. Sirva junto com a banana e a laranja e espalhe por cima a linhaça e a canela.

---

330 CALORIAS, 8 g GORDURA (2 g SATURADA), 14 g PROTEÍNA, 57 g CARBOIDRATOS, 35 g AÇÚCAR, 10 g FIBRAS, 125 mg DE SÓDIO

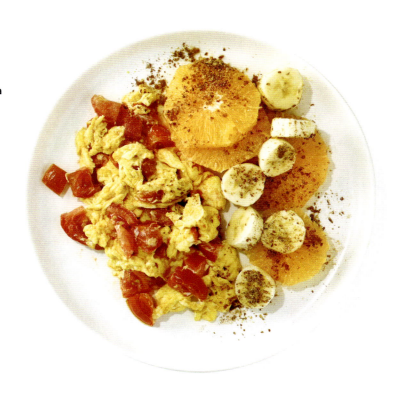

Smoothie de Laranja com banana

Misture todos os ingredientes em um liquidificador com ½ xícara de chá de gelo e bata até ficar homogêneo.

---

295 CALORIAS, 8 g GORDURA, 14 g PROTEÍNA, 47 g CARBOIDRATOS, 29 g AÇÚCAR, 9 g FIBRAS, 220 mg DE SÓDIO

RENDE 1 PORÇÃO

1 banana pequena cortada em pedaços

1 laranja sem casca, sem sementes e cortada em pedaços

½ colher de chá de canela em pó

½ xícara de chá de iogurte grego natural com 2% de gordura

1 xícara de chá de leite de amêndoas sem adição de açúcar

2 colheres de chá de farinha de linhaça

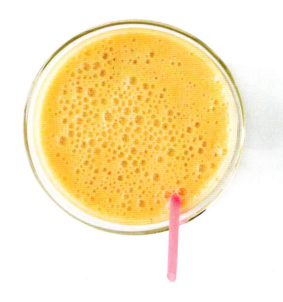

PARA COMER REZANDO • 281

Aveia em Flocos com Maçãs e amêndoas

RENDE 1 PORÇÃO

1 xícara de chá de aveia em flocos

1 maçã, sem o núcleo e picada

1 colher de sopa de sementes de chia

1 colher de sopa de amêndoas cruas cortadas

½ colher de chá de canela em pó

Cubra a aveia com a maçã, as sementes de chia, as amêndoas e a canela.

---

350 CALORIAS, 13 g GORDURA,
10 g PROTEÍNA,
57 g CARBOIDRATOS,
17 g AÇÚCAR, 16 g FIBRAS,
15 mg DE SÓDIO

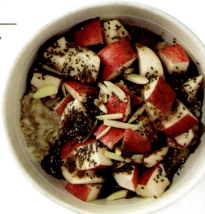

Supersuco de Maçã com Amêndoas

RENDE 1 PORÇÃO

1 maçã Granny Smith sem casca, sem núcleo e picada

½ banana pequena

5 amêndoas

1 colher de sopa de manteiga de amendoim

1 xícara de chá de leite de amêndoas sem adição de açúcar

1 colher de sopa de sementes de chia

½ colher de chá de canela em pó

Misture os ingredientes em um liquidificador com ½ xícara de chá de gelo e bata até ficar homogêneo.

---

347 CALORIAS, 18 g GORDURA, 9 g PROTEÍNA,
44 g CARBOIDRATOS, 24 g AÇÚCAR, 10 g FIBRAS, 251 mg DE SÓDIO

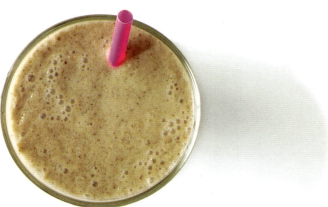

Smoothie Energizante de Mirtilo

Misture todos os ingredientes no liquidificador (com dois ou três cubos de gelo, se preferir uma textura mais aquosa) e bata até ficar homogêneo.

---

313 CALORIAS, 11 g GORDURA (2 g SATURADA), 14 g PROTEÍNA, 45 g CARBOIDRATOS, 25 g AÇÚCAR, 11 g FIBRAS, 278 mg SÓDIO

RENDE 1 PORÇÃO

1 ¼ xícara de chá de leite de amêndoas sem adição de açúcar

1 xícara de chá de mirtilos congelados

½ xícara de chá de iogurte grego natural com 2% de gordura

1 colher de sopa de sementes de chia

¼ de colher de chá de canela em pó

½ banana média congelada

½ xícara de chá de espinafre

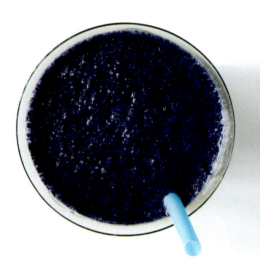

PARA COMER REZANDO • 283

Entre as refeições

Caldo Vegetal de Sobrevivência da Lisa

RENDE 12 PORÇÕES APROXIMADAMENTE

2 colheres de sopa de azeite de oliva

2 alhos-porós, bem lavados e picados

2 cenouras médias sem casca e picadas

2 talos de aipo picados

1 batata sem casca e cortada em cubos de 2 centímetros

30 gramas de cogumelos secos e limpos

1 cabeça de alho sem casca e cortado pela metade

1 pedaço (2 cm) de gengibre fresco sem casca e picado

2 colheres de sopa de folha de coentro fresca picada

1 tira de casca de limão-siciliano (7 cm)

¾ de xícara de chá de leite de coco light

⅓ de xícara de chá de pasta de missô branco

2 colheres de sopa de molho de soja com baixo teor de sódio

½ colher de chá de pimenta-caiena

½ colher de chá de semente de coentro

Quando estamos fazendo a limpeza interna ingerindo só líquidos, Lisa e eu recorremos a um caldo que ela faz, que é leve, mas sacia a nossa fome. Esse caldo nos alimenta entre uma refeição e outra (e pode até substituir uma ou duas refeições). É fácil de fazer e mantém sua mente longe de pensamentos do tipo "eu seria capaz de matar por um sanduíche". Encha sua garrafa térmica com esse caldo nutritivo e tome-o sempre que a fome apertar.

Em uma panela grande, aqueça o azeite de oliva em fogo médio. Adicione os alhos-porós, as cenouras e o aipo e cozinhe por 5 minutos, mexendo ocasionalmente. Acrescente 5 litros de água e adicione os ingredientes restantes. Ponha para ferver e deixe cozinhar em fogo brando durante 2 horas e meia. Filtre em uma vasilha grande; descarte as partes sólidas. Guarde na geladeira ou no freezer de 2 a 3 meses.

---

55 CALORIAS, 3,5 g GORDURA (1 g SATURADA), 1 g PROTEÍNA, 5 g CARBOIDRATOS, 2 g AÇÚCAR, 0 g FIBRAS, 313 mg SÓDIO

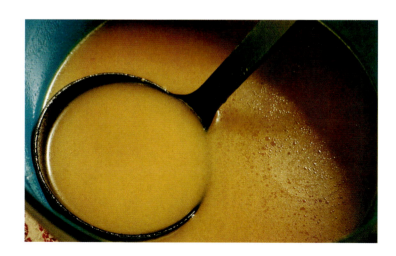

Almoço

Salada de Rúcula com Quinoa

Em uma vasilha grande, junte os vegetais, o queijo, a quinoa e o molho.

(INCLUINDO O VINAGRETE) 428 CALORIAS, 9 g GORDURA, 14 g PROTEÍNA, 40 g CARBOIDRATOS, 13 g AÇÚCAR, 9 g FIBRAS, 281 mg DE SÓDIO

RENDE 1 PORÇÃO

3 xícaras de chá de rúcula-baby

1 talo de aipo fatiado

1 cenoura média, sem casca e ralada grosseiramente

½ xícara de chá de beterrabas picadas e pré-cozidas

¼ de xícara de chá de queijo de cabra em pedaços

½ xícara de chá de quinoa cozida

1 ½ colher de sopa de Vinagrete Clássico (página 236)

Smoothie de Abacate com Espinafre

Junte todos os ingredientes em um liquidificador e acrescente uma xícara de chá de água e quatro ou cinco cubos de gelo. Bata até ficar homogêneo.

---

368 CALORIAS, 26 g GORDURA (4 g SATURADA), 17 g PROTEÍNA, 22 g CARBOIDRATOS, 8 g AÇÚCAR, 11 g FIBRAS, 83 mg DE SÓDIO

RENDE 1 PORÇÃO

1 ½ xícara de chá de espinafre

1 xícara de chá de pepino sem casca e sem sementes

15 amêndoas

½ abacate sem casca

½ xícara de chá de iogurte grego natural com 2% de gordura

1 colher de chá de suco de limão-siciliano fresco

1 pitada de pimenta-caiena

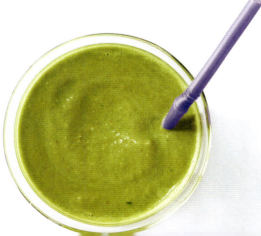

Sopa de Brócolis com Feijões-brancos

RENDE 1 PORÇÃO

½ colher de chá de azeite de oliva

¼ de xícara de chá de cebola picada

½ dente de alho amassado

1 ½ xícara de chá de caldo de legumes com baixo teor de sódio

¾ de xícara de chá de feijões-brancos cozidos

2 xícaras de chá de buquês de brócolis

1 ½ colher de chá de suco de limão-siciliano fresco

Uma pitada pequena de pimenta-caiena

Uma pitada de sal

Uma pitada de pimenta-do-reino moída na hora

Salada como acompanhamento

Aqueça o azeite de oliva numa panela média. Acrescente a cebola, tampe e cozinhe por 5 a 7 minutos ou até amolecer. Adicione o alho, o caldo, os feijões e o brócolis. Ponha para ferver e então reduza o fogo para médio-baixo e deixe cozinhando por 30 minutos. Tempere com o suco de limão, a pimenta-caiena, o sal e a pimenta-do-reino. Passe a sopa com cuidado para o liquidificador e bata até ficar homogênea. Sirva com um acompanhamento de salada simples.

(SEM A SALADA DE ACOMPANHAMENTO) 290 CALORIAS, 3,5 g GORDURA, 21 g PROTEÍNA, 49 g CARBOIDRATOS, 3 g AÇÚCAR, 15 g FIBRAS, 188 mg DE SÓDIO

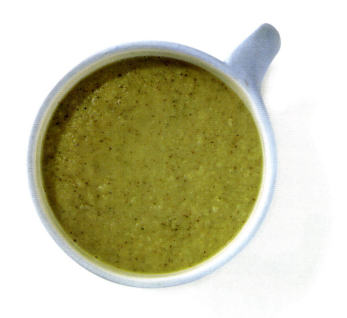

Salada de Couve com Abacate, Frutas Cítricas e Nozes

Em uma vasilha grande, junte a couve, o suco de limão, o azeite de oliva, o sal e a pimenta. Massageie a couve com as mãos para misturar e amaciar as folhas. Cubra com o abacate, as frutas cítricas e as nozes-pecãs.

---

358 CALORIAS, 23 g GORDURA (3 g SATURADA), 9 g PROTEÍNA, 38 g CARBOIDRATOS, 1 g AÇÚCAR, 10 g FIBRAS, 206 mg DE SÓDIO

RENDE 1 PORÇÃO

3 xícaras de chá de folhas de couve com caule e cortadas em tiras

1 ½ xícara de chá de suco de limão-siciliano fresco

1 ½ colher de chá de azeite de oliva

1 pitada de sal grosso

1 pitada de pimenta-do-reino moída na hora

¼ de abacate picado

½ fruta cítrica (como uma laranja ou uma toranja) sem casca, sem sementes e fatiada

⅛ de xícara de chá de nozes-pecãs, tostadas e picadas

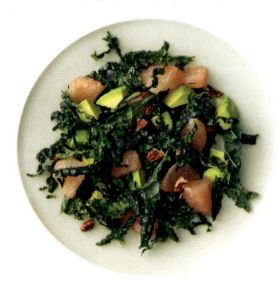

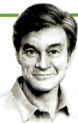

Massageiem a sua couve, amigos!

Claro que não é preciso aplicar uma sessão de shiatsu no vegetal. Mas quando se trata dessa verdura resistente, um pouco de carinho pode produzir bons resultados. Quando massageamos essas folhas fibrosas, fica mais fácil mastigá-las e engoli-las. Você só precisa massagear as folhas com caule – como se estivesse massageando massa de pão – por alguns minutos com azeite e suco de limão, até que elas pareçam menos rígidas e ganhem um tom de verde mais brilhante.

Smoothie Megaverde

RENDE 1 PORÇÃO

½ xícara de chá de folhas de couve com caule e picadas

½ xícara de chá de espinafre

1 xícara de chá de pedaços de abacaxi congelado

1 ¼ xícara de chá de leite de amêndoas sem adição de açúcar

½ colher de chá de canela em pó

2 colheres de chá de sementes de chia

½ colher de chá de suco de limão-siciliano fresco

½ xícara de chá de iogurte grego natural com 2% de gordura

Junte todos os ingredientes em um liquidificador e bata até ficar homogêneo.

264 CALORIAS, 8 g GORDURA (2 g SATURADA), 14 g PROTEÍNA, 36 g CARBOIDRATOS, 9 g AÇÚCAR, 8 g FIBRAS, 279 mg DE SÓDIO

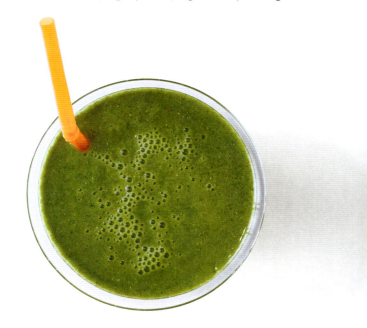

Jantar

Sopa de cenoura ao curry

Aqueça o azeite de oliva em uma panela média em fogo médio-baixo. Acrescente o alho e a cebola e salteie de 2 a 5 minutos. Adicione as cenouras, a pasta de curry, o caldo de galinha, o sal e a pimenta. Ponha para ferver; depois tampe, reduza o fogo para médio-baixo e deixe cozinhando de 20 a 25 minutos. Tire do fogo e adicione o leite de coco. Passe com cuidado a sopa para um liquidificador e bata até ficar homogêneo. Despeje o iogurte em círculos antes de servir.

---

300 CALORIAS, 12 g GORDURA, 18 g PROTEÍNA,
32 g CARBOIDRATOS, 17 g AÇÚCAR, 7 g FIBRAS, 190 mg DE SÓDIO

RENDE 1 PORÇÃO

2 colheres de chá de azeite de oliva

2 dentes de alho picados

½ cebola média picada

1 ½ xícara de chá de cenouras sem casca picadas

1 colher de chá de pasta de curry vermelha

1 xícara de chá de caldo de galinha com baixo teor de sódio ou caldo de legumes com baixo teor de sódio

1 pitada de sal

1 pitada de pimenta-do-reino moída na hora

½ xícara de chá de leite de coco light

⅓ de xícara de chá de iogurte grego natural com 2% de gordura

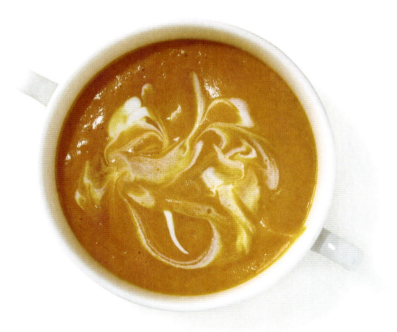

Chili Vegetariano com Arroz Integral

RENDE 1 PORÇÃO

1 colher de sopa de azeite de oliva

¾ de xícara de chá de cebola picada

1 colher de chá de alho amassado

1 ½ colher de chá de pimenta-malagueta em pó

1 colher de chá de cominho em pó

1 pimentão-vermelho médio picado

425 gramas de feijão

425 gramas de tomates cortados em cubos

1 xícara de chá de arroz integral cozido

2 colheres de sopa de iogurte grego natural com 2% de gordura

Aqueça o azeite de oliva numa panela média, em fogo médio. Adicione a cebola, o alho, a pimenta-malagueta em pó e o cominho e cozinhe por cerca de 7 minutos ou até a cebola ficar macia. Acrescente o pimentão, os feijões e os tomates e cozinhe até que o pimentão fique macio. Sirva sobre o arroz, coberto com o iogurte.

---

456 CALORIAS, 10 g GORDURA (2 g SATURADA), 19 g PROTEÍNA, 74 g CARBOIDRATOS, 12 g AÇÚCAR, 15 g FIBRAS, 846 mg DE SÓDIO

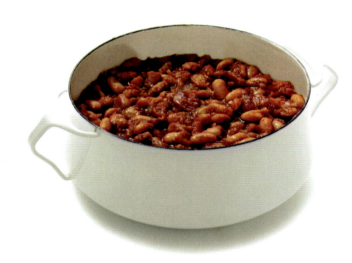

Supersuco de Couve com Pepino

Junte todos os ingredientes num liquidificador com ½ xícara de chá de água fria e ½ xícara de chá de cubos de gelo e bata até ficar homogêneo.

---

234 CALORIAS, 5 g GORDURA (2 g SATURADA), 13 g PROTEÍNA, 37 g CARBOIDRATOS, 25 g AÇÚCAR, 8 g FIBRAS, 49 mg DE SÓDIO

Deixe essa nutritiva mistura ainda mais interessante com uma salada de pepino à moda asiática: jogue um pouco de molho de soja e vinagre branco em fatias de pepino (uma por uma) e tempere com pimenta-vermelha em flocos.

RENDE 1 PORÇÃO

½ xícara de chá de couve picada

¼ de xícara de chá de repolho-roxo picado

½ maçã-verde sem núcleo e picada

½ xícara de chá de mirtilos congelados

½ xícara de chá de iogurte grego natural com 2% de gordura

⅓ de xícara de chá de pepino picado

2 colheres de chá de sementes de chia

¼ de xícara de chá de suco de laranja fresco

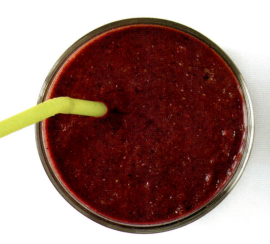

PARA COMER REZANDO • 291

Sopa de Lentilhas com Vegetais

RENDE 1 PORÇÃO

1 colher de chá de azeite de oliva

¼ de cebola-amarela picada

¼ de cenoura média sem casca e cortada em pedaços

½ talo de aipo cortado em pedaços

½ abobrinha média cortada em pedaços

4 vagens cortadas pela metade

2 ½ colheres de sopa de lentilhas verdes secas

½ colher de chá de manjericão desidratado

½ colher de chá de tomilho desidratado

½ colher de chá de orégano desidratado

½ lata (de 425 gramas) de tomate triturado

1 xícara de chá de caldo de legumes com baixo teor de sódio

2 folhas de acelga rasgadas (também funciona com espinafre-baby)

Sal

Pimenta-do-reino moída na hora

Aqueça o azeite de oliva numa panela média, em fogo médio. Adicione a cebola, a cenoura e o aipo e salteie por 3 a 4 minutos. Acrescente a abobrinha e as vagens e salteie novamente por 2 a 3 minutos. Junte as lentilhas, as ervas, os tomates e o caldo e deixe ferver. Tampe, reduza o calor para médio-baixo e deixe cozinhar por 25 a 30 minutos ou até as lentilhas ficarem macias. Coloque as folhas de acelga e tempere com sal e pimenta. Transfira cuidadosamente a sopa para um liquidificador e bata.

---

340 CALORIAS, 6 g GORDURA, 17 g PROTEÍNA,
56 g CARBOIDRATOS, 13 g AÇÚCAR, 14 g FIBRAS, 250 mg DE SÓDIO

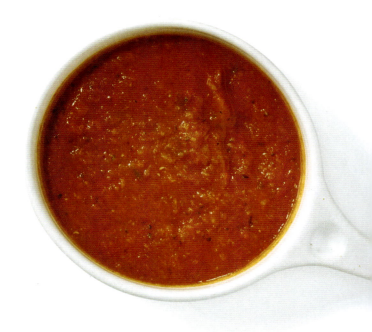

Smoothies para o lanche

Smoothie de Pêssego com Mirtilo

Junte todos os ingredientes no liquidificador e bata até ficar homogêneo.

140 CALORIAS, 3 g GORDURA, 5 g PROTEÍNA, 26 g CARBOIDRATOS, 20 g AÇÚCAR, 3 g FIBRAS, 59 mg DE SÓDIO

RENDE 1 PORÇÃO

¾ de xícara de chá de mirtilos (frescos ou congelados)

¼ de xícara de chá de pêssegos frescos (ou descongelados) fatiados

½ xícara de chá de leite com 2% de gordura

1 colher de chá de suco de limão--siciliano fresco

Smoothie de Melão com Amora

Junte todos os ingredientes no liquidificador e bata até ficar homogêneo.

139 CALORIAS, 3 g GORDURA, 6 g PROTEÍNA, 25 g CARBOIDRATOS, 20 g AÇÚCAR, 5 g FIBRAS, 81 mg DE SÓDIO

RENDE 1 PORÇÃO

¾ de xícara de chá de melão

½ xícara de chá de amoras

½ xícara de chá de leite com 2% de gordura

1 colher de chá de suco de limão fresco

Smoothie de Nectarina com Cenoura

Junte todos os ingredientes no liquidificador e bata até ficar homogêneo.

196 CALORIAS, 2 g GORDURA, 8 g PROTEÍNA, 41 g CARBOIDRATOS, 30 g AÇÚCAR, 5 g FIBRAS, 62 mg DE SÓDIO

RENDE 1 PORÇÃO

1 xícara de chá de nectarina fatiada

½ xícara de chá de cenoura sem casca fatiada

½ xícara de chá de abacaxi cortado em pedaços

¼ de xícara de chá de suco de laranja fresco

¼ de xícara de chá de iogurte grego natural com 2 % de gordura

¼ de colher de chá de cúrcuma

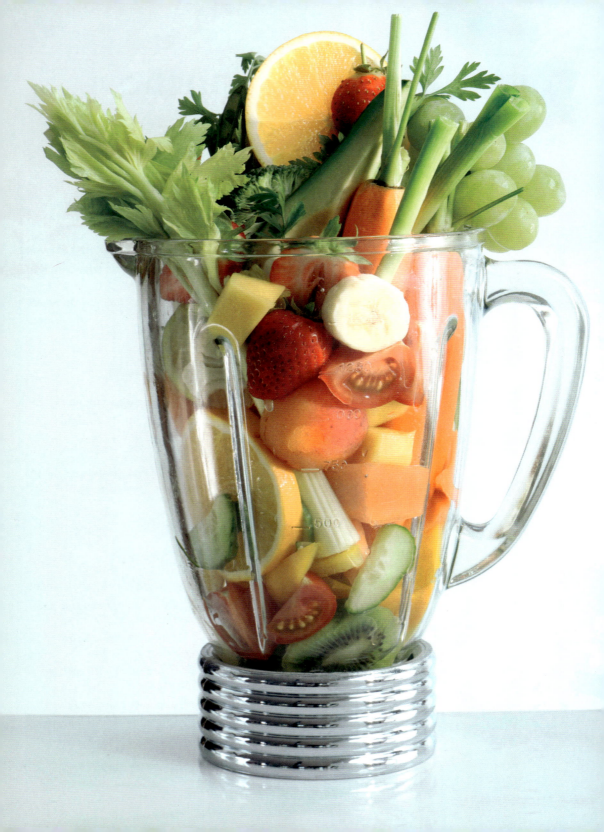

18.

Liquidificador a todo vapor: mais uma série de dicas, truques e táticas!

Nós adoramos o nosso liquidificador. Podemos colocar nele um monte de ingredientes, apertar um botão e ser recompensados com coisas saudáveis e deliciosas como smoothies, molhos ou sucos vegetais com sabor picante.

Este capítulo é a minha versão de um liquidificador de informações e eu vou colocar nele diversos ingredientes úteis. Tire dele tudo o que atrair você e tudo o que você achar que pode melhorar a sua vida em termos de alimentação. Aqui você encontrará receitas, táticas e inúmeras ideias que o ajudarão a fazer da sua cozinha uma verdadeira oficina de nutrição.

Com tempero, com sabor

Uma despensa não pode ser levada a sério sem a magia dos frascos de condimento. Jamais deixe esses temperos pegando poeira no fundo do seu armário.

Os temperos certos podem aumentar tanto o sabor quanto a credibilidade do que você estiver cozinhando, elevando a reputação de alimentos para saudáveis. Portanto, abra esses pequenos vidros e frascos e teste algumas das minhas ideias. Comece com aquelas que têm medidas exatas; então, quando você pegar o espírito da coisa, dê vazão ao chef que há em você com as sugestões de combinações – "Um pouco disso, um pouco daquilo". Quando você estiver realmente no controle da situação, até poderá abandonar as receitas de vez. Por isso, mãos à obra.

PIMENTA-DO-REINO

Mais do que um tempero básico, a pimenta também pode ser a estrela do espetáculo.

Camarão com Limão e Pimenta: Cozinhe 570 gramas de camarão sem nervuras e sem casca em 2 colheres de sopa de azeite de oliva com 2 colheres de chá de alho amassado, ¾ de colher de chá de pimenta-do-reino recém-moída e ½ colher de chá de sal grosso em fogo médio-alto por 4 minutos. Junte e misture 1 colher de chá de raspa de casca de limão-siciliano e 1 colher de sopa de suco de limão-siciliano fresco. Sirva o camarão com rodelas de limão. Rende 4 porções, 165 calorias.

Abacaxi Assado com Pimenta: Misture 3 colheres de sopa de xarope de bordo com ½ colher de chá de pimenta-do-reino moída na hora e ½ colher de chá de extrato de baunilha puro. Misture fatias de abacaxi fresco de 1,5 centímetro de espessura (4 xícaras de chá) com metade do xarope. Asse a 230°C por 10 minutos. Pincele com o restante do xarope e asse por mais 10 minutos. Sirva como sobremesa com iogurte grego natural com 2% de gordura. Rende 4 porções, 142 calorias.

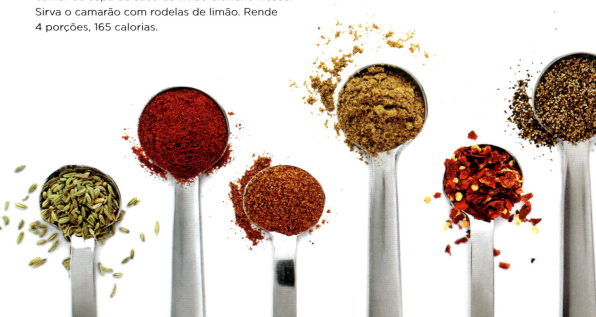

CANELA

O pó com aroma marcante que você espalha no seu mingau de aveia matinal pode proporcionar benefícios à saúde. Em alguns estudos, o uso diário de canela como suplemento alimentar diminuiu os níveis de açúcar no sangue.

Smoothie de Banana com Tâmaras: Coloque no liquidificador 1 banana grande, ½ xícara de chá de iogurte grego natural com 2% de gordura, 1 xícara de chá de gelo, 2 colheres de sopa de tâmaras picadas e 1 colher de chá de canela em pó, e bata tudo até ficar homogêneo. Rende 2 porções, 129 calorias

Mingau de Quinoa: Reaqueça sobras de quinoa cozida em leite com 2% de gordura, mexendo até obter a consistência desejada. Salpique com canela em pó e acrescente frutas secas e um pouco de xarope de bordo puro.

COMINHO

O cominho – ingrediente secreto de muitas pimentas chili em pó – é genial em pratos de feijão e é também um bom tempero para qualquer comida inspirada na cozinha indiana ou mexicana.

Sanduíche de Pasta de Grão-de-bico no Pão-árabe: Bata em um multiprocessador 1 lata (420 gramas) de grãos-de-bico lavados e drenados, 3 colheres de sopa de azeite de oliva extravirgem, 2 colheres de sopa de suco de limão-siciliano fresco, 1 colher de chá de cominho moído, ½ colher de chá de sal grosso e pimenta-do-reino moída na hora a gosto. Sirva em metades de pão-árabe integral com tomate e rúcula. Rende 4 porções, 293 calorias.

Sopas: Adicione pitadas de cominho em pó à sopa de feijão (ou a qualquer outra sopa que precise de um sabor a mais).

Molho para Temperar Salada: Faça um molho de azeite de oliva e suco de limão com um fio de mel e ½ colher de chá de cominho em pó. Use na salada de abacate ou na salada de feijão.

SEMENTES DE ERVA-DOCE

Elas têm um sabor doce como alcaçuz, que faz todo tipo de comida ficar especial. Para esmagar as sementes, use a lateral de uma faca.

Sopa de Cenoura e Erva-doce: Cozinhe em fogo médio, por 3 minutos, 1 xícara de cebola picada em 2 colheres de sopa de azeite de oliva com 1 dente de alho amassado, 1 ½ colher de chá de sementes de erva-doce esmagadas, ½ colher de chá de sal grosso e pimenta-do-reino moída na hora a gosto. Acrescente 450 gramas de cenouras (cortadas em pedaços de 2,5 cm; 2 ½ xícaras de chá) e 2 ½ xícaras de chá de caldo vegetal com baixo teor de sódio. Deixe cozinhando em fogo brando, tampada, por 20 minutos. Passe cuidadosamente para um liquidificador e bata. Despeje iogurte grego natural com 2% de gordura. Rende 4 porções, 146 calorias.

Massa com Sementes de Erva-doce e Molho de Tomate: Adicione ao molho marinara 1 ½ colher de chá de sementes de erva-doce. Despeje sobre uma massa integral com queijo parmesão ralado.

Salmão com Sementes de Erva-doce: Esmague 1 ½ colher de chá de sementes de erva-doce. Misture com azeite de oliva, raspas de casca de limão-siciliano, sal grosso e pimenta-do-reino moída na hora. Passe nos filés de salmão e, então, asse.

GENGIBRE

O gengibre vai muito bem como acompanhamento de vegetais e bebidas picantes. Além disso, cientistas estão testando diferentes formas de gengibre como uma alternativa para a dor causada por artrite, para a cólica menstrual e para a enxaqueca.

Abóbora Assada e Temperada: Tempere 680 gramas de abóbora-menina em cubos (5 xícaras de chá) com 1 ½ colher de sopa de azeite de oliva, 1 dente de alho amassado, 1 colher de chá de gengibre moído, ½ colher de chá de cominho em pó, ½ colher de chá de sal grosso, ¼ de colher de chá de canela em pó e pimenta-do-reino moída na hora a gosto. Asse a 220°C por 30 minutos, mexendo uma vez. Rende 4 porções, 107 calorias.

Chá de Gengibre: Junte e ferva 2 copos de água, 1 colher de sopa de suco de limão-siciliano fresco, 1 colher de sopa de mel, ¾ de colher de chá de gengibre moído, ¼ de colher de chá de cúrcuma em pó e uma pitada de pimenta-caiena. Rende 2 porções, 37 calorias.

Vagem com Gengibre: Cozinhe as vagens até ficarem macias, porém firmes. Aqueça um pouco de alho picado e gengibre moído em azeite de oliva, depois adicione as vagens e refogue-as. Salpique com uma pitada de sal grosso e espalhe por cima um pouco de suco de limão-siciliano fresco.

NOZ-MOSCADA

A noz-moscada é um condimento muito especial, que pode incrementar o sabor tanto em pratos salgados quanto em pratos doces.

Peras Caramelizadas: Corte 2 peras em quatro pedaços e tire o núcleo. Em fogo médio-alto, derreta 1 colher de sopa de manteiga sem sal com 1 colher de sopa de mel, 1 ½ colher de chá de extrato de baunilha puro, ⅛ de colher de chá de noz-moscada e ⅛ de colher de chá de canela em pó. Acrescente as peras e cozinhe por cerca de 7 minutos, virando-as na calda, até ficarem com aparência lisa. Sirva com iogurte grego natural com 2% de gordura. Rende 4 porções, 97 calorias.

Espinafre-baby Salteado: Salteie espinafre baby com alho em azeite de oliva. Salpique com noz-moscada a gosto e embeba em suco de limão-siciliano fresco.

Purê de Batatas Temperado: Salpique noz-moscada a gosto sobre purê de batata-doce ou batata comum.

PIMENTA-VERMELHA EM FLOCOS

Não guarde esse condimento apenas para pizzas – use-o sempre que tiver vontade de comer algo um pouco mais forte.

Cenouras Apimentadas: Embeba 900 gramas de cenouras cortadas ao meio, no sentido do comprimento, em 1 ½ colher de sopa de azeite de oliva, 1 colher de chá de sal grosso e ½ colher de chá de pimenta-vermelha em flocos. Asse por 30 minutos à temperatura de 220°C. Rende 4 porções, 138 calorias.

Manga com Pimenta: Espalhe suco de limão e pimenta-vermelha em flocos sobre mangas cortadas em cubos.

Torradas com Queijo Feta: Em fatias de pão integral tostado, ponha queijo feta esfarelado, pimenta-vermelha em flocos, tomilho e mel.

AÇAFRÃO

O açafrão é um pouco amargo – mas de uma maneira boa. Cada pitada desse tempero fornece um antioxidante chamado crocina, que pode ajudar a aliviar a depressão. Molhe rapidamente os fios de açafrão em água antes de colocá-los na panela. Isso desperta o sabor e ajuda a dar uma bela cor dourada a pratos como o arroz.

Camarão com Açafrão: Mergulhe ¼ de colher de chá de açafrão esmagado em 1 colher de água quente por 3 minutos. Em fogo médio-alto, cozinhe por 4 minutos 1 xícara de cebola picada em 2 colheres de sopa de azeite de oliva com 2 colheres de chá de alho amassado, a água do açafrão e ½ colher de chá de sal grosso, além de pimenta-

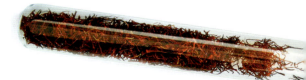

-do-reino a gosto. Acrescente 450 gramas de camarão sem nervuras e sem casca e cozinhe por 4 minutos. Passe em 2 colheres de sopa de suco de limão fresco. Rende 4 porções, 160 calorias.

Arroz com Mais Sabor: Mergulhe um pouco de açafrão esmagado em 1 colher de sopa de água quente por 3 minutos. Misture no risoto ou em outros pratos de arroz.

Incremente a Sopa: Mergulhe um pouco de açafrão esmagado em 1 colher de sopa de água quente por 3 minutos. Misture na sopa de tomate, na sopa de peixe ou no minestrone.

PÁPRICA DEFUMADA

O fato de ser defumado dá a esse condimento um sabor especial, viciante; a páprica defumada faz com que pratos simples se tornem surpreendentes.

Batatas-doces Temperadas: Corte 800 gramas de batatas-doces em gomos de 1, 5 cm de espessura e tempere-os com 2 colheres de sopa de azeite de oliva, 2 colheres de chá de páprica defumada, 2 dentes de alho amassados, 1 colher de chá de sal grosso e ½ colher de chá de pimenta-do-reino moída na hora. Asse à temperatura de 230°C por 25 minutos. Rende 4 porções, 219 calorias.

Molho de Pimentão: Bata em um multiprocessador 1 pote (340 gramas) de pimentões-vermelhos assados e drenados, ½ xícara de chá de amêndoas fatiadas, ½ xícara de chá de queijo parmesão ralado, 1 colher de sopa de azeite de oliva extravirgem, 1 colher de sopa de vinagre de vinho branco, 1 colher de chá de páprica defumada, 1 dente de alho amassado, 2 colheres de chá de sal grosso e pimenta-do-reino a gosto. Sirva com peixe assado ou com carne assada. 66 calorias a cada 2 colheres de sopa.

Ovos Mexidos Defumados: Para 2 ovos grandes, use ⅛ de colher de chá de páprica defumada e uma pitada generosa de sal grosso e de pimenta-do-reino moída na hora e cozinhe.

Frango Assado com Páprica Defumada: Usando a sua receita favorita de frango assado, passe o frango em 1 colher de sopa de azeite de oliva misturado com 2 colheres de chá de páprica defumada, 1 colher de chá de sal grosso e ½ colher de chá de pimenta-do-reino moída na hora.

CÚRCUMA

Sensação da estante dos temperos, a cúrcuma tem grande quantidade do antioxidante curcumina, que, como sugere um estudo de 2015 publicado na revista *Molecules*, pode ser uma arma contra o câncer. (A curcumina também pode aliviar os sintomas de artrite.) Se você juntar cúrcuma e pimenta-do-reino, seu corpo poderá absorver ainda mais dessa ótima curcumina.

Sopa de Coco e Couve-flor: Em fogo médio-alto, cozinhe por 4 minutos 1 ½ xícara de chá de cebola picada em 2 colheres de sopa de azeite de oliva com 3 dentes de alho amassados, 1 colher de chá de cúrcuma em pó, ¾ de colher de chá de sal grosso e pimenta-do-reino moída na hora a gosto. Adicione 2 xícaras de chá de água, 800 gramas de buquês de couve-flor (9 xícaras) e 1 xícara de chá de leite de coco light. Deixe cozinhando por 15 minutos. Transfira cuidadosamente para um liquidificador e bata. Rende 4 porções, 173 calorias.

Ovos Mexidos Temperados: Para 2 ovos grandes, use ¼ de colher de chá de cominho em pó e ⅛ de colher de chá de cúrcuma em pó. Acrescente uma pitada generosa de sal grosso e de pimenta-do-reino moída na hora e cozinhe.

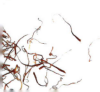

COMO ESCOLHER BEBIDAS ALCOÓLICAS

Se você se lembra das minhas histórias sobre Luigi e os amigos que vivem nas Zonas Azuis (veja na página 25), você já sabe o que penso com relação ao álcool. É bem-vindo quando bebido com moderação e é algo que as pessoas apreciam. Um pouco de álcool contém ingredientes que promovem a saúde e a longevidade. Porém, beber com moderação pode ser difícil, dependendo da situação (casamentos, happy hours e baladas são ocasiões especialmente tentadoras). Um grande número de pessoas come de maneira correta, mas mesmo assim não consegue perder peso; e a culpa por isso é frequentemente atribuída à quantidade de álcool que elas consomem. Se você é adepto de "beber umas e outras" socialmente, tente algumas das seguintes dicas:

- Não peça água tônica em seus coquetéis. A água tônica tem 62 calorias e 16 gramas de açúcar por porção. Prefira água com gás.
- Champanhe e espumantes têm menos de 90 calorias por copo de 120 ml. Nada mal para uma celebração borbulhante.
- Peça um copo de água junto com a bebida alcoólica. Alterne os goles de cada uma ou alterne as bebidas – beba um copo de água para cada copo de bebida alcóolica que consumir.
- Se você pedir um coquetel mais exótico, como margarita ou whiskey sour, peça ao bartender para colocar menos licor (que é cheio de açúcar). A bebida ainda terá um gosto doce, mas terá menos calorias do que a versão normal.

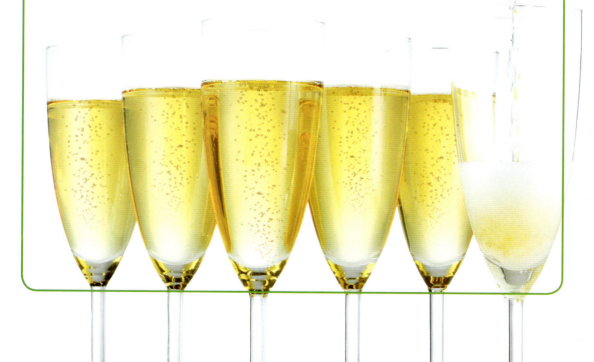

DÊ UMA CHANCE AO QUEIJO

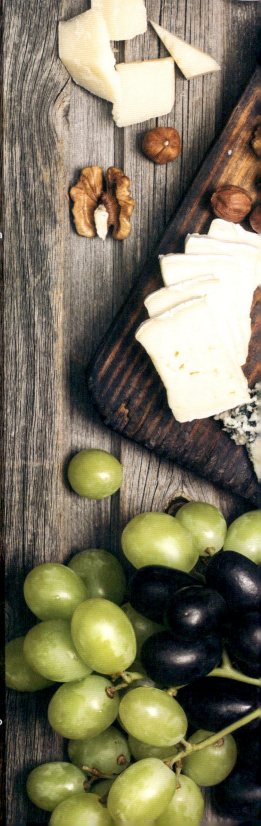

Vegetarianos adoram queijo e confiam no queijo como fonte de proteínas e cálcio, e conhecedores da boa comida e das artes culinárias apreciam seu sabor e sua consistência cremosa; porém, na mente de muitos praticantes de dieta, o queijo é visto como uma coisa do diabo. Isso acontece porque o queijo é parte integrante de quase todas as porcarias que comemos, ou seja, ele se faz presente em grande parte das comidas que não são boas para a saúde – fritas com queijo, pizza de queijo, quesadillas de queijo, bolo de queijo etc. Com altos níveis de sódio, calorias e gordura saturada, não é à toa que não existem muitas dietas sérias que incluam Brie.

Isso significa que você terá de eliminar o queijo completamente? Não. E se você quiser satisfazer sua vontade de comer queijo de tempos em tempos, apenas faça isso com mais moderação. Confira algumas maneiras:

- Amantes do queijo. Limitem-se a consumir uma porção por dia e saibam com clareza o que representa uma porção. (Para a maioria dos queijos, uma porção tem de 42 a 57 gramas – a embalagem fornece uma boa orientação a respeito.) Então, se você quiser espalhar tiras de queijo na salada, certifique-se de que vai espalhar uma quantidade razoável e não despejar um caminhão dele. Se for cheddar, uma porção tem mais ou menos o tamanho de uma rolha de garrafa de vinho. No caso do feta, tem o tamanho de duas bolas de golfe.

- Procure escolher queijos mais macios, como muçarela e Brie, porque eles contêm mais líquidos e menos calorias.

- Rale o queijo. Um pouco vai parecer muito se você distribuir o queijo por todo o prato. Você irá descobrir que não precisa de uma montanha de queijo para ter o sabor que deseja.

- Rico em proteína, o queijo cottage é infinitamente versátil e combina bem com frutas. Para incrementar o sabor, acrescente azeitonas picadas, ervas frescas (como a salsinha) e um fio de vinagre balsâmico.

Armazene

Sim, você pode comprar um pacote de caldo vegetal no supermercado – mas este, feito em casa, é fácil de preparar e tem sabor bem melhor (na minha imparcial opinião).

O Famoso Caldo Vegetal da Lisa

RENDE APROXIMADAMENTE 10 XÍCARAS

2 colheres de sopa de azeite de oliva

2 alhos-porós, picados e bem lavados

2 cenouras médias, sem casca e picadas

2 talos de aipo picados

1 batata sem casca e cortada em cubos de 2,5 cm

30 gramas de cogumelos secos e limpos

1 cabeça de alho inteira, sem casca, com os dentes cortados pela metade

8 talos de salsa lisa fresca, picados grosseiramente

½ colher de chá de orégano desidratado

¼ de colher de chá de pimenta-do-reino moída na hora

1 folha de louro

Lisa prepara um caldeirão disso semana sim, semana não, e usa para incrementar sopas, molhos, grãos integrais etc. Você pode congelar as sobras por dois ou três meses para ter esse caldo sempre à mão quando for cozinhar – experimente despejá-lo em bandejas de cubos de gelo para ter "cubos de caldo" preparados. Use esse caldo em todas as receitas que pedirem caldo de legumes. (Você vai perceber que este caldo é menos nutritivo que o que ela prepara para o processo de limpeza, descrito na página 284.)

Aqueça o azeite de oliva numa panela grande, em fogo médio. Acrescente os alhos-porós, as cenouras e os talos de aipo e cozinhe por 5 minutos, mexendo ocasionalmente. Adicione 4 litros de água e os ingredientes restantes. Deixe ferver, e então reduza o fogo e mantenha cozinhando assim por 1 hora e meia. Filtre numa vasilha grande e descarte os sólidos. Guarde na geladeira ou no freezer.

---

243 CALORIAS, 3 g GORDURA, 0 g PROTEÍNA, 2 g CARBOIDRATOS, 1 g AÇÚCAR, 0 g FIBRAS, 10 mg DE SÓDIO POR XÍCARA

Vencendo o resfriado

A única vantagem de pegar resfriado em nossa casa é poder aproveitar essa deliciosa e nutritiva canja de galinha.

A Canja de Galinha da Família Oz

Cozinhe a quinoa de acordo com as instruções na embalagem e reserve.

Pré-aqueça o forno à temperatura de 200ºC.

Corte as cabeças de alho pelo meio, transversalmente, expondo os dentes. Coloque-os em um pedaço grande de folha de alumínio; despeje no alho um pouco de azeite de oliva e uma pitada de sal. Junte as bordas da folha e pressione-as para que se fechem sobre o alho. Asse por 30 minutos. Tire o alho do forno e abra cuidadosamente a folha. Deixe esfriar e depois aperte os dentes do alho para descartar as cascas finas.

Junte num liquidificador o alho assado e o caldo de galinha, e bata. Reserve.

Aqueça duas colheres de sopa de azeite de oliva numa panela de ferro grande, em fogo médio. Adicione a cebola e as cenouras e salteie até que a cebola fique transparente. Acrescente a pimenta-jalapeño e cozinhe por 2 minutos ou até amaciar. Misture o gengibre e cozinhe até sentir o aroma. Junte e misture o caldo de galinha e a salsinha, se desejar. Acrescente a quinoa, a galinha e o suco de limão. Prove e faça os ajustes necessários no tempero. Sirva quente.

---

451 CALORIAS, 11 g GORDURA (2 g SATURADA), 34 g PROTEÍNA, 58 g CARBOIDRATOS, 3 g AÇÚCAR, 0,5 g FIBRAS, 198 mg DE SÓDIO

RENDE 4 PORÇÕES

1 ½ xícara de chá de quinoa

2 cabeças de alho

Azeite de oliva

Sal

6 xícaras de chá de caldo de galinha com baixo teor de sódio

1 cebola média cortada em cubos

2 cenouras médias sem casca e cortadas em rodelas

1 pimenta-jalapeño cortada em fatias finas (sementes e nervuras removidas)

1 pedaço (2,5 cm) de gengibre fresco amassado

½ xícara de chá de salsinha lisa fresca picada (opcional)

2 xícaras de chá de peito de frango cozido picado em pedaços

Suco de 1 limão-siciliano

FATIAS IRRESISTÍVEIS

Se existe no mundo alguma comida da qual as pessoas não abrem mão, essa comida é a pizza. Afinal, ela se tornou um sinônimo de conveniência: é fácil de se obter onde quer que se vá e – não há como negar – é gostosa. (Só nos Estados Unidos, são consumidas em média 350 fatias de pizza por segundo.) Só que é preciso mencionar algo a respeito do molho, da massa e do queijo... Embora o molho de tomate certamente traga benefícios à saúde, muitos tipos de massa e enormes quantidades de queijo (sem mencionar os montes de carne processada que recobrem tudo isso) fazem com que a pizza não seja exatamente a escolha mais saudável entre os alimentos.

Por outro lado, preciso dizer que adoro a ideia de uma família se reunir para fazer pizza – é lindo ver todos circulando pela cozinha e dando um toque pessoal à receita. Também é bonito ver casais desfrutarem juntos de uma noite comendo pizza e bebendo vinho. As ligações e os laços que se estabelecem nessas ocasiões regadas a pizza superam amplamente os efeitos negativos. Também acredito que exista um meio-termo bem satisfatório – um modo de aproveitar uma fatia com mais frequência, sem sacrificar o sabor:

Peça ou use uma massa pronta que seja integral. Os sabores do molho e dos ingredientes que recobrem a pizza quase sempre deixam a massa em segundo plano, por isso seria uma boa ideia tornar essa camada estrutural mais saudável. Além disso, do ponto de vista do número de calorias, quanto mais fina for a massa melhor.

O que eu vou dizer agora não vai surpreender você: vegetais, vegetais e mais vegetais. Trate a pizza como um lindo e grande prato para você espalhar pimentões, cogumelos, corações de alcachofra, espinafre e muito mais. Quando você pede as pizzas feitas com vegetais, recebe vitaminas, minerais e fibras sem aquele monte de calorias a mais. Se realmente sentir necessidade de pepperoni, experimente substituí-lo por peru ou então frite algumas fatias de bacon e espalhe pedaços delas pela pizza.

Escolha um molho de tomate que não contenha muito açúcar. Muitas marcas de molho são cheias de açúcar adicionado; por isso, procure escolher uma que tenha as menores quantidades desse ingrediente.

Para cada pizza que for consumir, peça ou faça uma salada grande e coma-a antes que a pizza chegue. Você aproveitará as verduras e satisfará em parte a sua fome; assim, provavelmente, não vai precisar de mais que uma fatia de pizza. De que tamanho deve ser essa fatia? Mais ou menos do tamanho da sua mão com os dedos abertos.

SEU LANCHE DISCRETO

É o ovo cozido! Um ovo é rico em aminoácidos e tem 6 gramas de proteína para manter você satisfeito. As pessoas costumam evitar os ovos por achar que eles aumentam o colesterol; mas não se preocupe, porque essa fama é falsa. Na verdade, os ovos contêm magnésio, que ajuda a manter a pressão arterial e o colesterol sob controle. Além disso, é fácil levar um ovo conosco para onde quisermos; você pode levar um para o trabalho e colocá-lo na geladeira do escritório.

E nada de descartar as gemas. É verdade que a maior parte das calorias do ovo se encontra na gema, mas esse núcleo amarelo é rico em nutrientes importantes – ácido fólico, que ajuda a diminuir as doenças cardíacas e o risco de derrame, e as vitaminas B6 e B12, que combatem a fadiga e a perda da memória. Tem também as vitaminas A, E, K e D (esta última promove a saúde dos ossos e pode até ajudar a diminuir a hipertensão); a colina, nutriente fundamental para o bom funcionamento do cérebro e do fígado; e componentes que favorecem a saúde dos olhos, como a luteína e a zeaxantina.

Para variar o sabor, experimente um ovo com homus e biscoitos integrais; outra boa ideia é temperar um ovo com sal, pimenta e páprica. Você pode ainda cortar um ovo em pedaços e misturar com vegetais, a fim de adicionar um pouco de proteína e dar um sabor diferente ao seu prato de acompanhamento habitual.

Da gema mais dura à mais mole, este guia vai ajudá-lo a preparar seus ovos cozidos.

Ferva a água, coloque o ovo dentro e escolha o tempo de cozimento que você desejar.

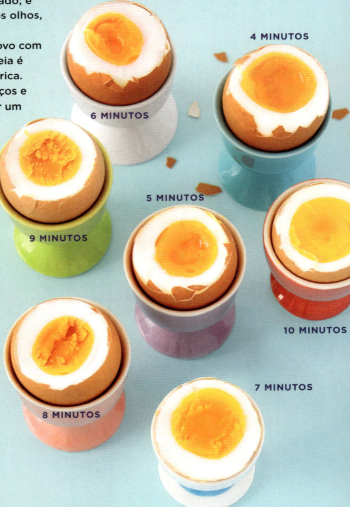

4 MINUTOS
6 MINUTOS
5 MINUTOS
9 MINUTOS
10 MINUTOS
8 MINUTOS
7 MINUTOS

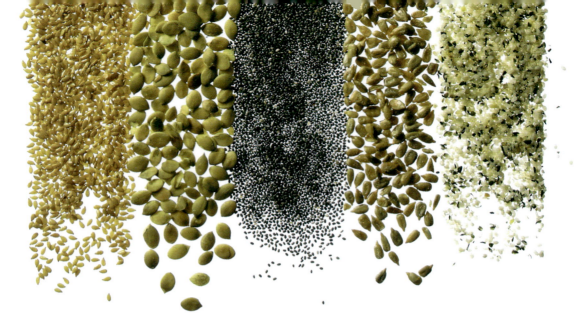

O QUE AS SEMENTES PODEM FAZER PELO SEU CORPO

Sementes pequeninas são grandes fontes de proteína e de gorduras saudáveis – o que faz delas um ótimo lanche ou um belo ingrediente para saladas. Você pode até usá-las em vitaminas para obter um impacto nutricional extra. Eis algumas das minhas favoritas:

SEMENTE DE LINHAÇA: BOA PARA QUEM NÃO APRECIA PEIXE

A linhaça é um superalimento original, repleto de fibras, lignanas (componentes que reduzem o colesterol) e gorduras ômega-3 (como as que você encontra no peixe). Experimente-as no iogurte ou numa mistura para empanar filés de frango. Compre as sementes moídas para que você tenha todos os nutrientes preservados e possa digeri-la mais facilmente.

SEMENTE DE ABÓBORA: BOA ALTERNATIVA CONTRA A DIABETES

As sementes de abóbora, muitas vezes chamadas de pepitas, são uma boa fonte de magnésio (uma colher de sopa dessas sementes tem tanto magnésio quanto uma banana grande), mineral que a maioria das pessoas não consome em quantidade suficiente e que pode ajudar a diminuir o risco de doença cardíaca, derrame e diabetes.

SEMENTE DE CHIA: BOA PARA AUMENTAR O SUPRIMENTO DE FIBRAS

As fibras solúveis das sementes de chia se inflam nos seus intestinos e causam uma sensação de saciedade que ajuda você a ficar longe da gaveta de porcarias. Essas sementes ganham consistência gelatinosa em líquidos como vitaminas e iogurte.

SEMENTE DE GIRASSOL: BOA PARA A SUA CONTA NA MERCEARIA

Essas sementes são baratas e uma excelente fonte de vitamina E (uma colher de sopa fornece 1/5 das nossas necessidades diárias). Procure pela semente sem casca classificada como "crua" no rótulo – essas sementes não são torradas em óleos que podem elevar as calorias.

SEMENTE DE CÂNHAMO: BOA PARA AUMENTAR O SUPRIMENTO DE PROTEÍNAS

Saborosas e nutritivas, as sementes do cânhamo são ricas em proteínas e em ômega-3. Não a confunda com sua prima cannabis, usada para o cultivo de maconha – a semente de cânhamo não serve para "fazer a cabeça". Espalhe-a em vitaminas e cereais.

UMA ISCA DE FRANGO MAIS MACIA

Você pode comer iscas de frango sem ser prejudicado pela carne processada e frita. Faça as iscas você mesmo com ingredientes saudáveis: arroz integral expandido esmagado fornece um ótimo empanado, assim como a quinoa cozida. Ou, então, você pode experimentar o seguinte procedimento, que combina migalhas de pão e oleaginosas: misture ½ xícara de chá de oleaginosas (como, por exemplo, nozes, amêndoas, noz-pecã ou pistache) bem picadas, ¼ de xícara de chá de migalhas de um pão saudável (como migalhas de pão integral ou de pão panko) e ¼ de xícara de chá de qualquer uma das combinações intensificadoras de sabor listadas logo abaixo (você decide quais serão as proporções usadas). Depois, com os dedos, pressione a mistura sobre o frango e leve as iscas ao forno até que fiquem assadas por igual e a crosta fique dourada.

MISTURAS PARA REALÇAR O SABOR

- Alecrim picado + suco de limão-siciliano + raspa de casca de limão-siciliano + alho + sal
- Cebolinha picada + raiz-forte em conserva + sal
- Folha de coentro picada + suco de limão + cominho + alho
- Suco de limão-siciliano + raspa de casca de limão-siciliano + cebolinha picada + alcaparras

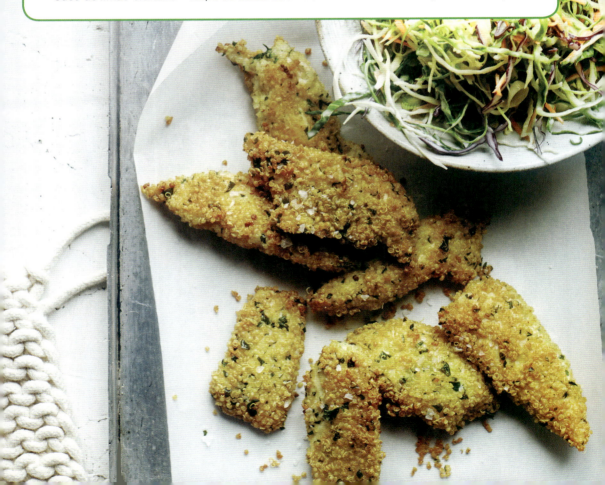

DÊ UM GÁS NOS SEUS PRATOS

Continue levando vegetais para a mesa, claro – mas saiba que eles não são os únicos alimentos que podem enriquecer um prato. Aqui vão algumas opções com poucas calorias e muito sabor, que ajudarão a tornar suas refeições ainda mais especiais.

- **Morangos:** Faça um molho de morango picado com pimenta-jalapeño, coentro, suco de limão, cebola-roxa e sal, depois despeje toda essa delícia no frango grelhado.
- **Pipoca estourada no vapor:** Adicione pipocas à sua próxima granola feita em casa. Ou coloque-as em saladas ou na sopa, no lugar de pedaços de pão.
- **Quinoa estourada:** Pois é – você pode "estourar" quinoa como se fosse pipoca, em uma panela seca, sem óleo e sem gordura, levando-a ao fogo sem parar de mexer. Depois é só misturar as pequenas sementes expandidas no iogurte como um cereal crocante ou espalhar a quinoa estourada sobre batatas-doces assadas com um molho de iogurte simples e ervas frescas ou ainda saborear o homus junto com os grãos de quinoa estourada.
- **Feijões-brancos:** Se estiver fazendo sopa, substitua o creme de leite por leite semidesnatado e enriqueça-a com purê de feijões-brancos.

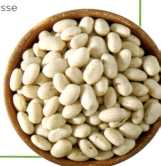

DEIXE TUDO MAIS SAUDÁVEL!

Sim, até mesmo bacon. Veja aqui algumas sugestões para saborear alimentos proibitivos de uma maneira um pouco mais saudável:

- **Bacon:** Não é preciso muita coisa para tornar o bacon mais saudável. Corte-o em pedaços e misture com vegetais assados, na salada de folhas verdes ou numa tigela de grãos integrais.
- **Hambúrgueres:** Pique bem vegetais como cogumelos, cebolas ou couve-flor e misture com a carne moída para ajudar a reduzir as calorias.
- **Manteiga:** Uma colher de chá equivale a uma porção. Quanto mais sabor tiver, menos você precisará usar; por isso, intensifique o sabor com esses ótimos suplementos. Deixe um pedaço de manteiga chegar à temperatura ambiente, adicione os complementos e ponha na geladeira. Três excelentes combos: coentro + suco de limão + pimenta-chipotle em pó, cebolinhas + endro, suco de limão-siciliano + tempero de ervas finas. (Uma colherada ou duas de cada um deve ser o suficiente.)
- **Maionese:** Este preparado tem muitas calorias, mas comer um pouco não chega a ser um grande problema. Você pode preparar uma mistura que seja metade maionese, metade iogurte grego natural com 2% de gordura e obter mais cremosidade com menos calorias. Ou ainda melhor: você pode fazer a sua própria maionese (veja na página 34).

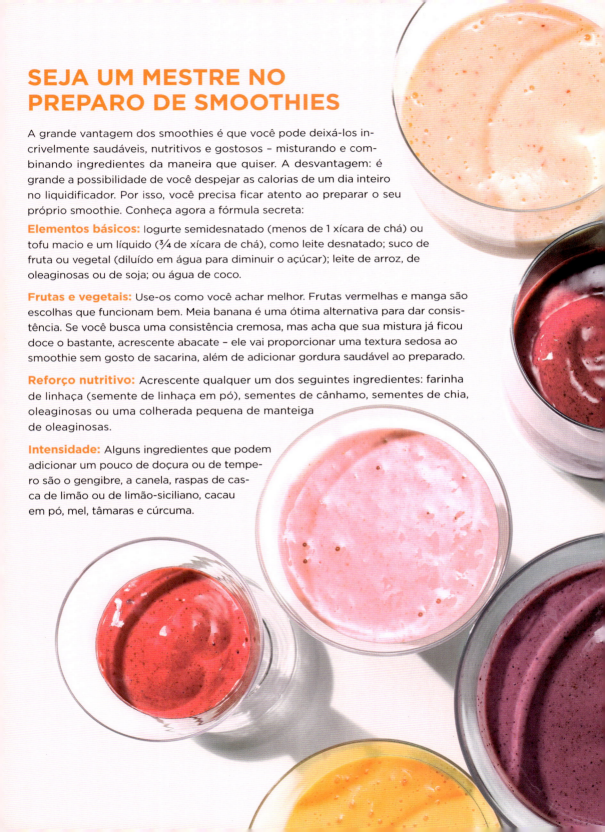

SEJA UM MESTRE NO PREPARO DE SMOOTHIES

A grande vantagem dos smoothies é que você pode deixá-los incrivelmente saudáveis, nutritivos e gostosos – misturando e combinando ingredientes da maneira que quiser. A desvantagem: é grande a possibilidade de você despejar as calorias de um dia inteiro no liquidificador. Por isso, você precisa ficar atento ao preparar o seu próprio smoothie. Conheça agora a fórmula secreta:

Elementos básicos: Iogurte semidesnatado (menos de 1 xícara de chá) ou tofu macio e um líquido (¾ de xícara de chá), como leite desnatado; suco de fruta ou vegetal (diluído em água para diminuir o açúcar); leite de arroz, de oleaginosas ou de soja; ou água de coco.

Frutas e vegetais: Use-os como você achar melhor. Frutas vermelhas e manga são escolhas que funcionam bem. Meia banana é uma ótima alternativa para dar consistência. Se você busca uma consistência cremosa, mas acha que sua mistura já ficou doce o bastante, acrescente abacate – ele vai proporcionar uma textura sedosa ao smoothie sem gosto de sacarina, além de adicionar gordura saudável ao preparado.

Reforço nutritivo: Acrescente qualquer um dos seguintes ingredientes: farinha de linhaça (semente de linhaça em pó), sementes de cânhamo, sementes de chia, oleaginosas ou uma colherada pequena de manteiga de oleaginosas.

Intensidade: Alguns ingredientes que podem adicionar um pouco de doçura ou de tempero são o gengibre, a canela, raspas de casca de limão ou de limão-siciliano, cacau em pó, mel, tâmaras e cúrcuma.

O desjejum dos fins de semana

Preparar e dividir uma linda e grande frittata ou omelete é uma das atividades principais da minha família nos fins de semana. Comece com esta receita básica, mas não se sinta preso a ela – as frittatas têm a grande vantagem de receberem de braços abertos aqueles vegetais que estão a ponto de murchar na sua geladeira. Omeletes dão conta do recado também.

Omelete de Espinafre com Cogumelos

RENDE 4 PORÇÕES

1 colher de sopa de azeite de oliva

1 cebola pequena picada

230 gramas de cogumelos, aparados e cortados em fatias finas

60 gramas de espinafre-baby lavado

8 ovos grandes

½ colher de chá de sal

4 colheres de chá de manteiga sem sal

¼ de colher de chá de sal grosso

⅛ de colher de chá de pimenta-do-reino moída na hora

Aqueça o azeite de oliva em fogo médio, numa frigideira antiaderente grande. Acrescente a cebola e os cogumelos e salteie-os por cerca de 7 minutos ou até ficarem dourados. Adicione o espinafre e cozinhe por aproximadamente 4 minutos ou até murchar. Reserve em um coador para que o excesso do líquido do espinafre escorra. Limpe a frigideira.

Em uma vasilha média, bata os ovos e o sal com ½ xícara de chá de água. Adicione 1 colher de chá de manteiga à frigideira e aqueça em fogo médio-alto. Despeje na frigideira ½ xícara de chá da mistura de ovos. Cozinhe, erguendo delicadamente a borda dos ovos com uma espátula e girando a frigideira para distribuir melhor os ovos sobre a superfície, durante 1 minuto ou até que estejam no ponto de sua preferência. Espalhe ¼ da mistura de espinafre com cogumelo sobre a omelete, dobre a parte vazia da omelete sobre o recheio e passe para um prato aquecido. Repita o processo com o resto da manteiga, da mistura de ovos e do recheio até obter quatro omeletes. Salpique com sal grosso e pimenta.

---

229 CALORIAS, 17 g GORDURA (6 g SATURADA), 15 g PROTEÍNA, 5 g CARBOIDRATOS, 2 g AÇÚCAR, 1 g FIBRAS, 523 mg DE SÓDIO POR PORÇÃO

Frittata com Pimentões e Cebolas

Pré-aqueça o forno a 190ºC.

Em uma vasilha média, junte e bata os ovos, as claras, o leite e o suco de limão. Aqueça o azeite de oliva em fogo médio-alto, usando uma frigideira antiaderente de 20 cm que possa ir ao forno. Adicione a cebola, os pimentões, o sal e a pimenta-do-reino. Cozinhe por cerca de 3 minutos, mexendo bem até que a cebola fique macia. Junte os vegetais e o queijo à mistura de ovos e despeje a mistura na frigideira. Asse a fritatta de 20 a 25 minutos, até que adquira consistência e o queijo derreta. Deixe esfriar por 4 a 5 minutos e sirva.

---

179 CALORIAS, 10 g GORDURA (5 g SATURADA), 17 g PROTEÍNA, 4 g CARBOIDRATOS, 3 g AÇÚCAR, 1 g FIBRAS, 293 mg DE SÓDIO POR PORÇÃO

RENDE 4 PORÇÕES

4 ovos grandes

1 xícara de chá de claras de ovos (cerca de 8 claras de ovos grandes)

2 colheres de sopa de leite semidesnatado

¼ de colher de chá de suco de limão-siciliano fresco

⅛ de colher de chá de azeite de oliva

½ xícara de chá de cebola ou cebola-roxa picada

½ xícara de chá de pimentões-amarelos e vermelhos misturados, picados

1 pitada de sal grosso

1 pitada de pimenta-do-reino moída na hora

½ xícara de chá de queijo cheddar cortado em pedaços

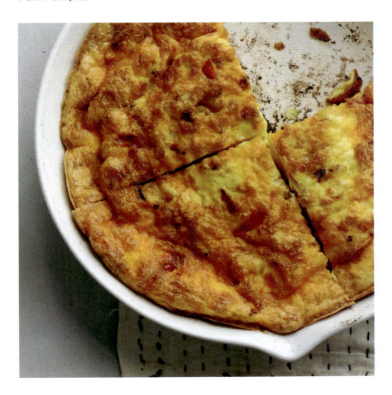

Vegetais para ocasiões especiais

Quando receber convidados para alguma comemoração, sirva vegetais em grande estilo. Você vai gostar tanto desses acompanhamentos que vai querer promovê-los a pratos principais.

Couve-de-bruxelas Assada com Uvas

RENDE 8 PORÇÕES

680 gramas de couves--de-bruxelas, aparadas e cortadas ao meio

3 colheres de sopa de azeite de oliva

½ colher de chá de sal grosso

¼ de colher de chá de pimenta-do-reino moída na hora

3 cebolas grandes, cortadas em fatias de 0,5 cm de espessura

2 xícaras de chá de uvas sem sementes

1 colher de sopa de vinagre de vinho tinto

⅛ de xícara de chá de amêndoas sem sal torradas, picadas grosseiramente

Pré-aqueça o forno a 220ºC.

Coloque as couves-de-bruxelas em uma assadeira com borda e despeje 2 colheres de sopa de azeite de oliva, o sal e a pimenta.

Em uma outra assadeira com borda, despeje sobre as cebolas e as uvas a última colher de sopa de azeite de oliva. Asse as couves e as uvas, virando-as quando dourarem de um lado (cerca de 20 minutos para as couves e 15 minutos para as uvas); o tempo total para que assem por igual é de 25 a 35 minutos.

Misture o vinagre com 1 colher de sopa de água e acrescente à assadeira com as uvas. Enquanto o vapor sai, raspe o fundo da assadeira com uma colher de pau para misturar os pedaços assados. Junte a mistura de uva e as couves, e cubra com as amêndoas.

---

149 CALORIAS, 8 g GORDURA (1 g SATURADA), 4 g PROTEÍNA, 17 g CARBOIDRATOS, 9 g AÇÚCAR, 4 g FIBRAS, 142 mg DE SÓDIO POR PORÇÃO

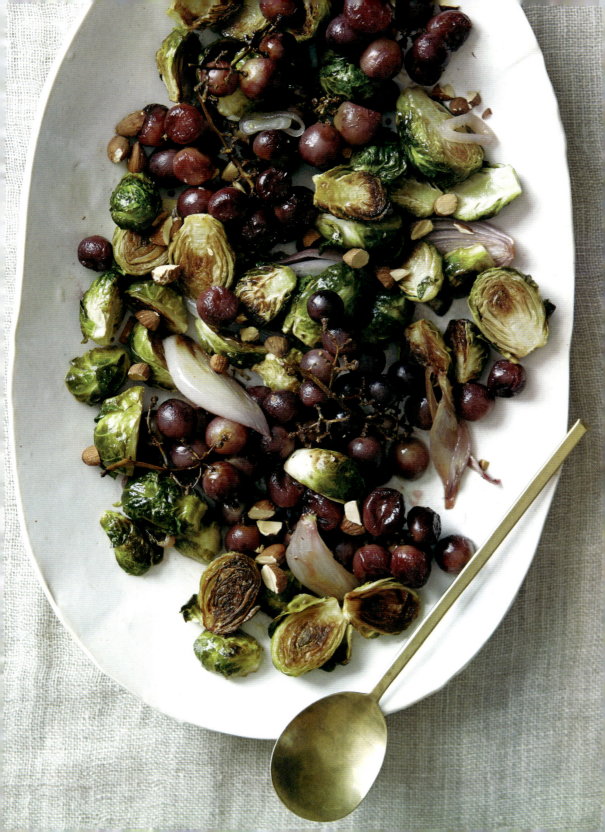

Abóbora-bolota Recheada com Quinoa

RENDE 8 PORÇÕES

5 abóboras-bolota, cortadas ao meio e sem sementes

2 colheres de sopa de azeite de oliva extravirgem, mais uma pequena quantidade para salpicar

1 colher de chá de sal grosso

½ colher de chá de pimenta-do-reino moída na hora

4 xícaras de chá de cogumelos-brancos aparados e fatiados

1 cebola grande picada

1 colher de sopa de alecrim fresco picado

4 xícaras de chá de folhas de couve com caule picadas

3 xícaras de chá de quinoa cozida

1 ¼ xícara de chá de queijo de cabra em pedaços

1 colher de sopa de salsinha lisa fresca para salpicar

Pimenta-vermelha em flocos para salpicar

Pré-aqueça o forno a 190ºC.

Borrife as abóboras com 1 colher de sopa de azeite de oliva e tempere-as com ½ colher de chá de sal e ¼ de colher de chá de pimenta-do-reino. Distribua as metades das abóboras em duas assadeiras com borda. Despeje ¼ de xícara de chá de água em cada assadeira. Asse de 25 a 45 minutos, até ficarem macias. Tire-as do forno, mas deixe o forno ligado. Vire as abóboras e deixe que esfriem. Raspe a polpa de 8 metades com uma colher (o suficiente para deixar as metades com pelo menos 1 cm de espessura) e reserve a polpa. Raspe totalmente as 2 metades que restaram e descarte as cascas.

Aqueça uma colher de sopa de azeite de oliva numa frigideira antiaderente grande, em fogo médio-alto. Adicione os cogumelos, a cebola e o alecrim e cozinhe por cerca de 6 minutos, mexendo até que a cebola fique macia. Acrescente a couve e cozinhe por 1 ou 2 minutos ou até que fique murcha. Junte a quinoa e a polpa da abóbora. Tempere com ½ colher de chá de sal e ¼ de colher de pimenta-do-reino. Tire do fogo e insira o queijo no recheio. Divida entre as 8 cascas de abóbora e asse em assadeiras com borda até dourar, de 35 a 45 minutos. Espalhe um pouco do azeite de oliva sobre elas e salpique-as com a salsinha e os flocos de pimenta-vermelha.

309 CALORIAS, 9 g GORDURA (4 g SATURADA), 11 g PROTEÍNA, 51 g CARBOIDRATOS, 1 g AÇÚCAR, 8 g FIBRAS, 363 mg DE SÓDIO POR PORÇÃO

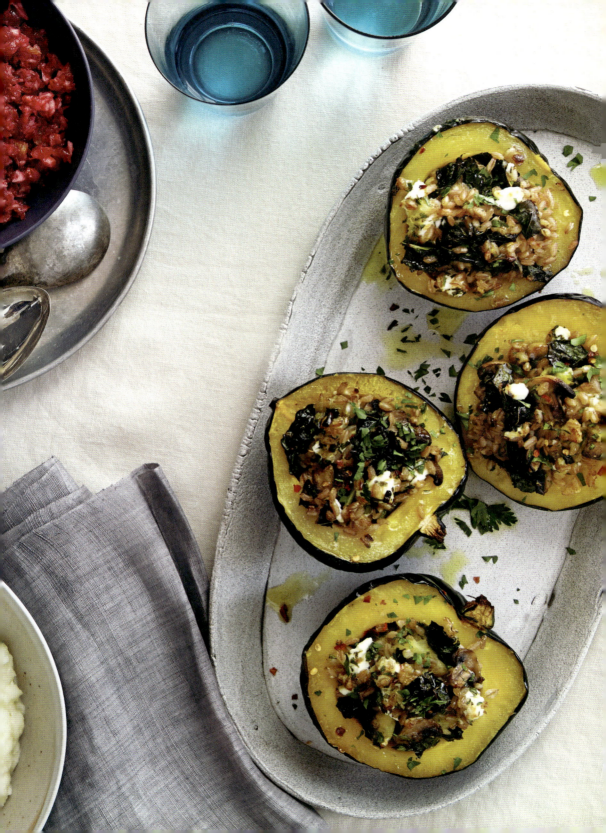

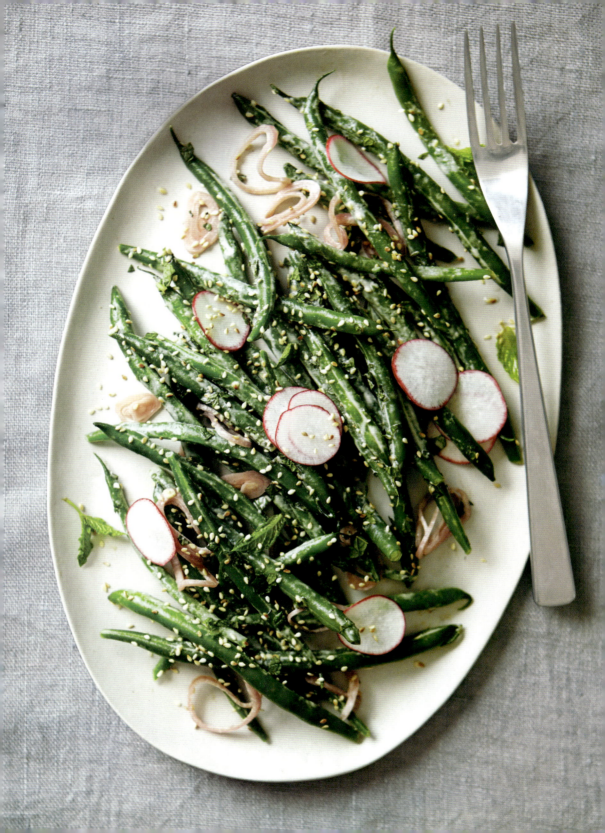

Vagens com Molho de Tahine

Ponha para ferver uma panela grande com água. Cozinhe as vagens por 2 a 3 minutos ou até ficarem verde-claras e macias, porém mantendo a firmeza. Escorra e mergulhe em uma vasilha com água gelada. Quando esfriar, escorra novamente e seque-as.

Em uma pequena vasilha, junte e misture o tahine, o suco de limão, o alho, a pimenta-caiena, o azeite de oliva, ¼ de colher de chá de sal e 3 colheres de sopa de água.

Aqueça bem o vinagre no micro-ondas por cerca de 20 segundos e despeje sobre a cebola. Deixe curtir até esfriar, por aproximadamente 10 minutos. Escorra. Espalhe sobre as vagens o molho, ¼ de colher de chá de sal, a pimenta-do-reino, a hortelã e as sementes de gergelim. Cubra com a cebola e o rabanete.

Dica: Use o tahine também para engrossar sopas (uma sopa cremosa com legumes, por exemplo) e adicionar um delicioso traço de nozes. Misture-o enquanto a sopa estiver cozinhando; calcule uma colherada ou duas de tahine por porção.

---

109 CALORIAS, 8 g GORDURA (1 g SATURADA), 3 g PROTEÍNA, 7 g CARBOIDRATOS, 3 g AÇÚCAR, 2 g FIBRAS, 129 mg DE SÓDIO POR PORÇÃO

RENDE 8 PORÇÕES

570 gramas de vagens limpas

¼ de xícara de chá de tahine

2 colheres de sopa de suco de limão-siciliano fresco

1 dente de alho pequeno amassado

1 pitada de pimenta-caiena

2 colheres de sopa de azeite de oliva extravirgem

½ colher de chá de sal grosso

¼ de xícara de chá de vinagre de vinho tinto

1 cebola grande, cortada em fatias finas

¼ de colher de chá de pimenta-do-reino moída na hora

2 colheres de sopa de hortelã fresca picada

1 colher de sopa de sementes de gergelim tostadas

Rabanete fatiado (para guarnição)

Batatas-doces Assadas com Gengibre e Curry

RENDE 8 PORÇÕES

6 batatas-doces médias, cortadas em pedaços de 5 cm

1 gengibre (8 cm) fresco, sem casca e cortado em palitos finos

½ xícara de chá de suco de laranja (de preferência fresco)

2 colheres de sopa de azeite de oliva

½ colher de chá de sal grosso

¼ de colher de chá de pimenta-do-reino moída na hora

1 colher de chá de curry em pó

½ xícara de chá de nozes-pecãs

Pré-aqueça o forno a 220ºC.

Junte as batatas-doces, o gengibre, o suco de laranja, o azeite de oliva, o sal, a pimenta e o curry em pó. Disponha os ingredientes numa assadeira com borda. Asse por 20 minutos, mexa e adicione as nozes-pecãs. Asse por mais 20 a 30 minutos, mexendo algumas vezes, até ficarem levemente douradas.

202 CALORIAS, 8 g GORDURA (1 g SATURADA), 3 g PROTEÍNA, 30 g CARBOIDRATOS, 10 g AÇÚCAR, 5 g FIBRAS, 201 mg DE SÓDIO POR PORÇÃO

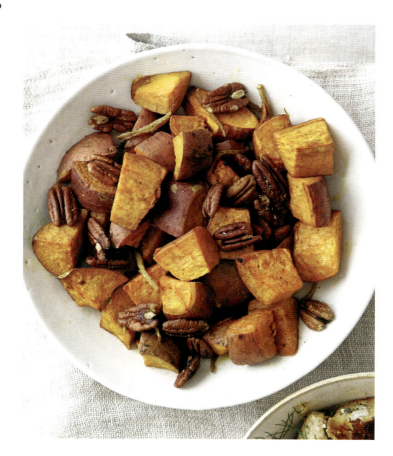

Salada de Couve, Cranberries e Avelãs

Em um liquidificador, junte o creme de leite, o iogurte, o estragão, a salsinha, o suco de limão, o alho e uma pitada generosa de sal e de pimenta; bata até ficar homogêneo. Lave as folhas de couve e apare os caules grossos; seque-as e rasgue-as em pedaços pequenos (no final você terá cerca de 10 xícaras de chá de couve). Usando pinças, misture bem a couve no molho. Coloque a couve em uma travessa e cubra com as cranberries e as avelãs.

---

122 CALORIAS, 6 g GORDURA (2 g SATURADA), 6 g PROTEÍNA, 14 g CARBOIDRATOS, 7 g AÇÚCAR, 3 g FIBRAS, 70 mg DE SÓDIO POR PORÇÃO

RENDE 10 PORÇÕES

½ xícara de chá de creme de leite com baixo teor de gordura

200 gramas de iogurte grego integral

¼ de xícara de chá de folhas de estragão

¼ de xícara de chá de folhas de salsinha lisa fresca

2 colheres de sopa de suco de limão-siciliano fresco

1 dente de alho pequeno

Sal grosso

Pimenta-do-reino moída na hora

2 maços de couve (de preferência a toscana; cerca de 30 folhas, com os caules removidos)

½ xícara de chá de cranberries picadas grosseiramente

½ xícara de chá de avelãs torradas picadas grosseiramente

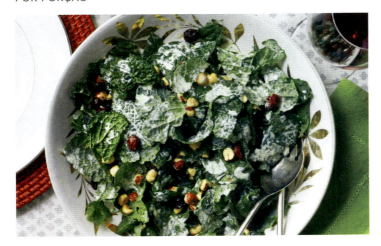

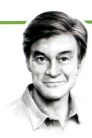

É um superalimento!

Avelãs contêm muito ácido fólico, um nutriente essencial para formar ossos fortes e prevenir defeitos de nascimento. Coma a casca para ter uma dose ainda maior de antioxidantes. A Turquia, terra dos meus antepassados, é responsável por cerca de 90% da produção mundial de avelãs. Grande parte dessa produção é provavelmente destinada à produção de Nutella, mas eu recomendo seu uso em saladas, salpicadas em queijo cottage, ou torradas e temperadas para serem consumidas como lanche. Vamos lá, experimente do meu jeito!

Vegetais Assados com Molho de Azeitona

RENDE 10 PORÇÕES

900 gramas de nabo-
-japonês sem casca,
aparados, cortados pela
metade ou em quatro partes
no sentido do comprimento
(dependendo da espessura)

5 colheres de sopa de azeite
de oliva extravirgem

2 colheres de chá de sal
grosso

900 gramas de batatas-
-doces descascadas (tudo
bem se um pouco de casca
permanecer nas batatas),
extremidades aparadas,
cortadas em cunha no
sentido do comprimento

½ xícara de chá de azeitonas
pretas, verdes ou Kalamata
(ou uma combinação delas)
picadas grosseiramente

3 colheres de sopa de suco
de limão-siciliano fresco

1 colher de sopa de cebola
bem picada

1 pequeno dente de alho
bem picado

½ xícara de chá de folhas
de hortelã fresca picadas
grosseiramente

½ xícara de chá de folhas
de coentro fresco picadas
grosseiramente

Pré-aqueça o forno a 190ºC.

Coloque os nabos-japoneses em uma assadeira, regue com 1 colher de sopa de azeite de oliva e tempere com 1 colher de chá de sal; distribua os nabos em uma única camada. Regue as batatas-doces com 1 colher de sopa de azeite de oliva e tempere com 1 colher de chá de sal; em uma outra assadeira, distribua as batatas em uma camada única. Asse os nabos por 10 minutos; retire do forno e mexa delicadamente. Depois coloque os nabos de volta no forno e adicione a assadeira com batatas-doces. Asse os vegetais por 40 a 50 minutos mais, mexendo uma vez na metade do processo, até ficarem ligeiramente dourados e macios.

Enquanto isso, em uma pequena vasilha, junte as azeitonas, 3 colheres de sopa de azeite de oliva, o suco de limão, a cebola e o alho. Na hora de servir, transfira os vegetais para uma travessa e despeje o molho sobre eles com uma colher. Salpique com hortelã e coentro. Sirva quente ou à temperatura ambiente.

---

196 CALORIAS, 9 g GORDURA (1 g SATURADA), 2 g PROTEÍNA, 28 g CARBOIDRATOS, 8 g AÇÚCAR, 6 g FIBRAS, 271 mg DE SÓDIO POR PORÇÃO

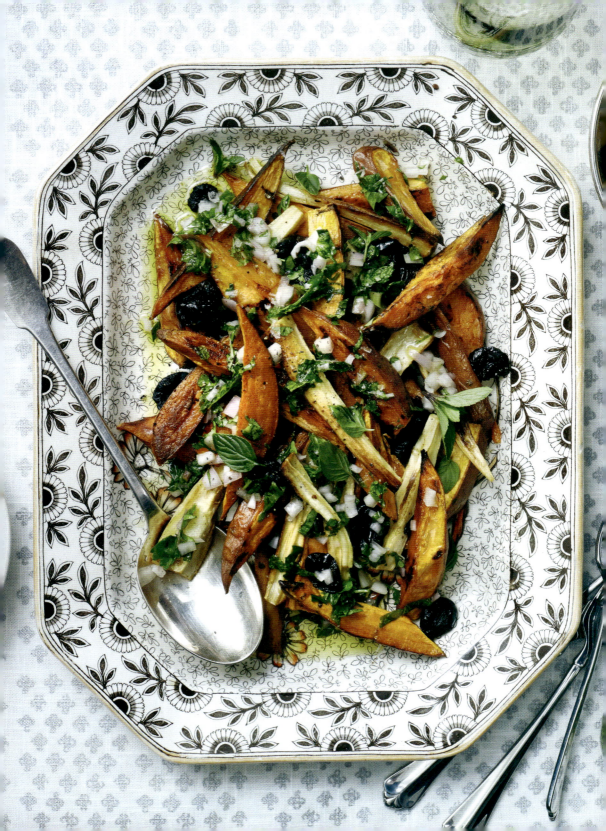

As comidas da nossa infância (em versões mais leves)

Verdadeiros clássicos da nossa mesa, agora mais saudáveis e revigorantes com a ajuda dos superalimentos.

Frango Empanado com Salada de Repolho

RENDE 4 PORÇÕES

⅓ de xícara de chá de creme de leite com baixo teor de gordura

3 colheres de sopa de cebolinhas frescas picadas finamente

1 colher de sopa de maionese

1 colher de chá de mel

½ colher de chá de mostarda Dijon

½ colher de chá de sal grosso

½ colher de chá de pimenta-do--reino moída na hora

1 pacote (230 gramas) de salada de repolho cortado em tiras

1 ½ xícara de chá de quinoa cozida

¼ de xícara de chá + 1 ½ colher de chá de azeite de oliva

1 colher de sopa de queijo parmesão finamente ralado

2 colheres de sopa de salsinha lisa fresca picada

450 gramas de iscas de frango

1 ovo grande, batido ligeiramente

Pré-aqueça o forno a 180ºC. Forre uma assadeira com borda com papel-manteiga.

Em uma pequena vasilha, junte e misture o creme de leite, a cebolinha, a maionese, o mel, a mostarda e ¼ de colher de chá de sal e de pimenta. Junte o mix de repolho e ponha na geladeira.

Regue a quinoa com 1 ½ colher de chá de azeite de oliva. Espalhe a quinoa na assadeira e asse por aproximadamente 20 minutos, mexendo ocasionalmente, até ficar ligeiramente seca e dourada. (Mantenha o forno ligado.) Deixe a quinoa esfriar e, depois, misture a quinoa com o queijo, a salsinha, o sal e pimenta restante.

Mergulhe as peças de frango no ovo batido uma de cada vez e depois passe na mistura de quinoa, virando e pressionando para recobrir ambos os lados. Aqueça em fogo médio-alto ¼ de xícara de chá de azeite de oliva em uma frigideira antiaderente grande. Cozinhe o frango de 2 a 3 minutos cada lado ou até dourar, em mais de um lote se necessário. Passe para uma assadeira e asse por 3 a 5 minutos. Sirva com a salada de repolho.

---

330 CALORIAS, 15 g GORDURA (3 g SATURADA), 29 g PROTEÍNA, 19 g CARBOIDRATOS, 5 g AÇÚCAR, 3 g FIBRAS, 413 mg DE SÓDIO POR PORÇÃO

Macarrão e queijo com Abóbora-menina

Pré-aqueça o forno a 190°C. Unte dois quartos de uma assadeira.

Ponha uma panela grande de água para ferver. Adicione 1 colher de chá de sal e a massa. Cozinhe de acordo com as instruções na embalagem até ficar al dente, acrescentando a abóbora nos últimos 4 minutos do tempo de cozimento. Reserve ½ xícara da água de cozimento e, então, escorra. Seque a panela com um pano e reserve. Junte e misture o leite, a água do cozimento reservada, a farinha integral, a mostarda, o molho Worcestershire e a pimenta em um copo medidor.

Enquanto isso, aqueça em fogo médio as 2 colheres de chá de azeite de oliva em uma panela seca. Adicione a cebola e a ½ colher de chá restante de sal e cozinhe por cerca de 5 minutos, mexendo até amolecer. Acrescente a mistura de leite, aumente o fogo para médio-alto e cozinhe por 2 a 3 minutos ou até engrossar um pouco. Tire do fogo. Acrescente 2 ½ xícaras de chá de queijo e mexa até ficar homogêneo. Adicione a massa e a abóbora à mistura de queijo e agite gentilmente. Usando uma colher, passe essa mistura para a assadeira. Espalhe sobre a massa a ½ xícara de queijo restante. Asse por 15 a 20 minutos ou até ficar dourada e borbulhante.

---

396 CALORIAS, 18 g GORDURA (10 g SATURADA), 18 g PROTEÍNA, 44 g CARBOIDRATOS, 6 g AÇÚCAR, 5 g FIBRAS, 518 mg DE SÓDIO POR PORÇÃO

RENDE 6 PORÇÕES

1 ½ colher de chá de sal grosso

230 gramas de massa de macarrão integral ou de quinoa (macarrão tipo cotovelo, concha ou parafuso)

3 xícaras de chá de abóbora-menina cortada em cubos (1 centímetro)

1 ½ xícara de chá de leite semidesnatado

2 colheres de sopa de farinha de trigo integral

1 colher de chá de mostarda moída

1 colher de chá de molho Worcestershire

½ colher de chá de pimenta-do-reino moída na hora

2 colheres de chá de azeite de oliva + uma pequena quantidade para a assadeira

1 cebola média finamente picada

3 xícaras de chá de queijo cheddar forte (250 gramas)

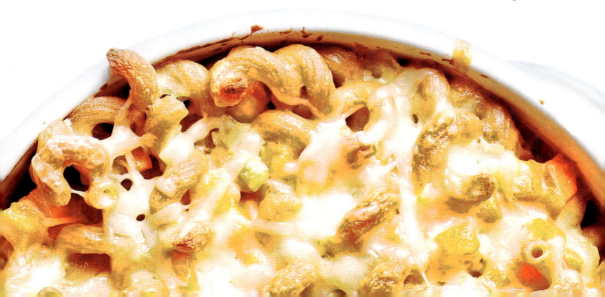

Asas de Frango com Cebolinha e Gengibre

RENDE 4 PORÇÕES

2 colheres de sopa de óleo de açafrão + uma pequena quantidade para a assadeira

900 gramas de asinhas (sem pontas) e coxinhas das asas de frango

1 ¼ colher de chá de sal grosso

6 cebolinhas finamente picadas

1 colher de sopa de gengibre fresco picado

¼ de colher de chá de pimenta-vermelha em flocos

Pré-aqueça o forno a 230ºC.

Unte ligeiramente com óleo uma assadeira com borda e coloque os pedaços de frango na assadeira em uma única camada. Tempere com ¼ de colher de chá de sal. Asse por cerca de 35 minutos ou até ficarem douradas e crocantes. Enquanto o frango assa, junte em um multiprocessador as cebolinhas, o gengibre, 1 colher de chá de sal, a pimenta-vermelha em flocos e as 2 colheres de sopa de óleo de açafrão e bata até ficar homogêneo. Retire o frango do forno e misture-o no molho em uma vasilha grande. Recoloque-o na assadeira e asse por mais 15 minutos ou até que o molho se fixe.

---

291 CALORIAS, 22 g GORDURA (5 g SATURADA), 21 g PROTEÍNA, 2 g CARBOIDRATOS, 1 g AÇÚCAR, 1 g FIBRAS, 689 mg DE SÓDIO POR PORÇÃO

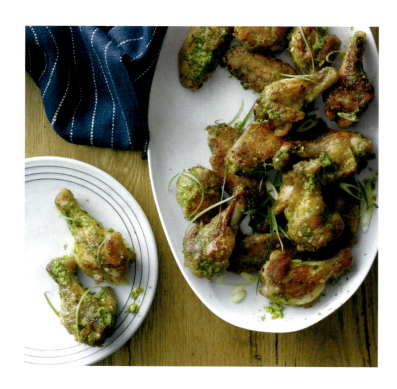

Batatas "Fritas" Assadas

Pré-aqueça o forno a 220°C.

Corte as batatas em cunhas de 1,5 cm. Espalhe-as em uma assadeira antiaderente; regue com o azeite de oliva e salpique com o alecrim e o sal. Asse-as de 30 a 35 minutos ou até dourarem na parte inferior. Vire as batatas e asse-as por mais 10 a 15 minutos até dourarem por inteiro.

---

389 CALORIAS, 14 g GORDURA (2 g SATURADA), 7 g PROTEÍNA, 62 g CARBOIDRATOS, 2 g AÇÚCAR, 5 g FIBRAS, 258 mg DE SÓDIO POR PORÇÃO

RENDE 2 PORÇÕES

2 batatas grandes (cerca de 340 gramas cada)

2 colheres de sopa de azeite de oliva

1 colher de sopa de alecrim fresco picado

¼ de colher de chá de sal grosso

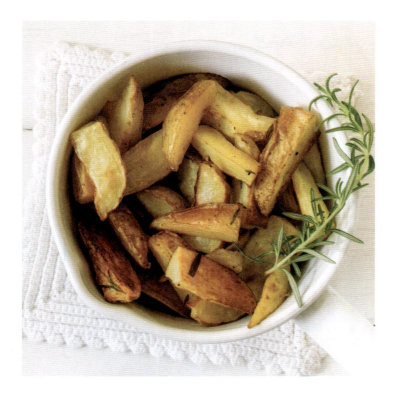

Guloseimas, porém, saudáveis

Por mais que eu goste de uma bela e suculenta maçã ou de uma pera na sobremesa, às vezes não é possível ficar satisfeito apenas com uma fruta. Para esses momentos é que existem as guloseimas que virão a seguir, delícias que agradam a todos e que fazem a gente se sentir bem. Elas contêm superalimentos que agregam valor nutricional e satisfarão seu desejo por alguma coisa doce.

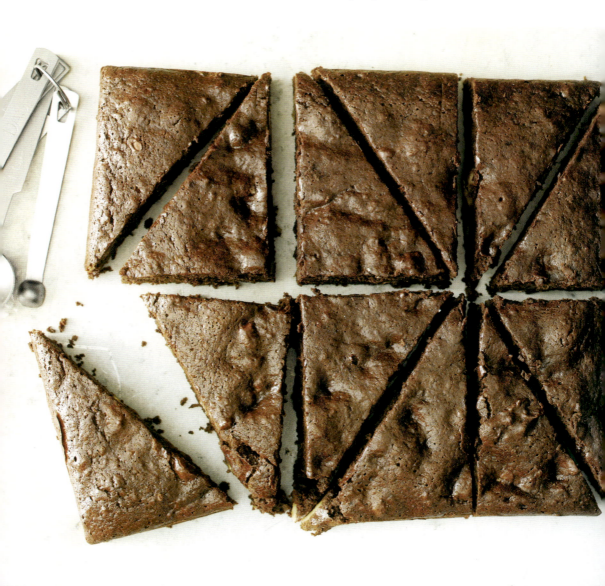

Brownies de Chocolate Amargo e Beterraba

Pré-aqueça o forno a 350°C. Unte uma travessa de vidro refratário quadrado de 20 centímetros.

Bata as beterrabas em um liquidificador com o suco de laranja por cerca de 30 segundos ou até ficar homogêneo. Em uma vasilha média, misture a farinha, o cacau em pó, o fermento em pó e o sal.

Coloque uma vasilha de alumínio (ou outra resistente ao calor) em uma panela com água quente (sem deixar ferver). Coloque a manteiga e o chocolate na vasilha e aqueça-os de 4 a 5 minutos ou até a mistura derreter e ficar homogênea (não deixe a água da panela tocar ou respingar no chocolate). Tire do fogo. Junte o açúcar e os ovos, um a um, e bata-os bem. Acrescente a mistura de beterraba e a baunilha. Com uma espátula, mexa bem a mistura de farinha de trigo e as oleaginosas (nozes ou pistaches) até ficar homogêneo.

Despeje a massa na travessa de vidro. Asse por 25 a 30 minutos ou até ficar ligeiramente inchada e firme quanto tocada. Deixe esfriar. Fatie em 12 pedaços.

---

191 CALORIAS, 10 g GORDURA (7 g SATURADA), 3 g PROTEÍNA, 24 g CARBOIDRATOS, 18 g AÇÚCAR, 1 g FIBRAS, 111 mg DE SÓDIO POR PORÇÃO

RENDE 12 PORÇÕES

- 110 gramas de beterrabas em cubos, sem casca e cozida (de um pacote de 250 gramas)
- ⅓ de xícara de chá de suco de laranja
- ½ xícara de chá de farinha de trigo integral
- ¼ de xícara de chá de cacau em pó sem adição de açúcar
- 1 colher de chá de fermento em pó
- ¼ de colher de chá de sal refinado
- 4 colheres de sopa de manteiga sem sal + uma pequena quantidade para untar a assadeira
- 170 gramas de chocolate meio-amargo (com 70% de cacau, por exemplo) finamente picado
- ½ xícara de chá de açúcar mascavo firmemente compactado no copo medidor
- 3 ovos grandes
- 2 colheres de chá de extrato puro de baunilha
- 1 xícara de chá de nozes ou pistaches sem sal, tostados e picados (opcional)

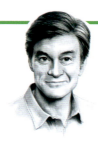

É um superalimento!

Beterrabas são uma boa fonte de vitamina C, fibras e potássio. Muitos de nós temos lembranças ruins dos pedaços de beterraba sem gosto que nos serviam na merenda na época do Ensino Fundamental, mas a beterraba se tornou o meu vegetal favorito, assado com um pouco de azeite de oliva, sal e pimenta.

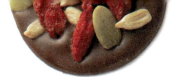

Biscoitinhos de Chocolate

**RENDE 16 PORÇÕES
(DE 4 UNIDADES)**

110 gramas de chocolate meio-amargo finamente picado

½ colher de chá de óleo de canola

1 colher de sopa de oleaginosas cruas, sem sal

1 colher de sopa de sementes de romã

1 colher de sopa de frutas secas (picadas, se forem grandes)

1 colher de sopa de gengibre cristalizado

Coloque o chocolate e a canola em uma vasilha e leve ao micro-ondas por 1 minuto na potência alta. Mexa até ficar homogêneo e frio ao toque. Forre uma assadeira com papel-manteiga. Despeje o chocolate na assadeira em porções usando uma colher de chá e use a parte de trás de uma colher de sopa para alargar no formato de disco cada porção despejada.

Em uma pequena vasilha, misture as oleaginosas, as sementes de romã, as frutas secas e o gengibre cristalizado, e com uma colher ponha a mistura sobre os discos. Ponha na geladeira por cerca de 1 hora ou até ficarem firmes. Mantenha-os refrigerados até o momento de servir.

188 CALORIAS, 15 g GORDURA, 4 g PROTEÍNA,
19 g CARBOIDRATOS, 12 g AÇÚCAR, 4 g FIBRAS, 2 mg DE SÓDIO
POR PORÇÃO

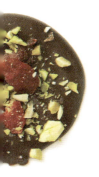

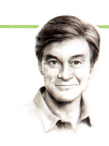

É um superalimento!

Pesquisas recentes mostram que o chocolate contém componentes que podem ajudar a diminuir a pressão arterial e os níveis de colesterol "ruim". (Especialistas recomendam o do tipo amargo.)

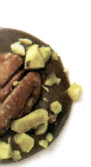

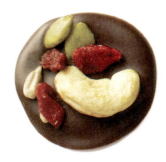

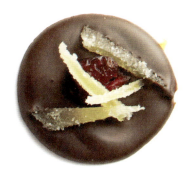

"Sorvete" de Banana

Bata as bananas congeladas em um liquidificador até adquirirem consistência cremosa. Coloque a massa em um recipiente hermeticamente fechado e congele por pelo menos 1 hora. Sirva.

Incremente o sabor de maneira saudável: Essa sobremesa, feita com apenas um ingrediente, é excelente por si só, mas se você quiser algo mais sofisticado pode misturar frutas vermelhas na hora de bater. Ou, então, experimente cobrir o sorvete com cacau em pó, canela ou um pouco de mel e algumas oleaginosas picadas.

RENDE 4 PORÇÕES

4 bananas congeladas

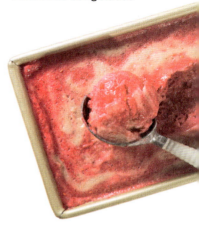

105 CALORIAS, 1 g GORDURA, 1 g PROTEÍNA, 27 g CARBOIDRATOS, 14 g AÇÚCAR, 3 g FIBRAS, 1 mg DE SÓDIO POR PORÇÃO

Tangerinas Mergulhadas em Chocolate

Aqueça o chocolate e o óleo de canela no micro-ondas por 45 segundos na potência alta. Mexa até ficar homogêneo. Forre uma assadeira com papel-manteiga. Descasque as tangerinas e separe-as em seções. Mergulhe metade de cada seção no chocolate, depois nos pistaches e disponha-as na assadeira. Deixe na geladeira por cerca de 25 minutos ou até o chocolate endurecer. Mantenha refrigerado até a hora de servir.

RENDE 4 PORÇÕES

60 gramas de chocolate meio-amargo picado bem fino

½ colher de chá de óleo de canola

4 tangerinas

2 colheres de sopa de pistaches sem sal e sem casca, picados finamente

133 CALORIAS, 8 g GORDURA (4 g SATURADA), 3 g PROTEÍNA, 17 g CARBOIDRATOS, 11 g AÇÚCAR, 3 g FIBRAS, 1 mg DE SÓDIO POR PORÇÃO

> **É um superalimento!**
>
> As tangerinas são uma ótima forma de obter cálcio, ácido fólico e vitamina C.

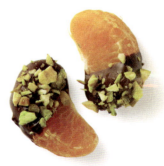

PARA COMER REZANDO • 329

TURBINE A SUA PIPOCA

Deixe o seu lanche de grãos integrais mais gostoso com alguns suplementos. Estoure 5 xícaras de chá de pipoca, borrife com spray de cozinha (para que os suplementos se fixem) e polvilhe com estes deliciosos condimentos:

CURRY EM PÓ E RASPAS DE COCO
(½ colher de chá + 2 colheres de sopa)

QUEIJO PARMESÃO RALADO E ORÉGANO
(2 colheres de sopa + ½ colher de chá)

CHOCOLATE AMARGO DERRETIDO E SAL MARINHO
(30 gramas + ½ colher de chá)

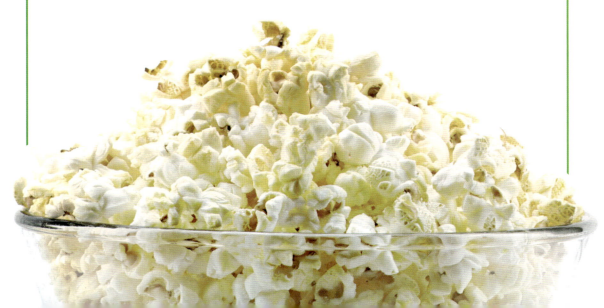

AGRADECIMENTOS

Por trás do título simples deste livro reside uma ambiciosa missão: convencer os leitores de que a comida pode ser, ao mesmo tempo, uma fonte de nutrição, de cura, de energia e de deleite. Eu não teria conseguido levar essa tarefa a cabo sem o apoio de um grupo de colaboradores talentosos, e eu estou profundamente agradecido a cada um deles. Meu mais sincero agradecimento a Ted Spiker, que traz clareza, perspicácia e, principalmente, humor a tudo o que escrevemos juntos. Também agradeço enormemente a Jill Herzig, que ajudou a criar o conceito no qual se baseia *Fuja da Farmácia* e editou essas páginas junto com os editores da minha revista, *Dr. Oz The Good Life*. Estendo também meus agradecimentos à sua equipe, que nos ajudou com rapidez e eficiência: a Lisa Bain, a Rebecca Santiago e, também, a Margarita Bertsos, Abby Greene, Marty Munson, Allison Chin e Miranda Van Gelder. O apelo visual tem importância crucial neste livro – você comeria um alimento saudável se ele não parecesse delicioso? – e por isso eu sou grato a Bruce Perez, o diretor de fotografia da revista, à diretora de design, Jaclyn Steinberg, e, também, à editora de fotografia do livro, Martha Corcoran. Cada fato e cada estudo foram checados minuciosamente em um criterioso processo conduzido por Karen Jacob, junto com Katherine Wessling e Joy Wingfield. Da mesma maneira, todas as receitas foram desenvolvidas por profissionais do ramo culinário – Christine Albano, Lori Powell e Susan Spungen – e testadas por Maryann Pomeranz e Antonina Smith.

Vários especialistas contribuíram para o enriquecimento deste livro com seu profundo conhecimento. Entre eles estão a nutricionista Kristin Kirkpatrick; Jacqueline Crockford, especialista em fisiologia do exercício; a nutricionista Keri Gans; e o Dr. Michael Roizen.

Também sou muito grato à minha equipe do *The Dr. Oz Show* por ter colaborado nesse trabalho: Amy Chiaro, Michael Crupain, Gretchen Goetz, Donna O'Sullivan e Stacy Rader.

É uma honra trabalhar mais uma vez com a grande editora Simon & Schuster, comandada pela visionária Carolyn Reidy. Sou grato a ela e à sua talentosa e dedicada equipe na Scribner, composta por Susan Moldow, Nan Graham, Roz Lippel e Shannon Welch.

A equipe de administração da Hearst encorajou esse projeto desde o início e durante todo o processo de publicação. Quero deixar um agradecimento especial a David Carey, Ellen Levine, Joanna Coles e Fotoulla Damaskos. E também à equipe de marketing da Hearst: Jim Miller, Will Michalopoulos e Michelle Spinale. E muito obrigado à equipe que edita a revista *Dr. Oz The Good Life*, comandada por Jill Seelig.

Por ajudar a fazer *Fuja da Farmácia* ganhar visibilidade, quero agradecer a vários editores na Hearst: Glenda Bailey, Rachel Barrett, Jane Francisco, Anne Fulenwider, Lucy Kaylin, Robbie Myers, Michele Promaulayko, Meredith Rollins, Susan Spencer e Stellene Volandes.

Não posso esquecer de expressar minha gratidão a Jacqueline Deval por gerenciar habilmente esse projeto e organizar os esforços de todos os que acabei de mencionar.

Por fim, meu agradecimento a Lisa Oz, perita em alimentos que curam na minha casa e na minha vida.

ÍNDICE REMISSIVO

Os números de página em *itálico* indicam fotografias de receitas.

abacate, 22, 31, 35, 38, 40, 58, 62, 99, 100, 136, 148, 150, 171, 177, 240, 244, 248, 250, 262, 264, 279, 297, 309
    Arroz, Feijão-preto e Abacate, 214, *215*
    pão tostado com abacate, 244
    Salada Arco-íris com Verduras Variadas, Frango e Molho de Creme de Leite, *194*, 195
    Salada de Couve com Abacate, Frutas Cítricas e Nozes, *287*
    Smoothie de Abacate com Espinafre, *285*
abacaxi, 43, 170, 270
    Abacaxi Assado com Pimenta, 296
    Smoothie de Nectarina com Cenoura, 293
    Smoothie Megaverde, *288*
abóbora, 31, 100, 126, 141, 144, 154, 162, 177, 241, 244, 306
    Abóbora Assada e Temperada, 298
    Abóbora-bolota Recheada com Quinoa, 314, *315*
    Macarrão e Queijo com Abóbora-menina, *323*
abobrinha, 172, 239
    Camarão Picante com Quinoa, *208*
    Penne Integral com Frango, *206*
    Pizza Margherita com Massa de Couve-flor, *202*, 209
    Sanduíche de Vegetais, *199*

Sopa de Lentilhas com Vegetais, *292*
açafrão, 35, 102, 113, 298-99
    Arroz com mais sabor, 299
    Asas de Frango com Cebolinha e Gengibre, *324*
    Camarão com Açafrão, 298
    leite de, 113
acelga, 172, 179, 232, 240,
    Acelga com Ovos, 232, *233*
    Bife de Tofu à Moda Asiática com Espaguete, *226*
    Sopa de Lentilhas com Vegetais, *292*
    Tacos de Tilápia à New Orleans, *182*, 224
    Vagens com Molho de Tahine, *316*, 317
    Verduras Salteadas com Cebolas, 255
acetilcolina, 125
ácido elágico, 155
ácido fólico, 26, 47, 62, 154, 05,
    Brócolis com Couve-flor, *254*
    Salada de Couve, Cranberries e Avelãs, *319*
    Suco de beterraba, *270*
    Tangerinas Mergulhadas em Chocolate, *101*, *329*
acne, 23, 149, 150, 151
acompanhamentos,
    ver grãos como acompanhamento; vegetais como acompanhamento

açúcar, 17-21,29, 30, 38-40, 42-43, 45-46, 50-55, 101-3, 126, 159, 163
    doce, 3, 50
    dopamina e, 134
    em ocasiões especiais, 50-55, 84-85, 137
    em sucos, 43
    gordura no fígado e, 91
    mascavo, como esfoliante, 150
    no Plano de 21 Dias, 51-52, 168, 171-73
    no sangue, *ver* glicose
    nos rótulos de alimentos, 53
    pele e, 151
    perda de peso e, 84-85
    tamanho das porções e, 29
    tipos de, 53, 173
    vício em, 51-52
adaptando regras, 64-65
adiponectina, 121
adoçantes artificiais, 38, 42, 52-53, 90, 117, 173
adrenalina, 17, 109, 134
Adventistas do Sétimo Dia, 26
água, 248 ,154 ,152 ,58
    com gás, 42, 63, 278, 300
    dor de cabeça e, 116
    no Plano de 21 Dias, 169
    quente, com limão, 108
aipo, 42, 79, 88, 107, 172, 239-240,
    Caldo Vegetal de Sobrevivência da Lisa, *284*
    O Famoso Caldo Vegetal da Lisa, 302
    Salada de Rúcula com Quinoa, 285
    Sopa de Lentilhas com Vegetais, *292*
alcachofras, 158, 159, 172, 177, 181, 304
    pasta de alcachofra, 241
    Penne Integral à Putanesca com Atum, 234
    Sanduíche de Peito de Peru, *197*
álcool, 300
    cerveja, 102, 249
    vinho, 26-28, 102, 120, 121, 127, 249, 301
alergias, 142-43
alface-romana:
    Salada Arco-íris com Verduras Variadas, Frango e Molho de Creme de Leite, *194*, 195

Salada de Contrafilé com Cuscuz, *222*, 223
alho, 144
alho-poró, 172
alimentação emocional, 73-77, 132-34
alimento fermentado, 160
alimentos:
    como remédio, 2, 3, 6, 21-23
    de baixo valor nutritivo, 60, 61, 159, 168
    diet, 90
    superalimentos, 2, 13, 28
alimentos-chave, 30-55
    aumentando o consumo de frutas e verduras, 41-45
    carboidratos energizantes, 46-49
    consumindo gorduras boas, 31-35
    em ocasiões especiais açúcar, 50-55
    habituando-se às proteínas ideais, 36-40
    para a dor, 115-21
    para a fadiga, 105-13
    para a imunidade, 139-45
    para a pele e o cabelo, 147-55
    para fortalecer o cérebro, 123-29
    para intestinos saudáveis, 157-63
    para o coração, 93-103
    para o mau humor, 131- 37
    para perder peso, 83-91
alma, 69-79
    alimentação emocional, 73-77
    atenção, 77-78
    conexão, 70-73
    solidão, 78-79
almoço, no Plano de 21 Dias, 61, 191-200
    Arroz Selvagem e Ovo, 200, *201*
    Salada Arco-íris com Verduras Variadas, Frango e Molho de Creme de Leite, *194*, 195
    Salada de Couve com Abacate, Frutas Cítricas e Nozes, *287*
    Salada de Rúcula com Quinoa, 285
    Salada no Pote, *190*, 198
    Salmão com Legumes, 192, *193*
    Sanduíche de Peito de Peru, *197*
    Sanduíche de Vegetais, *199*
    Smoothie de Abacate com Espinafre, *285*

Smoothie Megaverde, *288*

Sopa de Brócolis com Feijões-brancos, *286*

Supersalada Verde com Frango e Queijo Parmesão, 196

ambiente, 59-62, 75

amêndoas, 62, 159

    Aveia em Flocos com Maçãs e Amêndoas, *282*

    Grão-de-bico e Amêndoas Assados com Curry, 273

    Smoothie de Abacate com Espinafre, *285*

amendoins, 32, 62

American Heart Association (Associação Norte-americana do Coração), 31, 52, 94

American Journal of Clinical Nutrition, 126

amígdala, 132, 134

aminoácidos, 37, 117, 154

amoras, 70, 71

ansiedade, 73,75

antioxidantes, 42-43, 55, 58, 109, 125, 135, 148, 155

    beta-caroteno, 45, 148

    EGCG, 154

    licopeno, 26, 27, 45, 148

    quercetina, 102, 163

    resveratrol, 28, 32, 102, 121

Apetite, 158-59

APOE, 125

Appetite, revista, 77-78

arroz, 154

    Arroz com mais sabor, 299

    Arroz de couve-flor, 210

    Arroz Frito com Frango, *225*

    Arroz Selvagem e Ovo, 200, *201*

    Arroz, Feijão-preto e Abacate, 214, *215*

    Batatas-doces Assadas com Gengibre e Curry, *318*

    carga glicêmica e, 48

    Chili Vegetariano com Arroz Integral, *290*

    Couve-de-bruxelas Assada com Uvas, 312, *313*

    Frango ao Vinagre Balsâmico com Couve-de-bruxelas e Arroz Integral, *230*, 231

    Grão-de-bico e Amêndoas Assados com Curry, 273

    Salmão com Legumes, 192, *193*

    Salmão com Mostarda em Crosta de Quinoa e Arroz de Couve-flor, 210

Vegetais Assados com Molho de Azeitona, 320, *321*

artérias, 18-19, 21-23, 31-33, 51, 93, 95, 97-101, 134

    placa nas, 19, 22, 23, 33, 93, 97-100

artrite, 120, 121

aspargos, 154, 162

    Salada de Rúcula com Ovos Fritos e Aspargos, 228, *229*

    Salada de Rúcula com Quinoa, 285

aspartame, 117

ataques cardíacos, 18, 19, 35, 51, 94, 98

atum, 34

    Penne Integral à Putanesca com Atum, 234

autoestima, 88

aveia, 154, 159

    Aveia em Flocos com Maçãs e Amêndoas, *282*

    Parfait de Mirtilo com Aveia, *188*

    Pasta de Amendoim, Aveia com Iogurte e Banana no Pote, 189

avelãs, 32, 62, 319

    Salada de Couve, Cranberries e Avelãs, *319*

aves, 39

    ver também frango; peru

azeite de oliva, 26, 27, 33, 84, 120, 121, 148

    sardinhas ao, 89

    tomates salteados com, 26

azeitonas, 100, 253

    Frango com Laranja e Azeitonas, *253*

    Penne Integral à Putanesca com Atum, 234

    Salmão ao Molho de Limão-siciliano com Brócolis e Tomates, *204*, 205

    Vegetais Assados com Molho de Azeitona, 320, *321*

bacon, 308

bactérias:

    benéficas, 39, 158-60

    prejudiciais, 162

bananas, 42, 112, 161

    Chá de casca de banana, 113

    Ovos Mexidos com Fatias de Frutas, *280*

    Pasta de Amendoim, Aveia com Iogurte e Banana no Pote, 189

    Smoothie de Banana com Tâmaras, 297

Smoothie de Laranja com Banana, *281*
Smoothie Energizante de Mirtilo, *283*
"Sorvete" de Banana, *329*
Supersuco de Maçã com Amêndoas, *282*
batatas, 43
Batatas "Fritas" Assadas, *325*
carga glicêmica e, 48
fritas, 45
índice glicêmico e, 49
Purê de Batatas Temperado, 298
batata-doce, 22, 144, 213
Batatas-doces Assadas com Gengibre e Curry, *318*
Batatas-doces em Tiras Assadas no Forno, 211
batatas-doces temperadas, 299
Hambúrguer de Peru ao Molho Mexicano com Batatas-doces em Tiras Assadas no Forno, 211
Palitos de Batata-doce, 241
Salmão em Pedaços e Ovos Fritos com Gema Mole, *212*, 213
Vegetais Assados com Molho de Azeitona, 320, *321*
batata chips, 63-64
batatas fritas, 63-64
Batatas "Fritas" Assadas, *325*
BDNF, 125-26
berinjela, 172
Penne Integral com Frango, *206*
Berland, Mike, 79
beta-amiloide, 125
betacaroteno, 45, 148, 213
betaglucanos, 144
beterraba, 32, 327
Brownies de Chocolate Amargo e Beterraba, *326*, 327
Salada de Rúcula com Quinoa, 285
bife, 27, 169
filé, 38
hambúrgueres, 37
Salada de Contrafilé com Cuscuz, *222*, 223
Breus, Michael, 113
British Journal of Nutrition, 126
brócolis, 32, 42, 107, 148, 172
Brócolis com Couve-flor, *254*

Massa Integral ao Molho de Brócolis, *227*
Salmão ao Molho de Limão-siciliano com Brócolis e Tomates, *204*, 205
Sopa de Brócolis com Feijões-brancos, *286*
brotos de bambu, 172
Buettner, Dan, 26
bufês de salada, 263

cabelo, 147-55
condicionadores para, 150
grisalho, 154
café, 108-12, 119
blindado, 108
dor de cabeça e, 117
espresso, para o cabelo, 150
melhorando o sabor do, 111
rótulos do, 110
cafeína, 107-12
dor de cabeça e, 117
cafeterias, 271
cálcio, 89, 161
caldo de sopa:
Caldo Vegetal de Sobrevivência da Lisa, *284*
O Famoso Caldo Vegetal da Lisa, 302
calorias, 15-17, 37, 46, 50, 52, 84, 86, 90, 168, 169, 173
perda de peso e, 89
porções e, 29
queimar as, 88
camarão:
Camarão com Açafrão, 298
Camarão com Limão e Pimenta, 296
Camarão Picante com Quinoa, *208*
Camarão Salteado com Ervas, 252
Salada de Penne com Camarão e Ervas, 216, *217*
câncer, 32, 39, 49, 55, 73, 109
danos ao fígado e, 91
canela, 119, 126, 297
carboidratos, 15, 18, 23, 37
carga glicêmica e, 48
complexos, 46, 49 74, 170
energia e, 46-49, 84, 107

índice glicêmico e, 45, 48, 49

na fórmula do jantar, 247, 250-51, 256-57

no Plano de 21 Dias, 170

pele e, 151

perda de peso e, 84

porções e, 29

simples e refinados, 20, 46, 49, 99, 151, 159, 163

teste da bolacha cream cracker e, 48

ver também fibras; grãos; açúcar

carne, 31, 33, 38, 39, 58, 84, 99, 308

de porco, 38, 169

magra, 38

no Plano de 21 Dias, 169

ver bife

carotenoides, 154, 263

casas de suco e de smoothies, 270

castanhas-d'água, 172

castanhas-de-caju, 62, 141

castanhas-do-pará, 62, 141

cebolas:

Frittata com Pimentões e Cebolas, *76, 311*

Verduras Salteadas com Cebolas, 255

cebolinha:

Asas de Frango com Cebolinha e Gengibre, *324*

Salada de Penne com Camarão e Ervas, 216, *217*

Salada de Rúcula com Ovos Fritos e Aspargos, 228, *229*

Vinagrete de Cebolinha, 238

cenoura, 107, 154

Cenouras Apimentadas, 298

palitos de cenoura, 240

salada de repolho, 143

Salada de Rúcula com Quinoa, 285

Smoothie de Nectarina com Cenoura, 293

Sopa de Cenoura com Curry, *289*

Sopa de Cenoura e Erva-doce, 297

Centro de Pesquisa em Prevenção da Universidade de Yale, 8

cérebro, 21, 46, 63, 64, 132, 136, 137

açúcar e, 51, 107, 117

alimentos-chave para o, 123-29

amígdala cerebral, 125-26

BDNF, 125-26

beta-amiloide no, 125

dor e, 118

exercício e o, 124

fome e, 90

gorduras e, 31, 126

intestino e, 157, 159

memória e, 109, 123-27

neurônios no, 124-25

plasticidade do, 124

cerveja, 249

cevada, 159

chá:

chá de erva-cidreira, 113

de casca de banana, 113

de gengibre, 298

preto, 109, 127

verde, 109, 127, 145, 154

chocolate, 53, 55, 84-85, 117, 127, 153, 328

Biscoitinhos de Chocolate, *328*

Brownies de Chocolate Amargo e Beterraba, *326, 327*

nibs de cacau, 127, 153

Tangerinas Mergulhadas em Chocolate, *101, 329*

chucrute, 160

Circulation, jornal, 40

cirurgia cardíaca, 93-95, 97, 98

Cleveland Clinic, 4, 45

cobre, 141, 154

coco, 155

Sopa de Coco e Couve-flor, 299

coentro:

Batatas-doces em Tiras Assadas no Forno, 211

Camarão Salteado com Ervas, 252

Hambúrguer de Peru ao Molho Mexicano com Batatas-doces em Tiras Assadas no Forno, 211

Milho-painço, Ervas e Nozes, 256

cogumelos, 144

Abóbora-bolota Recheada com Quinoa, 314, *315*

grãos de quinoa, 257

Omelete de Espinafre com Cogumelos, 310

colesterol, 18-19, 22, 32,34, 38, 42, 55, 86,98, 99, 101

exame de sangue para, 20

comendo durante uma viagem, 247-49

comendo fora, *ver* restaurantes

comida de baixo valor nutritivo, 60, 61, 159, 168

comida dietética, 90

comidas da infância, 322-25

cominho, 297

comprar alimentos:
    estratégias para, 65-67, 245
    para o Plano de 21 Dias, 181
    planejando o menu uma semana antes de, 244-47

concentração, 77-78

conexões sociais, 73

constipação, 160-62

contrafilé, 38
    Aveia em Flocos com Maçãs e Amêndoas, *282*
    Salada de Contrafilé com Cuscuz, *222*, 223

coquetel, 272
    Grão-de-bico e Amêndoas Assados com Curry, 273

coração, 46
    alimentos-chave para o, 93-103
    ver também artérias

cortisol, 134

Costa Rica, 26

couve, 107, 148, 151, 288
    Abóbora-bolota Recheada com Quinoa, 314, *315*
    Salada Arco-íris com Verduras Variadas, Frango e Molho de Creme de Leite, *194*, 195
    Salada de Couve com Abacate, Frutas Cítricas e Nozes, *287*
    Salada de Couve, Cranberries e Avelãs, *319*
    Smoothie Megaverde, *288*
    Supersuco de Couve com Pepino, *291*

couve-de-bruxelas, 107, 231
    Chips de Couve-de-bruxelas, 240
    Couve-de-bruxelas Assada com Uvas, 312, *313*
    Frango ao Vinagre Balsâmico com Couve-de-bruxelas e Arroz Integral, *230*, 231

couve-flor, 107, 209, 254
    Arroz de Couve-flor, 210
    Brócolis com Couve-flor, *254*
    Pizza Margherita com Massa de Couve-flor, *202*, 209

Salmão com Mostarda em Crosta de Quinoa e Arroz de Couve-flor, 210
    Sopa de Coco e Couve-flor, 299

couve-nabo, 172

couve-rábano, 170

cranberries, 102
    Salada de Couve, Cranberries e Avelãs, *319*

creme de leite
    Frango Empanado com Salada de Repolho, *322*
    Molho de Creme de Leite, 237
    Salada Arco-íris com Verduras Variadas, Frango e Molho de Creme de Leite, *194*, 195

cúrcuma, 125, 299

curry:
    Batatas-doces Assadas com Gengibre e Curry, *318*
    Grão-de-bico e Amêndoas Assados com Curry, 273
    Sopa de Cenoura com Curry, *289*

demência, 52, 124, 126

depressão, 73, 75, 136-37, 159

derrame cerebral, 39, 51, 52, 66

desejos e tentações, 52, 75, 137, 168
    bactérias intestinais e, 159
    estratégias para resistir, *ver* estratégias
    ideias para satisfazer, 133

desidratação, 116

despensa, 61

diabetes, 17-18, 39, 51, 54, 72, 109, 151, 161
    nervos danificados e, 116
    pré-diabetes, 18
    vinagre e, 84

diarreia, 162

dieta de eliminação, 161, 162

Dieta do Mediterrâneo, 27, 126, 135

digestão, sistema digestivo, 22, 49, 88, 91, 106, 157;
    ver também intestino

doce, 3, 50

doença cardíaca, 19-20, 31-35, 39, 49, 51, 66, 85-86, 97, 109
    conexões sociais, 73
    gordura no fígado e, 91

doença celíaca, 163

Doença de Alzheimer, 124-26
dopamina, 109, 134
dor:
    alimentos-chave para, 115-21
    artrite, 120, 121
    de cabeça, 116-18
    nas articulações, 119
dor de barriga, 160-61
dor de cabeça, 116-18
dor de estômago, 160-61
Dr. Oz Show, The, 4, 87
Dr. Oz The Good Life, 4, 105

edamame 100, 133
    Vegetais com Molho Pesto de Edamame, 241
EGCG, 154
emoções, 132-33
endotoxina, 158
energia, 23, 46, 49, 50, 62, 86, 90, 107-8, 111, 113,
    134
    sustentável, fontes de, 133
    ver também fadiga
erva-doce, 162
    Salada de Penne com Camarão e Ervas, 216, *217*
ervas, 103
    Camarão Salteado com Ervas, 252
    Milho-painço, Ervas e Nozes, 256
    Panko Integral e Frango em Crosta de Ervas, 220,
    221
    Salada de Penne com Camarão e Ervas, 216, *217*
espinafre, 42, 154
    Arroz Selvagem e Ovo, 200, *201*
    Espinafre Baby Salteado, 298
    Omelete de Espinafre com Cogumelos, 310
    Smoothie de Abacate com Espinafre, *285*
    Smoothie Energizante de Mirtilo, *283*
    Smoothie Megaverde, *288*
espresso, para o cabelo, 150
Esselstyn, Caldwell, 101
estratégias, 57-67
    de planejamento e registro das refeições, 67
    mais "sim" e menos "não", 62-64

para comprar alimentos, 65-67
    reformulação do ambiente, 59-62
estresse, 21, 42, 75, 134
European Heart Journal, 102
exames de sangue, 20
excesso de peso, 52, 127
exercícios:
    café e, 111
    cérebro e, 124
    no Plano de 21 Dias, 171
exercícios e o cérebro, 124

faculdade de medicina, 3-4
fadiga, 21, 75
    alimentos-chave para a, 105-13
fazer dieta, 78-79, 85
Federação Mundial do Coração, 34
feijão, 46, 58, 85, 159, 308
    Arroz, Feijão-preto e Abacate, 214, *215*
    Chili Vegetariano com Arroz Integral, *290*
    hambúrgueres de, 37
    no Plano de 21 Dias, 169
    Ovos com Molho e Feijões, *187*
    Salmão com Legumes, 192, *193*
    Sanduíche de Vegetais, *199*
    Sopa de Brócolis com Feijões-brancos, *286*
    ver também grão-de-bico
feijão-cannellini, 85
feijão-carioca, 85
    Chili Vegetariano com Arroz Integral, *290*
feijão-de-lima
feijões-brancos, 308
    Sopa de Brócolis com Feijões-brancos, *286*
feijões-pretos:
    Arroz, Feijão-preto e Abacate, 214, *215*
    Ovos com Molho e Feijões, *187*
    Salmão com Legumes, 192, *193*
    Sanduíche de Vegetais, *199*
ferro, 141
fibras, 22, 32, 41, 46, 47, 49, 58, 99, 159-62
    nas frutas, 43
    perda de peso e, 84

ÍNDICE REMISSIVO • 339

figos, 117

fitonutrientes, 127, 154

flavonoides, 153

folhas verdes, 58
   Salada Arco-íris com Verduras Variadas, Frango e Molho de Creme de Leite, *194*, 195
   Supersalada Verde com Frango e Queijo Parmesão, 196
   Verduras Salteadas com Cebolas, 255
   ver também couve; espinafre; acelga

fome, 61-62, 84, 89-91, 134

força de vontade, 89-90

framboesas, 155

frango, 22, 38, 107
   A Canja de Galinha da Família Oz, *140*, 303
   Arroz Frito com Frango, *225*
   Arroz, Feijão-preto e Abacate, 214, *215*
   Asas de Frango com Cebolinha e Gengibre, *324*
   Frango ao Vinagre Balsâmico com Couve-de-bruxelas e Arroz Integral, *230*, 231
   Frango Assado com Páprica Defumada, 299
   Frango com Laranja e Azeitonas, *253*
   Frango Empanado com Salada de Repolho, *322*
   iscas de frango, 307
   métodos de criação e, 40
   Panko Integral e Frango em Crosta de Ervas, 220, *221*
   Penne Integral com Frango, *206*
   Salada Arco-íris com Verduras Variadas, Frango e Molho de Creme de Leite, *194*, 195
   Salada no Pote, *190*, 198
   sopa de galinha, 139-40, 144, 145
   Supersalada Verde com Frango e Queijo Parmesão, 196

freezer, 58, 59

frutas, 41-45, 58, 60, 64, 102, 126, 133, 135, 143-44
   açúcar nas, 43
   bebidas com frutas, 42
   lecitina nas, 43
   no Plano de 21 Dias, 170-71
   redução de peso e, 84

frutas cítricas:

Salada de Couve com Abacate, Frutas Cítricas e Nozes, *287*
Smoothie de Laranja com Banana, *281*
ver também limão; laranja

frutas vermelhas, 126
   amoras, 70, 71
   framboesas, 155
   Iogurte Grego com Frutas Vermelhas, *186*
   morangos, 142, 152, 248, 308
   Salada de Couve, Cranberries e Avelãs, *319*
   Smoothie de Melão com Amora, 293
   ver mirtilos

frutose, 43

geladeira, 58-60

gengibre, 162, 297-98
   Asas de Frango com Cebolinha e Gengibre, *324*
   Batatas-doces Assadas com Gengibre e Curry, *318*
   Biscoitinhos de Chocolate, *328*

ghee, 33

glicogênio, 16

glicose (açúcar no sangue), 15, 17-22, 42, 43, 46, 54, 62, 84, 99, 134, 161
   carga glicêmica, 48
   cérebro e, 51, 107, 117
   exame de sangue para, 20
   índice glicêmico (IG) e, 45, 48, 49

gordura corporal, 16, 17, 20, 21, 37, 39, 50, 85, 86, 90
   ver também peso; perda de peso
   visceral vs. subcutânea, 17

gordura no fígado, 91

gorduras, 15, 20, 23, 30, 37, 39, 58, 119, 121, 136, 151, 168
   alimentos com baixo teor de gordura, 90
   antioxidantes e, 148
   cérebro e, 31, 126
   monoinsaturadas e poli-insaturadas, 35
   na maionese, 34
   no Plano de 21 Dias, 171
   nos laticínios, 39-40
   ômega-3, 34, 35, 37, 84, 119-20, 126, 135-37, 150-51, 154

ômega-6, 34, 35, 119-20, 137
perda de peso e, 84
proteína e, 51-52
saturadas, 19, 22, 31-35, 38, 39, 99, 102, 126
saudáveis, 31-35, 84, 99, 100, 107
trans, 33-35
ver manteiga
gorduras ômega-3, 34, 35, 37, 84, 119-20, 126, 135-37, 150-51, 154
gorduras ômega-6, 34, 35, 119-20, 137
grão-de-bico, 60, 85, 133, 154, 252
Grão-de-bico com Molho de Tomate, *252*
Grão-de-bico Torrado, 241
Grãos-de-bico e Amêndoas Assados com Curry, *60*, 273
Hambúrguer de Grão-de-bico Mediterrâneo, *218*, 219
Sanduíche de Pasta de Grão-de-bico no Pão-árabe, 297
grãos:
integrais, 40, 46, 47, 49
na fórmula para o jantar, 247, 250-51, 256-57
grãos como acompanhamento:
Milho-painço, Ervas e Nozes, 256
Quinoa, 257
Quinoa com Limão, 256
grãos integrais, 40, 46, 47, 49
Grécia, 26
Iogurte Grego com Frutas Vermelhas, *186*
grelina, 90-91

hábitos,
mudança de, 63, 168
troca de palavra e, 65
hambúrgueres, 37, 308
Hambúrguer de Grão-de-bico Mediterrâneo, *218*, 219
Hambúrguer de Peru ao Molho Mexicano com Batatas-doces Fritas Assadas no Forno, 211
hambúrgueres vegetarianos, 37
hipotálamo, 90
homus, 133

defumado, *60*, 241
Homus Defumado com Vegetais, 241
hormônios, 40, 132, 134,157
adiponectina, 121
dopamina, 109, 134
grelina, 90-91
leptina, 90, 91
serotonina, 112, 117, 134, 157, 159
Hospital Presbiteriano de Nova York, 4
humor, 21, 55, 109
alimentação emocional e, 73-77, 132-34
depressão, 73, 75, 136-37, 159
intestino e, 159
alimentos-chave para o mau, 131-37

Ilardi, Stephen Scott, 136-137
Inchaço abdominal, 162
índice de massa corporal (IMC), 64
índice glicêmico (IG), 49 ,48 ,45
inflamação, 19-21, 42, 43, 49, 62, 73, 98, 126, 127, 136, 137, 140, 142-43, 155, 161
bactérias e, 158
dor e, 118-21
gordura no fígado e, 91
pele e, 151, 153
problemas causados pela, 23
insônia, 113
insulina, 17-18, 20-21, 46, 49, 50, 60, 84-86, 127, 134
International Journal of Obesity, 84
intestino, 43
alimentos-chave para, 157-63
bactérias no, 39, 158-60
cérebro e o, 157, 159
iogurte, 38, 58, 60, 87, 133, 145, 160, 161
Iogurte Grego com Frutas Vermelhas, *186*
Parfait de Mirtilo com Aveia, *188*
Salada de Couve, Cranberries e Avelãs, *319*
Smoothie de Laranja com Banana, *281*
Smoothie Energizante de Mirtilo, *283*
Supersuco de Couve com Pepino, *291*

jantares, Plano de 21 Dias, 61, 203-34

Acelga com Ovos, 232, *233*

Arroz Frito com Frango, *225*

Arroz, Feijão-preto e Abacate, 214, *215*

Bife de Tofu à Moda Asiática com Espaguete, *226*

Camarão Picante com Quinoa, *208*

Camarão Salteado com Ervas, 252

Chili Vegetariano com Arroz Integral, *290*

fórmula para, 247, 250-57

Frango ao Vinagre Balsâmico com Couve-de-bruxelas e Arroz Integral, *230*, 231

Frango com Laranja e Azeitonas, *253*

Frango Empanado com Salada de Repolho, *322*

Grão-de-bico com Molho de Tomate, *252*

Hambúrguer de Grão-de-bico Mediterrâneo, *218*, 219

Hambúrguer de Peru ao Molho Mexicano com Batatas-doces em Tiras Assadas no Forno, 211

Lentilhas Temperadas com Vagens Assadas e Quinoa, 207

Macarrão e Queijo com Abóbora-menina, *323*

Panko Integral e Frango em Crosta de Ervas, 220, *221*

Penne Integral à Putanesca com Atum, 234

Penne Integral com Frango, *206*

Pizza Margherita com Massa de Couve-flor, *202*, 209

Salada de Contrafilé com Cuscuz, *222*, 223

Salada de Penne com Camarão e Ervas, 216, *217*

Salada de Rúcula com Ovos Fritos e Aspargos, 228, *229*

Salmão ao Molho de Limão-siciliano com Brócolis e Tomates, *204*, 205

Salmão com Mostarda em Crosta de Quinoa e Arroz de Couve-flor, 210

Salmão em Pedaços e Ovos Fritos com Gema Mole, *212*, 213

Sopa de Lentilhas com Vegetais, *292*

Supersuco de Couve com Pepino, *291*

Tacos de Tilápia à New Orleans, *182*, 224

Japão, 26

jejum, 86

jicama, 159, 170

Journal of Nutrition, 153-154

Journal of the American Medical Association, 126

Katz, David, 8

kefir, 145, 160

kimchi, 160

lagosta, 33

lanches, 87, 107

  antes de ir dormir, 112

  Asas de Frango com Cebolinha e Gengibre, *324*

  ideias para, 133, 239-41

  ovos como, 305

  pouco esforço, 240

  pronto para comer, 239

  Smoothie de Melão com Amora, 293

  Smoothie de Pêssego com Mirtilo, 293

  Smoothie Pequeno de Nectarina com Cenoura, 293

  ver pipoca

laranja:

  Frango com Laranja e Azeitonas, *253*

  Ovos Mexidos com Fatias de Frutas, *280*

  Salada de Couve com Abacate, Frutas Cítricas e Nozes, *287*

  Smoothie de Laranja com Banana, *281*

laticínios, 34, 39-40, 99

  kefir, 145, 160

  manteiga, 33, 34, 108, 308

  ver também queijo; leite; iogurte

L-carnitina, 31-33, 39

lecitina, 43

leite, 38-40, 58

  alternativas ao, 39, 108

  cúrcuma, 113

  intolerância à lactose e, 33

  Pasta de Amendoim, Aveia com Iogurte e Banana no Pote, 189

leite de cânhamo, 108

Lemole, Gerald, 5-6, 147

lentilhas, 85, 154, 207

  Lentilhas Temperadas com Vagens Assadas e Quinoa, 207

  Sopa de Lentilhas com Vegetais, *292*

leptina, 90, 91

licopeno, 26, 27, 45, 148, 263, 268

lignana, 126-127, 306

limão:

    água quente com, 108

    Camarão com Limão e Pimenta, 296

    peixe e, 120

    Quinoa com Limão, 256

    Salada de Couve com Abacate, Frutas Cítricas e Nozes, *287*

    Salmão ao Molho de Limão-siciliano com Brócolis e Tomates, *204*, 205

longevidade, 28

L-triptofano, 112

Luigi, 25-26, 39, 136, 300

macadâmias, 62

macarrão, *ver* massa e macarrão

Maçãs, 75, 98, 159

    Aveia em Flocos com Maçãs e Amêndoas, *282*

    ideias para, 143

    Supersuco de Maçã com Amêndoas, *282*

magnésio, 42, 55, 113

Maimônides, Moisés, 139

maionese, 34, 308

Mal de Alzheimer, confusão mental, 126

manganês, 155

mangostim, 170

manteiga, 33, 34, 108, 308

manteiga de amêndoa, 155

    leite de amêndoas, 108

    Smoothie de Laranja com Banana, *281*

    Smoothie Megaverde, *288*

    Smoothie Energizante de Mirtilo, *283*

    Supersuco de Maçã com Amêndoas, *282*

manteiga de amendoim, 112, 133

    Pasta de Amendoim, Aveia com Iogurte e Banana no Pote, *189*

manteiga de oleaginosas, 58, 100

massa e macarrão, 40, 154

    Bife de Tofu à Moda Asiática com Espaguete, *226*

    carga glicêmica e, 48

Macarrão e Queijo com Abóbora-menina, *323*

Massa com Sementes de Erva-doce e Molho de Tomate, 297

Massa Integral ao Molho de Brócolis, *227*

Penne Integral à Putanesca com Atum, 234

Penne Integral com Frango, *206*

Salada de Penne com Camarão e Ervas, 216, *217*

tipos alternativos de, 163

Mayo Clinic, 4

mel, 54, 145, 155

melancia, 152

melão-cantaloupe, 152

melatonina, 112, 113

melões, 152

    Smoothie de Melão com Amora, 293

memória, 109, 123-27

mercúrio, 128-29

metionina, 154

microbioma, 158-60, 173

milho, 43, 224

    Arroz, Feijão-preto e Abacate, 214, *215*

    Tacos de Tilápia à New Orleans, *182*, 224

minerais, 29, 42, 46, 49, 140-43

mirtilos, 102, 127, 188

    Parfait de Mirtilo com Aveia, *188*

    Smoothie de Pêssego com Mirtilo, 293

    Smoothie Energizante de Mirtilo, *283*

    Supersuco de Couve com Pepino, *291*

missô, 160

Moalem, Sharon, 48

Molecules, 299

Molho, com:

    Hambúrguer de Peru ao Molho Mexicano com Batatas-doces em Tiras Assadas no Forno, 211

    Ovos com Molho e Feijões, *187*

molho de soja, 160

molhos, 45, 235-38

    Molho de Creme de Leite, 237

    Molho de Vinagre de Xerez, 237

    Molho para Temperar Salada, 297

    Vinagrete Clássico, 236

    Vinagrete de Cebolinha, 238

ÍNDICE REMISSIVO • 343

Vinagrete de Mostarda Dijon, 236
Vinagrete de Vinho Tinto, 238
molhos para salada, *ver* molhos
morangos, 142, 152, 248, 308
mostarda:
Salmão com Mostarda em Crosta de Quinoa e Arroz de Couve-flor, 210
Smoothie Pequeno de Nectarina com Cenoura, 293
Vinagrete de Mostarda Dijon, 236
músculos, 37, 46

nabo, 172
nervos, 116, 118
nibs de cacau, 127, 153
nitratos, 117
nozes, 32, 62, 151
Milho-painço, Ervas e Nozes, 256
nozes-pecãs, 32, 62
Batatas-doces Assadas com Gengibre e Curry, *318*
Salada de Couve com Abacate, Frutas Cítricas e Nozes, *287*
noz-moscada, 298

oleaginosas, 30, 31, 41, 58, 60-62, 100, 107
amendoins, 32, 62
benefícios das, 32
Biscoitinhos de Chocolate, *328*
Brasil, 62
castanha-de-caju, 62
macadâmia, 62
ver também amêndoas; avelãs; nozes-pecãs; pistaches; nozes
oleocanthal, 121
óleo de coco, 108 ,55 ,35
óleo de palma, 55
óleos, 100 ,99 ,34
de coco, 35, 55, 108
de oliva, *ver* azeite de oliva
óleos de peixe, 120
omeletes:
omelete com vegetais, 154
Omelete de Espinafre com Cogumelos, 310

Organização Mundial da Saúde, 52
Ornish, Dean, 94-101
Os 3 Dias de Purificação Alimentar, 277-93
almoço nos, 285-87
Aveia em Flocos com Maçãs e Amêndoas, *282*
café da manhã nos, 280-83
Caldo Vegetal de Sobrevivência da Lisa, *284*
Chili Vegetariano com Arroz Integral, *290*
jantar nos, 289-92
menu para, 278-79
Ovos Mexidos com Fatias de Frutas, *280*
Salada de Couve com Abacate, Frutas Cítricas e Nozes, *287*
Smoothie de Abacate com Espinafre, *285*
Smoothie de Laranja com Banana, *281*
Smoothie de Melão com Amora, 293
Smoothie de Pêssego com Mirtilo, 293
Smoothie Energizante de Mirtilo, *283*
Smoothie Megaverde, *288*
Smoothie Pequeno de Nectarina com Cenoura, 293
smoothies pequenos nos, 293
Sopa de Brócolis com Feijões-brancos, *286*
Sopa de Lentilhas com Vegetais, *292*
Supersuco de Couve com Pepino, *291*
Supersuco de Maçã com Amêndoas, *282*
ovos, 58, 88, 195
Acelga com Ovos, 232, *233*
Arroz Selvagem e Ovo, 200, *201*
como lanche, 305
Frittata com Pimentões e Cebolas, *76, 311*
omelete com vegetais, 154
Omelete de Espinafre com Cogumelos, 310
Ovos com Molho e Feijões, *187*
Ovos Mexidos com Fatias de Frutas, *280*
Ovos Mexidos Defumados, 299
Salada Arco-íris com Verduras Variadas, Frango e Molho de Creme de Leite, *194*, 195
Salada de Rúcula com Ovos Fritos e Aspargos, 228, *229*
Salmão em Pedaços e Ovos Fritos com Gema Mole, *212*, 213
tempo de cozimento dos ovos, 305

Oz, Arabella, 150-51

Oz, Lisa, 5-6, 69, 71, 72, 74, 78, 106, 108, 116, 147-48, 249

    Caldo Vegetal de Sobrevivência da Lisa, *284*

    O Famoso Caldo Vegetal da Lisa, 302

Oz, Oliver, 73, 74

Oz, Zoe, 162-63

palmito, 172

    Salada no Pote, *190*, 198

pâncreas, 17

pão, 40, 49

    Aveia em Flocos com Maçãs e Amêndoas, *282*

    café da manhã, Plano de 21 Dias, 185-89, 247, 248

    Frittata com Pimentões e Cebolas, *76, 311*

    Iogurte Grego com Frutas Vermelhas, *186*

    Mingau de Quinoa, 297

    Omelete de Espinafre com Cogumelos, 310

    Ovos com Molho e Feijões, *187*

    Ovos Mexidos com Fatias de Frutas, *280*

    Parfait de Mirtilo com Aveia, *188*

    Pasta de Amendoim, Aveia com Iogurte e Banana no Pote, 189

    Salada de Rúcula com Ovos Fritos e Aspargos, 228, *229*

    Smoothie de Laranja com Banana, *281*

    Smoothie de Pêssego, 189

    Smoothie Energizante de Mirtilo, *283*

    Supersuco de Maçã com Amêndoas, *282*

papaia, 42, 162

páprica, 299

peixes e frutos do mar, 30, 31, 78, 107, 117, 120, 126, 137

    em restaurantes, 34, 267

    fraudes com, 34

    limão servido com, 120

    mercúrio nos, 128-29

    no Plano de 21 Dias, 169

    Tacos de Tilápia à New Orleans, *182*, 224

    ver também salmão; camarão; atum

pele, 147-55

    colágeno e elastina na, 151, 153-55

    massagem esfoliante para a, 149, 150

    rosácea e acne, 151

pepinos, 152

    Pasta de Alcachofra com Pepinos, 241

    Sanduíche de Vegetais, *199*

    Smoothie de Abacate com Espinafre, *285*

    Supersuco de Couve com Pepino, *291*

peras:

    Peras Caramelizadas, 298

peru, 38

    Hambúrguer de Peru ao Molho Mexicano com Batatas-doces em Tiras Assadas no Forno, 211

    hambúrgueres de, 37

    Sanduíche de Peito de Peru, *197*

Pes, Gianni, 26

peso:

    excesso de peso, 52, 127

    manter o, 168

pêssegos:

    Smoothie de Pêssego, 189

picles, 84, 160

pimenta-do-reino, 296

pimenta-malagueta, 66

    Chili Vegetariano com Arroz Integral, *290*

    pimenta-vermelha em flocos, 298

pimentão, 148, 154

    descascar, 43

    Frittata com Pimentões e Cebolas, *76, 311*

    Molho de Pimentão, 299

    Salada Arco-íris com Verduras Variadas, Frango e Molho de Creme de Leite, *194*, 195

    Salada no Pote, *190*, 198

    Salmão em Pedaços e Ovos Fritos com Gema Mole, *212*, 213

    Tacos de Tilápia à New Orleans, *182*, 224

pimenta-vermelha em flocos, 298

pipoca, 133, 240, 308

    condimentos para, 330

pistaches, 32, 62

    Tangerinas Mergulhadas no Chocolate, *101*, 329

pizza, 148

    Pizza Margherita com Massa de Couve-flor, *202*, 209

sugestões para, 304
planejamento, 59-62, 244-47
planejamento do menu, 244-47
Plano de 21 Dias, 2, 9, 86, 167-81
  açúcar no, 51-52, 168, 171-73
  carboidratos no, 170
  carne no, 169
  compras para o, 181
  exercícios no, 171
  frutas no, 170-71
  gorduras no, 171
  grãos no, 169
  homens e o, 173
  ingestão de água no, 169-70
  linhas gerais do, 169-73
  peixe no, 169
  proteína no, 170
  semana 1, 175
  semana 2, 177
  semana 3, 179
  vegetais no, 170, 172
polifenóis, 109
porco, 38, 169
potássio, 42, 113, 161
povo Kaluli, 136-37
prebióticos, 151, 159
pressão arterial, 18, 42, 51, 55, 73, 98, 99, 127, 161
  valores para a, 20
probióticos, 145, 160, 162
proteínas, 15, 23, 30, 58, 107
  gorduras e, 51-52
  ideais, 36-40, 84
  na fórmula de jantar, 247, 250-53
  no Plano de 21 Dias, 170
  pó de, 38
  redução de peso e as, 84
purificações, 277
  ver também Os 3 Dias de Purificação Alimentar

queijo, 39-40, 117, 301
  Abóbora-bolota Recheada com Quinoa, 314, *315*
  Frittata com Pimentões e Cebolas, *76*, *311*

Hambúrguer de Grão-de-bico Mediterrâneo, *218*, 219
Massa Integral ao Molho de Brócolis, *227*
Pizza Margherita com Massa de Couve-flor, *202*, 209
queijo cottage, 38, 301
Salada de Rúcula com Ovos Fritos e Aspargos, 228, *229*
Salada de Rúcula com Quinoa, 285
Supersalada Verde com Frango e Queijo Parmesão, 196
Torradas com Queijo Feta, 298
queijo cheddar:
  Frittata com Pimentões e Cebolas, *76*, *311*
  Macarrão e Queijo com Abóbora-menina, *323*
queijo de cabra:
  Abóbora-bolota Recheada com Quinoa, 314, *315*
  Salada de Rúcula com Quinoa, 285
queijo feta:
  Hambúrguer de Grão-de-bico Mediterrâneo, *218*, 219
  Torradas com Queijo Feta, 298
queijo parmesão:
  Massa Integral ao Molho de Brócolis, *227*
  Pizza Margherita com Massa de Couve-flor, *202*, 209
  Salada de Rúcula com Ovos Fritos e Aspargos, 228, *229*
  Supersalada Verde com Frango e Queijo Parmesão, 196
queijo tipo mussarela, 301
  Pizza Margherita com Massa de Couve-flor, *202*, 209
quercetina, 102
quiabo, 172
quinoa, 198, 308
  A Canja de Galinha da Família Oz, *140*, 303
  Abóbora-bolota Recheada com Quinoa, 314, *315*
  Camarão Picante com Quinoa, *208*
  Frango Empanado com Salada de Repolho, *322*
  Grãos de Quinoa, 257
  Lentilhas Temperadas com Vagens Assadas e Quinoa,

346 • FUJA DA FARMÁCIA

207
Mingau de Quinoa, 297
Quinoa com Limão, 256
Salada de Rúcula com Quinoa, 285
Salada no Pote, *190*, 198
Salmão com Mostarda em Crosta de Quinoa e Arroz de Couve-flor, 210

rabanete daikon, 172
rabanetes, 172
Salada Arco-íris com Verduras Variadas, Frango e Molho de Creme de Leite, *194,* 195
radicais livres, 19, 155
receitas, 183-241
redução de peso, 78, 168
açúcar e, 84-85
alimentos-chave para a, 83-91
calorias e, 89
carboidratos e, 84
disposição para a, 87-88
e equilíbrio entre quantidade e qualidade de alimentos, 88-89
frutas e, 84
gorduras e, 84
jejum e, 86
preparação para emergências e, 89-91
proteínas e, 84
vegetais e, 84
ver fazer dieta
refeições:
Agente Revitalizador, 21-23
conexão e, 70-73
preparar antecipadamente as, 27
pular as, 117
Sabotador Sorridente, 16-22
tamanho das porções nas, 27, 89, 106
refrigerante dietético, 52, 117
repolho
chucrute, 160
salada de repolho, 143
Salada no Pote, *190*, 198
resfriado, 140, 145

restaurantes, 243-44, 249, 250
bufês de salada, 263
bufês de sopas, 268
cadeias de restaurantes e *fast-food*, 274-75
cafeterias, 271
casas de suco e de smoothies, 270
comida chinesa, 59, 258
comida italiana, 261
comida mexicana, 262
frutos do mar nos, 34, 267
quentinhas de, 65
sanduicherias, 264
resveratrol, 28, 32, 102, 121
Rohwedder, Otto Frederick, 49
Roizen, Mike, 45
rosácea, 151
rótulos dos alimentos, 110
no café, 110
sabores nos, 66
tipos de açúcar nos, 53, 173
rúcula:
Bife de Tofu à Moda Asiática com Espaguete, *226*
Salada de Rúcula com Ovos Fritos e Aspargos, 228, *229*
Salada no Pote, *190*, 198

sabores, naturais e artificiais, 66
Sabotador Sorridente, 16-22
sal, 29, 103
saladas, 247
de salmão, 136
Frango Empanado com Salada de Repolho, *322*
Salada Arco-íris com Verduras Variadas, Frango e Molho de Creme de Leite, *194*, 195
Salada de Contrafilé com Cuscuz, *222*, 223
Salada de Couve com Abacate, Frutas Cítricas e Nozes, *287*
Salada de Couve, Cranberries e Avelãs, *319*
Salada de Penne com Camarão e Ervas, 216, *217*
salada de repolho, 143
Salada de Rúcula com Ovos Fritos e Aspargos, 228, *229*

Salada de Rúcula com Quinoa, 285
Salada no Pote, *190*, 198
Supersalada Verde com Frango e Queijo Parmesão, 196
salmão, 120, 126, 136
   ideias para, 136
   Salmão ao Molho de Limão-siciliano com Brócolis e Tomates, *204*, 205
   Salmão com Legumes, 192, *193*
   Salmão com Mostarda em Crosta de Quinoa e Arroz de Couve-flor, 210
   Salmão com Sementes de Erva-doce, 297
   Salmão em Pedaços e Ovos Fritos com Gema Mole, *212*, 213
salsa:
   Camarão Salteado com Ervas, 252
   Milho-painço, Ervas e Nozes, 256
   Panko Integral e Frango em Crosta de Ervas, 220, *221*
sanduicherias, 264
sanduíches:
   Hambúrguer de Grão-de-bico Mediterrâneo, *218*, 219
   Hambúrguer de Peru ao Molho Mexicano com Batatas-doces em Tiras Assadas no Forno, 211
   hambúrgueres, 37
   Sanduíche de Pasta de Grão-de-bico no Pão-árabe, 297
   Sanduíche de Peito de Peru, *197*
   Sanduíche de Vegetais, *199*
Sardenha, 25-26
sardinhas, 89
selênio, 141, 155
sementes, 41, 100, 126-27, 306
   de abóbora, 126, 241, 306
   de cânhamo, 306
   de chia, 87, 151, 154, 161, 306
   de girassol, 306
   de erva-doce, 162, 297
   de linhaça, 126, 306
   de romã, 155
   Biscoitinhos de Chocolate, *328*

ver sementes de gergelim
sementes comestíveis, 85
sementes de gergelim, 126
   Salmão com Mostarda em Crosta de Quinoa e Arroz de Couve-flor, 210
serotonina, 112, 117, 134, 157, 159
sistema imune, 19, 20, 28, 32, 42, 73, 158
   alimentos-chave para o, 139-45
   bactérias do intestino e, 159
smoothies, 154
   fórmula para, 309
   Smoothie de Abacate com Espinafre, *285*
   Smoothie de Banana com Tâmaras, *297*
   Smoothie de Laranja com Banana, *281*
   Smoothie de Melão com Amora, *293*
   Smoothie de Nectarina com Cenoura, *293*
   Smoothie de Pêssego com Mirtilo, *293*
   Smoothie de Pêssego, 189
   Smoothie Energizante de Mirtilo, *283*
   Smoothie Megaverde, *288*
   Smoothie Pequeno de Nectarina com Cenoura, 293
sobremesas, 64-65, 101, 249, 326-29
   Biscoitinhos de Chocolate, *328*
   Brownies de Chocolate Amargo e Beterraba, *326*, 327
   "Sorvete" de Banana, *329*
   Tangerinas Mergulhadas no Chocolate, *101*, 329,
sodas, 52, 63, 64, 111, 117
solidão, 78-79
sono, 107, 112-13
sopas, 60, 297, 299
A Canja de Galinha da Família Oz, *140*, 303
   bufê de, 268
Caldo Vegetal de Sobrevivência da Lisa, *284*
frango, 139-40, 144, 145
Sopa de Brócolis com Feijões-brancos, *286*
Sopa de Cenoura com Curry, *289*
Sopa de Cenoura e Erva-doce, 297
Sopa de Coco e Couve-flor, 299
Sopa de Lentilhas com Vegetais, *292*
sorvete, 59-60, 90
   "Sorvete" de Banana, 329, *329*

suco, 42, 58

suco de cereja-ácida, 113

superalimentos, 2, 28

tamanho das porções, 27, 89, 106

tangerinas, 329

    Tangerinas Mergulhadas em Chocolate, *101*, *329*

temperos, 103, 296-97

tentações, *ver* desejos e tentações

The New York Times, 107

Tilápia:

    Tacos de Tilápia à New Orleans, *182*, 224

tiramina, 117

tireoide, 162-63

tofu, 226

    Bife de Tofu à Moda Asiática com Espaguete, *226*

tomates, 26, 27, 152

    Camarão Picante com Quinoa, *208*

    Chili Vegetariano com Arroz Integral, *290*

    cozinhando, 45, 148

    descascando, 43

    Grão-de-bico com Molho de Tomate, *252*

    Hambúrguer de Peru ao Molho Mexicano com Batatas-doces Fritas Assadas no Forno, 211

    Massa com Sementes de Erva-doce e Molho de Tomate, 297

    Ovos Mexidos com Fatias de Frutas, *280*

    Penne Integral à Putanesca com Atum, 234

    Penne Integral com Frango, *206*

    "pizzas" de tomate, 240

    Salada Arco-íris com Verduras Variadas, Frango e Molho de Creme de Leite, *194*, 195

    Salada no Pote, *190*, 198

    Salmão ao Molho de Limão-siciliano com Brócolis e Tomates, *204*, 205

    salteados com azeite de oliva, 26

    Sanduíche de Vegetais, *199*

    secos ao sol, 40

    Sopa de Lentilhas com Vegetais, *292*

tosse, 54, 145

triglicerídeos, 51, 86

trigo, 49, 161

trigo integral, 40

    Panko Integral e Frango em Crosta de Ervas, 220, *221*

    Penne Integral com Frango, *206*

triptofano, 112

tristeza, 134

Universidade da Califórnia, 51

Universidade de Columbia, 4, 27

Universidade de Cornell, 59, 67, 245

Universidade de Harvard, 4, 34, 43, 109, 161

Universidade de Nova York, 84

Universidade da Pensilvânia, 4

Universidade de Stanford, 4

Universidade de Warwick, 135

Universidade do Arizona, 127

Universidade do Texas, 73

Universidade Jesuíta de Wheeling, 126

uvas, 145

    Couve-de-bruxelas Assada com Uvas, 312, *313*

vagens, 85

    Lentilhas Temperadas com Vagens Assadas e Quinoa, 207

    Vagens com Gengibre, 298

    Vagens com Molho de Tahine, *316*, 317

vegetais, 22, 41-46, 58, 60, 64, 102, 121, 126, 135, 143-44, 172

    Arroz Frito com Frango, *225*

    Caldo Vegetal de Sobrevivência da Lisa, *284*

    com amido, 43-45

    crucíferos, 107

    lecitina nos, 43

    na fórmula de jantar, 247, 250-51, 254-55

    no Plano de 21 Dias, 170, 172

    O Famoso Caldo Vegetal da Lisa, 302

    omelete, 154

    redução de peso e, 84

    Sopa de Lentilhas com Vegetais, *292*

    sucos e bebidas, 42, 58, 145

    ver também vegetais como acompanhamento;

vegetais como acompanhamento:

Abóbora-bolota Recheada com Quinoa, 314, *315*
Batatas "Fritas" Assadas, *325*
Batatas-doces Assadas com Gengibre e Curry, *318*
Brócolis com Couve-flor, *254*
Couve-de-bruxelas Assada com Uvas, 312, *313*
em ocasiões especiais, 312-20
Salada de Couve, Cranberries e Avelãs, *319*
Vagens com Molho de Tahine, *316*, 317
Vegetais Assados com Molho de Azeitona, 320, *321*
Vegetais Assados, *255*
Verduras Salteadas com Cebolas, 255
vegetarianos e veganos, 84, 135
vinagrete:
Molho de Vinagre de Xerez, 237
Vinagrete Clássico, 236
Vinagrete de Cebolinha, 238
Vinagrete de Mostarda Dijon, 236

Vinagrete de Vinho Tinto, 238
vinagre, 45, 84
vinho, 26-28, 102, 117, 120, 121, 127, 249, 300
vitaminas, 29, 41, 140-43, 148
A, 144
B, 135, 154
C, 142, 148, 155
D, 161
E, 32, 155

Wansink, Brian, 59

Zappa, Frank, 7
zinco, 42, 141, 154
Zonas Azuis, 26-27, 136, 300

CRÉDITOS DAS IMAGENS

CAPA
Dr. Oz photographed by Andrew Eccles
Styling by Allison St. Germain
Hair by Anne Sampogna
Grooming by Linda Melo
Prop styling by Courtney de Wet at Big Leo
Food styling by Christopher Barsch

Jorgen Ahlstrom/Prêt-a-manger: 130
Alamy: 284
Burcu Avsar: 138, 233
Jesus Ayala/Studio D: 161
Andrew Brooks/Gallery Stock: 94
Jamie Chung: 54 (bottom)
Christopher Coppola: 146, 149
Craig Cutler: 56
Zach DeSart: 33, 53, 87, 329 (top)
Marc Dimov/Offset: 128 (tilefish)
Andrew Eccles: x
Philip Friedman/Studio D: 113
Beth Galton: 10
Bryan Gardner: 27, 30, 154 (top), 172, 186, 265
Getty Images: 22 (broccoli), 41 (broccoli), 55, 64, 128 (sea bass), 143, 271, 325; Two Meows: VI; Thomas Northcut: 28; Joseph De Leo: 60 (top); Maren Caruso: 80, 164, 235; Patrizia Savarese: 92; Rita Maas: 103, 114; Microzoa: 108; Gerhard Bumann/StockFood: 111; Tetra Images: 119; David Murray: 120; Keith Ferris: 125; Roger Dixon: 128 (mackerel), 170 left; Robert George Young: 129 (snapper);

Flickr RF: 129 (anchovies); Greg Pease: 129 (crab); MIXA Co. Ltd: 129 (trout); Steve Cohen: 133 (bottom); StockFood Creative: 142; Sally Williams Photography: 144 (garlic); Karl Newedel: 150; Stockbyte: 151 (bottom); Siede Preis: 152; Fotografia Basica: 160; Ian O'Leary: 162; Cultura RM Exclusive/Danielle Wood: 174; Jill Fromer: 248 (bottom right); Sino Images: 259; The Picture Pantry/Violeta Pasat: 260; Daniel Boud: 266; Maximilian Stock Ltd: 294; Imagewerks: 330 (flavorings); Laura Flugga: 330 (popcorn)
Jeff Harris/Studio D: 52 (top), 102, 110, 121, 133 (top), 240 (top), 262, 270, 306
Patricia Heal: 104, 140, 144 (sweet potato, mushrooms), 145, 156
Raymond Hom: 101, 204, 296–299, 313, 315, 316, 318, 328, 329 (bottom)
iStock: 16, 21, 22 (chicken, fries), 31 (top row), 39, 40, 41 (all photos except broccoli), 46 (all photos), 50 (all photos), 52 (bottom), 66, 70, 85, 107, 112, 116, 127, 128 (grouper), 129 (carp), 158, 170 (middle), 170 (right), 274, 300, 301, 308
Devon Jarvis: 117
Matt Jones: 58
John Kernick: 176
Yunhee Kim: x, 36, 47, 89, 166
David A. Land: 180
Erika LaPresto/Studio D: 54 (top)
David Lawrence/Studio D: 100
Stephen Lewis/Art + Commerce: 136

Ryan Liebe: 182, 202
Jeff Lipsky: 5, 51, 72, 75 (right)
Pernille Loof: 88, 184, 305
Cindy Luu: 18
Charles Masters: 60 (bottom), 193, 212, 217, 239 (bottom), 240–241
Claire McCracken: 17, 19, 95
Kagan McLeod: 274–275 (logos)
Marko Metzinger: 24, 29
Johnny Miller: 135, 307, 323, 326
Mark Allen Miller: 91
Marcus Nilsson: 194, 222, 229
Courtesy of Dr. Mehmet Oz: 25, 74, 75 (left)
Bruce Peterson: 22 (avocado), 31 (bottom)
Con Poulos: 38, 44, 68, 76, 201, 215, 245, 311
Travis Rathbone: ix, 26, 99, 244, 246, 250–255, 257, 309
Peter Rees/StockFood: 128 (swordfish)
Emily Kate Roemer: 163, 269, 273
Matthew Rolston: 242
Tom Schierlitz: 154 (bottom), 310
Martin Schoeller: 276
Shutterstock: 128 (bluefish), 129 (mahimahi), 274
Paul Sirisalee/Offset: 290
Art Streiber: 6, 82
Christopher Testani: 63, 151 (top), 225, 227, 304, 319, 321
Courtesy of *The Dr. Oz Show*: 14

Kenji Toma: 155
Marshall Troy: 35, 122, 256
Sarah Anne Ward: 12, 96, 187, 188, 190, 197, 199, 206, 208, 210, 218, 221, 226, 230, 239 (top), 263, 280–283, 285, 286, 288, 289, 291, 292
Luke Wilson (Dr. Oz illustration): 188, 195, 198, 207, 209, 213, 224, 226, 231, 232, 248, 253, 254, 288, 319, 327, 328
James Worrell/Studio D: 98, 148
Romulo Yanes: 32, 62, 178, 287, 324
Yasu + Junko: endpapers, 141

SOBRE O DR. MEHMET OZ

Mehmet Oz é médico cirurgião cardiotorácico. Ganhou oito prêmios Emmy pelo programa Dr. Oz Show. Professor de cirurgia na Universidade de Columbia, ele também dirige um programa complementar no Hospital Presbiteriano de Nova York, onde realiza mais de 50 cirurgias de coração por ano e já publicou mais de oito livros.

Dr. Oz é co-fundador do www.sharecare.com, e seu aplicativo AskMD, ganhou o prêmio de Melhor Aplicativo Médico em 2014. Já foi nomeado uma das 100 pessoas mais influentes pela revista Time; a celebridade mais influente pela revista Forbes; uma das 75 pessoas mais influentes do século XXI pela revista Esquire; e Líder do Futuro pelo Fórum Econômico Mundial.

Recebeu o título de um dos 100 ex-alunos mais influentes da Universidade de Harvard e um doutorado honorário pela Universidade de Istambul. É cirurgião honorário da polícia de Nova York, foi homenageado com a medalha de honra da Ilha Ellis e participa regularmente na revista The Oprah Magazine.

O autor vive em Nova Jersey com a esposa Lisa, com quem é casado há mais de 30 anos. O casal tem quatro filhos e dois netos.

ASSINE NOSSA NEWSLETTER E RECEBA INFORMAÇÕES DE TODOS OS LANÇAMENTOS

www.faroeditorial.com.br

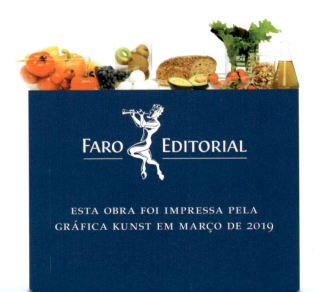